互联网＋乡村医生培训教材

总主编　何清湖　宋春生

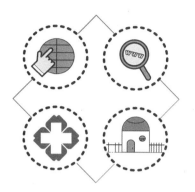

U0343421

西医诊疗技能

（供乡村医生、全科医生等基层医护人员用）

主编　成战鹰　　王肖龙

全国百佳图书出版单位
中国中医药出版社
·北京·

图书在版编目（CIP）数据

西医诊疗技能 / 成战鹰，王肖龙主编 .－－ 北京：中国中医药出版社，2021.11

互联网＋乡村医生培训教材

ISBN 978 - 7 - 5132 - 7308 - 4

Ⅰ.①西… Ⅱ.①成…②王… Ⅲ.①诊断学—职业培训—教材

②治疗学—职业培训—教材 Ⅳ.① R44 ② R45

中国版本图书馆 CIP 数据核字（2021）第 233773 号

中国中医药出版社出版

北京经济技术开发区科创十三街 31 号院二区 8 号楼

邮政编码　100176

传真　010-64405721

河北省武强县画业有限责任公司印刷

各地新华书店经销

开本 787×1092　1/16　印张 23.5　字数 457 千字

2021 年 11 月第 1 版　2021 年 11 月第 1 次印刷

书号　ISBN 978 - 7 - 5132 - 7308 - 4

定价　98.00 元

网址　www.cptcm.com

服 务 热 线　010-64405510

购 书 热 线　010-89535836

维 权 打 假　010-64405753

微信服务号　zgzyycbs

微商城网址　https://kdt.im/LIdUGr

官 方 微 博　http://e.weibo.com/cptcm

天猫旗舰店网址　https://zgzyycbs.tmall.com

如有印装质量问题请与本社出版部联系（010-64405510）

《西医诊疗技能》编委会

前　言

习近平总书记指出："没有全民健康，就没有全面小康。"2020年10月，中国共产党第十九届中央委员会第五次全体会议审议通过了《中共中央关于制定国民经济和社会发展第十四个五年规划和二〇三五年远景目标的建议》，其中明确指出："坚持把解决好'三农'问题作为全党工作重中之重，走中国特色社会主义乡村振兴道路，全面实施乡村振兴战略。"

随着社会主义新农村建设的不断推进、医药卫生体制改革的日益深化和农村疾病流行模式的逐步改变，农村居民对乡村医生的整体素质寄予了新的期待，农村卫生工作对乡村医生提出了更高要求。乡村医生是我国医疗卫生服务队伍的重要组成部分，是最贴近亿万农村居民的健康"守护人"，是发展农村医疗卫生事业、保障农村居民健康的重要力量。长期以来，受多种历史条件影响，我国乡村医生业务素养整体不高，乡村医疗服务水平比较低下，与乡村经济蓬勃发展、农村居民医疗卫生服务需求日益增长的速度不相适应。因此，全面加强乡村医生队伍建设，提升乡村医疗服务水平，构建和谐稳固的基层医疗服务体系，是新时代发展对乡村医疗服务提出的新要求，是达到全面实施乡村振兴战略目标的重要内容。

立足国情，紧扣需求，尊重规律，制定实施全面建成小康社会阶段的乡村医生教育规划，强化素质能力培养培训，加快乡村医生队伍向执业（助理）医师转化，提高整体服务水平，逐步缩小城乡基层卫生服务水平的差距，已经成为当前和今后一段时期深化医改、加强农村卫生工作、推进新农村建设、保障和改善民生的一项重要而紧迫的任务。

为全面落实党中央重要决策部署，中国中医药出版社和湖南中医药大学共同策划了《互联网＋乡村医生培训教材》的编写出版工作。旨在通过编写规范化教材，以互联网＋网络远程教学、面授讲座和临床辅导教学相结合等方式，提升乡村医生专业理论水平和临床操作技能，以满足新时代基层人民的健康需求。

为了编写好本套教材，我们前期做了广泛的调研，充分了解了基层乡村医生的切实需求，在此基础上科学设置了本套教材内容体系和分册章目。本套教材共设置了《中医基本理论》《经方临床应用》《中医经典名句》《中医适宜技术》《名医医案导读》《中医名方名药》《中草药辨识与应用》《健康教育中医基本内容》《初级卫生保健》《西医诊疗技能》《常见疾病防治》《危急重症处理》12本分册，编写过程中注重突出以下"五性"特色。

1.科学性。力求编写内容符合客观实际，概念、定义、论点正确，论据充分，实践技能操作以卫生部门标准或规范、行业标准、各学会规范指南等为依据，保证内容科学性。

2.实用性。《互联网＋乡村医生培训教材》主要是针对在职的乡村医生，在教材编写的基本要求和框架下，以实际需求为导向，充分考虑基层医疗"简、便、廉、验"的客观要求，根据乡村医生的切实需求设置教材章目，注重技能水平的提高和规范化。

3.先进性。医学是一门不断更新的学科，在本套教材的编写过程中尽可能纳入最新的诊疗理念和技术方法，避免理论与实践脱节。

4.系统性。在明确培训的主要对象是在职乡村医生的基础上，有针对性地设置了培训章节和条目，内容强调六位一体（预防、医疗、康复、保健、计划生育、宣传教育），并充分考虑到学科的知识结构和学员认知结构，注意各章节之间的衔接性、连贯性及渗透性。

5.启发性。医者意也，要启发悟性，引导乡村医生在培训教育和工作实践中不断发现问题、解决问题，从而在工作中不断提高自己的医疗实践能力。

另外，本套教材在整体展现形式上也有较大创新：以纸质教材为主体，辅以多元化的数字资源，如视频、音频、图片、PPT 等，涵盖理论阐述、临床操作等内容，充分体现互联网＋思维。

为了尽可能高标准地编写好全国首套基层医生规范化培训教材，我们公开在全国进行了各分册编写人员的遴选，参编人员主要来自全国各大高校和三级甲等医院中学验俱丰的医学专家、学者。全体编写人员肩负使命与责任，前后历时两年余，反复打磨，在完成教材基本内容的基础上，又完善了教学大纲和训练题库，并丰富了数字教学资源，力求编写出一套以在职乡村医生为主要对象、线上线下相融合的基层医生继续教育精品教材，填补乡村医生规范化培训教材的空白。

习近平总书记指出：当今世界正经历百年未有之大变局，我国正处于实现中华民族伟大复兴的关键时期。当前，我国医疗卫生事业发展迎来历史机遇期，进一步转变医学目的，实现我国医疗卫生工作重心下移、战略目标前移，需要全体医务工作者的共同努力。我们真诚希望本套教材的出版和使用，能够为我国乡村医生系统规范化培训提供教材蓝本，为全面提升乡村医疗卫生水平提供助力。

由于我们是首次系统编写乡村医生培训教材，加之融合互联网技术的应用，没有太多经验可以借鉴，本套教材的内容和形式尚有不足之处，希望广大读者能不吝指出，以便我们及时修订和完善，不断提高教材质量。也真诚希望广大乡村医生能够有所收获，在充满希望的美丽乡村建设中，更加有所作为！

何清湖　宋春生
2020 年 11 月孟冬

编写说明

乡村医师是全科医师队伍的重要组成部分。提升乡村医疗服务水平，是构建基层医疗服务体系的一项重要工作。

受地域、经济等条件影响，我国乡村医疗服务水平参差不齐，整体水平急需提升。在中国中医药出版社的组织下，来自全国大部分高等医药院校的专家编写了本教材。希望通过本教材，以互联网＋网络远程教学、面授讲座和临床辅导教学相结合等方式，提升乡村医师的临床诊断水平和技能，以满足新时代基层人民的健康需求。

基于乡村医师的现状以及基层医疗的需求，教材编写以强基本、重实用为原则，内容简明、易读、实用。教材以纸质教材为主体，辅以数字资源，如视频、音频、图片等，涵盖理论阐述、临床操作等内容，充分体现互联网＋思维。

教材编写分工如下：第一章、第二章由成战鹰编写；第三章由刘惠娜、杨继兵、刘维琴、胡永胜、高燕鲁、江延姣、纪孝伟编写；第四章由王柏山、黄宪章、晁艳编写；第五章由王肖龙、金涛编写；第六章、第七章由成战鹰编写；第八章至第十四章由王肖龙、金涛编写；第十五章、第十六章由仇菲编写；第十七章、第十八章由江延姣编写；第十九章、第二十章由王肖龙、金涛编写；第二十一章由张嬿、杨宇、朱敏编写；第二十二章由杨继兵、成战鹰、刘维琴、胡永胜编写；第二十三章由刘维琴、胡永胜、成战鹰、高燕鲁编写；第二十四章由江延姣、高燕鲁编写；第二十五章由高燕鲁编写；第二十六章由王肖龙、金涛、纪孝伟编写。

在湖南中医药大学、上海中医药大学有关专家的支持下，全体编写人员辛勤工作，圆满完成了本教材的编写工作，特此一并致以衷心感谢。编写过程中难免有不妥之处，恳请广大读者批评指正，以便修订时提高。

《西医诊疗技能》编委会
2021 年 9 月

目　录

第一部分

临床常用诊断方法

第一章 绪 论

扫一扫看课件

临床工作的主要任务是疾病的诊断与治疗，诊断是第一位。诊断（diagnosis）是通过收集疾病的临床表现来探寻疾病的发病及病理本质，对疾病的病因、病理、功能提出准确、完整的判断。现代医学发展到今天逐步形成了以医学知识为基础，以问诊、体格检查、实验室检查及各种仪器检查为主体，以临床思维方法为指导的疾病诊断体系。西医诊疗技能主要涉及疾病的诊断方法、诊断原理、诊疗技能。

一、课程内容

诊断涉及的内容非常广，主要有问诊、症状学、体格检查、实验室检查、各种仪器检查、病历书写与诊断思维。随着医学的飞速发展，学科的渗透与分化，有些诊断方法已形成独立的学科，如影像学。

（一）临床常用诊断方法

1. 问诊（inquiry） 问诊是医生通过询问患者或知情者获取病史，做出临床判断的诊断方法。问诊是病史采集的主要手段，能够了解疾病的发生发展及演变规律，病史结合体格检查可对许多疾病做出初步诊断或为进一步的诊断和检查提供重要线索。

2. 体格检查（physical examination） 体格检查也称物理检查，是医生根据物理原理运用自己的感官或借助简单的检查工具对患者的身体进行系统、全面的检查。体格检查发现的异常称为体征，体征是病理的反映（如肺部叩诊实音反映实变或积液），是诊断疾病的重要依据。体格检查包括视诊、触诊、叩诊、听诊、嗅诊等检查方法及检查内容，阐述检查原理、检查结果的分析与判定，解析异常结果与病理的关系，并判断其临床意义。

3. 实验诊断（laboratory diagnosis） 实验诊断是通过物理、化学、生物学和免疫学等实验室检测方法对患者的血液、体液、排泄物、分泌物、组织细胞等标本进行检查，以获得疾病的病原、病理或生理变化等资料，再结合临床做出判断的诊断方法。学习实验诊断重在掌握实验项目的选择、各项实验检查的诊断原理、参考值及临床意义。解释实验结果时要注意实验诊断的灵敏度、特异性、准确度，并应结合其他临床资料进行全面评价分析，做出判断。

4. 心电图诊断 学习时应重点掌握应用范围及诊断价值，并学会检查方法及结果分析。

5. 病历书写 病历是具有法律效力的医疗文件，是临床工作的全面记录和总结，反映疾病的全过程，也反映医疗质量。病历书写是临床医生的基本功，学习时应掌握病历书写的格式、内容、规则和要求。

6. 诊断思维 疾病诊断的程序、思维方法、基本原则。

（二）临床常用诊疗技术

临床常用的诊疗技术的学习应重在适用证、禁忌证、术前准备、术中操作、术后观察及处理。

（三）临床常见症状的诊断和处理

患者主观感觉的异常或不适称为症状（symptom），如发热、头痛、胸闷、乏力、恶心等，广义的症状还包括体征（sign）。症状是患者机体生理功能异常的反映，如心绞痛反映心肌缺血；劳累性呼吸困难反映心肺功能不全。症状是诊断疾病的线索，对疾病的诊断有重要意义。

临床常见症状的诊断和处理主要包括常见症状的发生机制、病因、诊断要点、处理要点。

二、学习要领

1. 西医诊疗技能主要是学习疾病的诊断方法和原理，而不是具体疾病的临床诊断。重点在于诊断方法（接诊患者、问诊、体格检查、实验检查及仪器检测的选择）的学习与运用；检查结果正常与异常的识别；异常表现属功能性抑或病理性的判断，如心脏杂音属功能性或病理性；异常临床表现与病理、病理生理的联系，并解释其临床意义，从而为临床诊断疾病打下基础。

2. 现代医学科学飞速发展，高新诊断技术不断应用于临床，如计算机体层扫描（CT）、磁共振成像（MRI）、数字减影血管造影（DSA）、三维彩色多普勒超声检查、正电子发射断层摄影术、心脏电生理检查、仿真内镜、荧光定量聚合酶链式反应（PCR）技术、基因诊断及计算机生物芯片技术等。这些新技术极大地提高了临床诊断水平，使我们能更及时、更准确地诊断疾病。但应清醒地认识到这些高新技术不能完全取代问诊、体格检查、常规实验室检查、常规仪器检查和诊断思维。应牢记问诊、体格检查、常规实验室、仪器检查和临床思维方法永远是临床医生的基本功。

3. 诊断既具有很强的理论性，也具有很强的实践性。学习时应联系基础医学的理论知识，如学习疾病的临床表现要联系疾病的病理改变，学习心脏听诊离不开心动周期的基础知识；还要联系临床医学（如内科学、外科学等）及临床医学的相关理论，如循证医学（evidence based medicine，EBM）。诊断还具有很强的实践性。各种诊疗操作，正常与异常的识别常常不是从书本上能学到的。学习时应重视临床实践，多动手，勤动脑，反复实践，提高临床技能。

三、学科进展

1. 医学模式的转变 从生物医学模式转变为"生物－心理－社会－环境"医学模式，新的医学模式要求医生诊断疾病时，除考虑病因、病理等生物学因素外，还应考虑年龄、性别、家庭、社会、文化程度、生活环境、工作情况、心理状态、宗教信仰等因素，如心血管疾病、肿瘤的发病与心理、社会、环境因素密切相关。

2. 临床诊断学的循证医学理念 循证医学的核心思想是将最佳临床证据、医生的专业知识和经验、患者的具体情况这三大要素紧密结合在一起，为患者制定最佳医疗决策，旨在得到更为敏感和可靠的诊断方法、更为有效和安全的治疗方案。

运用循证医学的基本原理对临床诊断进行系统评价和可靠性分析，极大地提高诊断水平，如高血压、糖尿病等诊断标准的制定，急性心肌梗死诊断模式的改变。

四、目的要求

修完本课程后达到：①能进行系统全面而有针对性的问诊，采集病史。②能以规范准确的手法，系统、全面、有序地进行体格检查，并能解释检查结果的临床意义。③掌握临床常用实验室检验项目的适应证、参考值和对疾病的诊断意义。④掌握心电图检查的操作，熟悉正常心电图及常见异常心电图的特点及临床意义。⑤掌握临床常用诊疗技术的适应证、禁忌证、操作方法。⑥能将临床资料进行整理、分析，书写出符合患者客观实际的、规范、完整、系统的住院病历，并提出初步诊断。

第二章 问 诊

扫一扫 看课件

问诊是医生对患者或知情者进行系统询问，采集病史并加以分析而做出判断的诊断方法。病史的完整和准确对于疾病的诊断和处理至关重要。

一、问诊的重要性

1. 问诊是诊断疾病最基本的方法 疾病的发生、发展、演变及诊疗经过，对诊断具有重要意义，也为后续的各种检查提供重要的背景资料。而且，问诊能对某些疾病做出诊断，如胆道蛔虫病、心绞痛等。

2. 问诊常能早期发现疾病 疾病早期处于功能或病理生理改变阶段，还缺乏器质性形态学方面的改变，主观症状常早于客观发现，此阶段问诊能为早期诊断提供依据。当然，也有一些疾病是先有客观发现，然后才做出诊断。

3. 问诊的缺陷常导致诊断的缺陷或错误 问诊不客观、不全面、不系统，必然造成病史残缺不全，病情了解不够详细准确，最终导致漏诊或误诊。

4. 问诊有利于医患沟通 问诊是医患沟通、建立良好医患关系的重要基础。

二、问诊的方法

1. 先作自我介绍，用恰当的言语表示愿尽自己所能为患者解除病痛并满足他（她）的合理要求，主动创造一种宽松和谐的环境以解除患者的不安心情。

2. 从开放式提问开始，询问现病史时，一般先问"您哪儿不舒服？"开放式提问可使患者更客观、更全面地陈述病史，更易获得主诉。

3. 围绕主诉，逐步深入进行有目的、有层次、有顺序的询问。如以腹痛为主诉，应询问起病时间、起病急缓、有无诱因、腹痛部位、腹痛的性质与程度、腹痛的影响因素、病情的发展演变、伴随症状、相关病史，如伴发热，应询问腹痛与发热的时间顺序。问诊方式上可选用直接提问，如"腹痛何时开始的？""痛在什么部位？"遵循从一般提问到直接提问的原则，避免暗示性提问，如"疼痛放射到右肩背处吗？"暗示性提问会导致获得的病史不真实。如同时有几个症状，必须明确其先后顺序。

4.医患双方应充分沟通理解，明白彼此的意思，用易懂的词语代替难懂的医学词语，避免使用医学术语。如"咯血、心悸、发绀"问诊时，可以用"痰里是否有血，有无心慌心跳、口唇发紫"词语。同时，医生也应明白患者的意思与期望。

5.避免责难性提问及重复提问。责难性提问，常使患者产生对抗心理，如"你为什么这么久才来看病？"提问要有条理性和针对性，杂乱无章的重复提问会影响问诊质量，降低患者对医生的信心和期望。

6.注意核实患者提供的信息，如患者诉患某疾病，医生应询问当时的症状和检查等资料以核实是否可靠。病史的每一部分问诊结束时进行归纳小结，核实问诊结果，进入下一问诊内容时使用过渡语言。问诊过程中，医生要同时分析、综合、归纳病史，了解患者所陈述的各种症状之间的内在联系。

7.问诊最好由患者本人陈述，特殊情况下，如老人、儿童、患者有意识障碍、精神障碍、智力障碍、语言障碍等，也可由家属代述。对缄默、焦虑、抑郁和存有敌意的患者，应充分了解其产生原因，体谅其心情，耐心诱导、启发其陈述病情并给予宽慰。另外，危急重症患者则要求医生重点问诊，待病情稳定后再详细补充，以免延误治疗。

三、问诊的内容

1. 一般项目　姓名、性别、年龄、籍贯、出生地、民族、婚姻、住址、电话号码、工作单位、职业、入院日期、记录日期、病史陈述者及可靠程度等。若病史陈述者不是本人，则应注明与患者的关系。

2. 主诉　主诉是指患者就诊的最主要的原因（一般为症状或体征）和持续时间。主诉应简明扼要，能提供疾病的诊断线索。如"反复上腹疼痛5年，加重1周，黑便3次""咳嗽、咳痰10年，气促3年，下肢水肿2周"。对当前无症状、诊断资料和入院目的又十分明确的患者，可以用以下方式记录主诉，如"2周前超声检查发现胆囊息肉而入院"。

3. 现病史　现病史是病史的核心部分，反映疾病的发生、发展、演变和诊疗全过程，可按以下内容和程序询问。

（1）起病情况与时间　起病情况对疾病诊断具有鉴别作用。有的疾病起病急骤，如脑栓塞、急性心肌梗死、动脉瘤破裂和急性胃肠穿孔等；有的疾病则起病缓慢，如肺结核、消化性溃疡、风湿性心脏瓣膜病等。患病时间是指从起病到就诊或入院的时间。如先后出现几个症状则需追溯到首发症状的时间，并按时间顺序询问整个病史，分别记录。

（2）主要症状的特点　主要症状出现的部位、性质、持续时间和程度、缓解或加剧的因素。如腹痛，上腹痛多为胃、十二指肠或胰腺的疾病；右下腹急性腹痛则多为阑尾炎症，若为妇女还应考虑到卵巢或输卵管疾病；全腹痛则提示病变广泛或腹膜受累；灼痛见于消化性溃疡，绞痛见于梗阻。

（3）病因与诱因　尽可能了解与本次发病有关的病因如外伤、食物中毒、感染等，诱因如气候变化、情绪激动、劳累、饮食不规则等。对于病因与诱因，医生应进行科学仔细的甄别。

（4）病情的发展与演变　主要症状的变化或新症状的出现，急性阵发性腹部绞痛发展为持续性疼痛，提示梗阻并发炎症；糖尿病患者出现酮症酸中毒，患者由多饮、多食、多尿发展为呼吸困难、意识障碍等；肝硬化患者出现表情、情绪和行为异常等新症状，可能是早期肝性脑病的表现。

（5）伴随症状　主要症状的基础上又出现的其他症状称为伴随症状，是鉴别诊断的依据，或提示出现了并发症。如消化性溃疡患者除上腹疼痛外，如出现黑便则提示并发出血。某一疾病可能出现而实际上没有出现的症状，称为阴性症状。这种阴性表现也应记录，以备进一步观察，或作为诊断和鉴别诊断的资料。

（6）诊治经过　询问在什么医院做过什么检查及诊疗情况，对已进行的治疗则应问明使用过的药物名称、剂量、时间和疗效，为本次诊治疾病提供参考。

（7）一般情况　精神、体力、体重、食欲、食量、睡眠、大小便情况。

4. 既往史　既往健康状况、既往疾病、外伤手术、预防接种、过敏史、传染病及地方病史等，特别是与目前所患疾病有密切关系的情况。如风湿性心脏瓣膜病，应询问过去是否发生过咽痛、发热、游走性关节痛等；对腹水的患者，应了解过去是否有过肝炎病史或长期酗酒。

5. 系统回顾　系统回顾由一系列直接提问组成，用来搜集既往病史资料，避免问诊过程中患者或医生忽略或遗漏内容。实际应用时，可每个系统询问 2 ~ 4 个症状，如有阳性结果，再全面深入地询问该系统的症状。

6. 个人史　①社会经历：出生地、居住地区和居留时间（尤其是疫源地和地方病流行区）、受教育程度、经济生活和业余爱好。②职业及工作条件：职业工种、劳动环境、工业毒物的接触情况及时间。③习惯与嗜好：起居与卫生习惯、饮食的规律与质量。烟酒嗜好，包括时间与摄入量，以及其他异嗜物和麻醉药品、毒品等。④冶游史：是否患过淋病性尿道炎、尖锐湿疣、下疳等。

7. 婚姻史　婚姻状况、结婚年龄、配偶健康状况、性生活情况、夫妻关系。

8. 月经史与生育史　月经初潮的年龄、月经周期和经期天数，经血的量和颜色、有无痛经、末次月经日期（last menstrual period，LMP）、闭经日期、绝经年龄。记录格式如下。

$$初潮年龄 \frac{行经期（天）}{月经同期（天）} 末次月经时间（LMP）或闭经年龄$$

妊娠与生育次数，人工或自然流产的次数，死产、手术产、围生期感染、计划生育、避孕措施。对男性患者应询问是否患过影响生育的疾病。

9. 家族史 家族史是指父母和兄弟、姐妹及子女的健康和疾病情况。特别应询问是否有与患者相同的疾病，有无与遗传或家族有关的疾病，如血友病、白化病、高血压、糖尿病、精神病等。对已死亡的直系亲属要问清死因和年龄。

第三章　检体诊断

扫一扫看课件

第一节　基本体格检查法

体格检查（physical examination）是指医生运用自己的眼、耳、鼻、手等感官和借助于简便的检查工具，如体温表、血压计、叩诊锤、听诊器等，客观了解和评估患者身体状况的一系列最基本的检查方法。

体格检查时应注意：态度诚恳和蔼，说明体格检查目的和要求；检查时一般站在患者右侧；检查过程中，应注意避免交叉感染；检查顺序通常先进行生命体征和一般检查，然后按头、颈、胸、腹、脊柱、四肢和神经系统的顺序进行检查，必要时进行生殖器、肛门和直肠检查；检查时应注意左、右及相邻部位等的对照检查。

体格检查的基本方法有视诊、触诊、叩诊、听诊和嗅诊。

一、视诊

视诊（inspection）是医生用视觉观察患者全身或局部表现的诊断方法。视诊简便易行，适用范围广，常能提供重要的诊断资料和线索，有时仅用视诊就可初步诊断一些疾病。视诊既可用于全身一般状态的检查，如年龄、性别、发育、营养、意识状态、面容、表情、体位、姿势、步态等，又能观察身体局部的改变，如皮肤、黏膜、眼、耳、鼻、口、舌、头颈、胸廓、腹形、肌肉、骨骼、关节外形等。对于眼、耳、咽喉、支气管、胃肠等特殊部位的视诊需借助于一些仪器，如检眼镜、耳镜、喉镜、纤维支气管镜、胃镜、肠镜等。

二、触诊

触诊（palpation）是医生通过手的触觉来进行检查的一种方法。手指指腹、小鱼际肌表面对触觉较为敏感，掌指关节部掌面对震动较为敏感，手背皮肤对温度较为敏感。触诊适用范围广，可遍及全身各部，尤以腹部检查最常用。

由于目的不同，施加的压力亦不同，触诊可分为浅部触诊法和深部触诊法。

（一）浅部触诊法

浅部触诊法（light palpation）适用于体表浅在病变，如淋巴结、关节、浅部肿瘤、血管、神经的检查和评估。腹部浅部触诊可触及的深度约为 1cm，可检查腹壁紧张度。

（二）深部触诊法

深部触诊法（deep palpation）触及的深度常常在 2cm 以上，主要用于检查和评估腹腔病变和脏器情况，根据检查目的和手法不同可分为以下方法。

1. 深部滑行触诊法（deep slipping palpation）　医生用右手并拢的食指、中指、环指平放在腹壁上，以手指末端逐渐触向腹腔的脏器或包块，在被触及的包块做上下、左右滑动触摸，常用于腹腔深部包块和胃肠病变的检查。

2. 双手触诊法（bimanual palpation）　将左手掌置于被检查脏器或包块的背后部，将被检查部位向右手方向托起，使被检查的脏器或包块位于双手之间，并更接近体表，有利于右手触诊检查。双手触诊法多用于肝、脾、肾和腹腔肿块的检查。

3. 深压触诊法（deep press palpation）　用一个或两个并拢的手指逐渐深压腹壁被检查部位，用于探测腹腔深在病变的部位或确定腹腔压痛点，如阑尾压痛点、胆囊压痛点、输尿管压痛点等。检查反跳痛是用手指深压腹壁，待患者适应后迅速将手抬起，并询问患者是否感觉疼痛加重或观察面部是否出现痛苦表情。

4. 冲击触诊法（ballottement）　冲击触诊法又称为浮沉触诊法。检查时，右手并拢的食指、中指、环指取 70°~90° 角，放置于腹壁拟检查的相应部位，先做 2~3 次快速而较有力的冲击动作，然后迅速有力地向下一按，指端会有触到腹腔脏器或包块在水中浮沉的感觉。这种方法只用于大量腹水时肝、脾及腹腔包块难以触及者。冲击触诊会使患者感到不适，操作时应避免用力过大。

三、叩诊

叩诊（percussion）是用手指叩击身体表面某一部位，使之震动而产生音响，根据震动和声响的特点来判断被检查部位的脏器有无异常的一种方法。

（一）叩诊方法

1. 间接叩诊法（indirect percussion） 叩诊时左手中指第二指节紧贴于叩诊部位，其余手指稍微抬起，勿与体表接触，右手指自然弯曲，用中指指端叩击左手中指第二节指骨的远端或末端指关节处，叩击方向应与叩诊部位的体表垂直。在同一部位可连续叩击 2 ~ 3 下，若未获得明确印象，可再连续叩击 2 ~ 3 下。叩诊时应以腕关节与掌指关节的活动为主，避免肘关节和肩关节参与运动。叩击动作要灵活、短促、富有弹性，力度要均匀。叩击后右手中指应立即抬起，以免影响对叩诊音的判断。应避免不间断地连续快速叩击，这不利于叩诊音的分辨。根据叩诊检查内容，叩诊力度不同，检查病灶范围小，部位浅表，如心脏、肝脏的相对浊音界宜轻叩；检查部位较深或范围较大时，则叩诊需用中等力度，如叩诊心脏、肝脏的绝对浊音界；当病灶距体表深时，则需使用重力度叩诊。

为了检查患者肝区或肾区有无叩击痛，医生可将左手手掌平置于被检查部位，右手握成拳状，并用其尺侧叩击左手手背，询问或观察患者有无疼痛感。

2. 直接叩诊法（direct percussion） 医生右手中间三个手指并拢，用其掌面直接拍击被检查部位，借助于拍击的声音和指下的震动感来判断病变情况的方法称为直接叩诊法。本法适用于胸部和腹部范围较广泛的病变，如大量胸腔积液、腹水及气胸等。

（二）叩诊音

叩诊产生的声音称为叩诊音。由于被叩击部位组织或器官的致密度、弹性、含气量及与体表的距离不同，产生的音响也不一样。临床上常遇到的叩诊音有清音、浊音、鼓音、实音、过清音共五种（表3-1）。

表 3-1 叩诊音及其特点

叩诊音	音响强度	音调	持续时间	正常见于	病理见于
鼓音	强	高	较长	胃泡区和腹部	肺内空洞、气胸、气腹
过清音	更强	更低	更长	正常儿童	肺气肿、哮喘发作时
清音	强	低	长	正常肺	
浊音	较弱	较高	较短	心、肝被肺缘覆盖的部分	胸腔积液、肺实变
实音	弱	高	短	心、肝等	大量胸腔积液、肺实变

四、听诊

听诊（auscultation）是指医生直接用耳或听诊器听取被检者体内脏器发出的

声音，以判断人体正常与否的一种检查方法。听诊时被检查部位要充分暴露，切忌隔着衣服听诊，听诊器体件要紧贴皮肤避免摩擦。听诊对心肺疾病的诊断尤其重要。

根据是否需要借助听诊器，听诊分为间接听诊法和直接听诊法。

（一）间接听诊法

间接听诊法（indirect auscultation）用听诊器进行听诊的一种检查方法，主要用于心、肺、腹的听诊。听诊时注意力要集中，听肺部时要摒除心音的干扰，听心音时要摒除呼吸音的影响，必要时嘱患者控制呼吸或深呼吸配合听诊。听诊器通常由耳件、体件和软管三部分组成。体件分为两种类型：一种是钟型体件，适用于听取低调声音，如二尖瓣狭窄的隆隆样舒张期杂音等；另一种是膜型体件，适用于听高调的声音，如哮鸣音、主动脉瓣关闭不全的舒张期叹气样杂音等。

（二）直接听诊法

直接听诊法（direct auscultation）是医生将耳直接贴附于被检查者的体壁上进行听诊的一种检查方法。这种方法所能听到的体内声音很弱，只在某些特殊和紧急情况下采用。

五、嗅诊

嗅诊（olfactory examination）是通过嗅觉来判断发自患者的异常气味与疾病之间关系的一种诊断方法。常见异常气味的临床意义如下。

（一）汗液味

酸性汗液见于风湿热和长期服用水杨酸、阿司匹林等解热镇痛药者；狐臭味见于腋臭等患者；脚臭味见于多汗者或脚癣合并感染。

（二）痰液味

痰液呈恶臭味，提示厌氧菌感染，见于支气管扩张症或肺脓肿；血腥味见于大咯血。

（三）脓液味

恶臭的脓液见于气性坏疽。

（四）呕吐物味

粪便味见于肠梗阻；浓烈的酸味见于幽门梗阻或狭窄。

（五）粪便味

腐败性臭味见于消化不良或胰腺功能不全；腥臭味见于细菌性痢疾；肝腥味见于阿米巴性痢疾。

（六）尿液味

浓烈氨味见于膀胱炎。

（七）呼吸味

酒味见于饮酒及酒精中毒；刺激性蒜味见于有机磷农药中毒；烂苹果味见于糖尿病酮症；氨味见于尿毒症；肝腥味见于肝性脑病。

第二节　一般检查

一般检查是对患者全身状态的概括性观察，检查时常以视诊为主，必要时需配合触诊等检查方法。一般检查的内容包括全身状态、皮肤黏膜和淋巴结检查。

一、全身状态检查

（一）生命征

1. 体温（body temperature，T）

（1）体温测量方法及正常范围　①口测法：将消毒后的体温计置于患者舌下，紧闭口唇，测量5分钟后读数。正常值为36.3～37.2℃。②肛测法：患者取侧卧位，将消毒后的体温计涂以润滑剂，徐徐插入肛门深达体温计的一半，测量5分钟后读数。正常值为36.5～37.7℃。③腋测法：将体温计放入患者腋窝深处，嘱患者用上臂将体温计夹紧，测量10分钟后读数。正常值36.0～37.0℃。该法简便、安全且不易发生交叉感染，为最常用的体温测量方法。

（2）正常体温波动与体温异常　正常人24小时内体温可略有波动，波动幅度一般不超过1℃。早晨体温略低，下午略高；运动、进食后、月经期前及妊娠期妇女体温略高；老年人体温略低。

（3）体温测量误差的常见原因　有时体温测量结果与实际情况不符，易导致诊断和处理上的错误。常见体温测量误差的原因如下：①测量前未将体温计的汞柱甩至35℃以下，致使测量结果高于实际体温。②检测前用热水漱口或用热毛巾擦拭腋窝、局部放置冰袋或热水袋等，均可对测量结果造成影响。③患者明显消瘦、病情危重或意识障碍时，不能将体温计夹紧，致使测量结果低于实际体温。

2. 呼吸（respiration，R）　观察记录患者呼吸的节律性及每分钟次数，检测方法见本章第六节肺和胸膜检查。

3. 脉搏（pulse，P） 检查脉搏时，通常是以食指、中指、环指的指端触诊桡动脉搏动。如未能触及，可选择颞动脉、颈动脉和肱动脉等。

（1）脉率 正常成人在安静、清醒状态下为 60 ～ 100 次 / 分。病理状态下，脉率增快见于发热、贫血、甲状腺功能亢进症、疼痛、心肌炎、心力衰竭、休克等；脉率减慢见于颅内高压、阻塞性黄疸、甲状腺功能减退症等，伤寒出现相对缓脉。心律失常时，脉率与心率可能不一致，如脉率少于心率称为脉搏短绌，见于心房颤动、频发期前收缩等。

（2）节律 正常人脉搏节律规整。有些正常儿童和青年，脉搏表现为吸气时增快、呼气时减慢，称为呼吸性窦性心律不齐。脉搏快慢不一或有间歇，称为脉律不齐，见于期前收缩；若同时伴脉搏强弱不一和脉搏短绌，称为脉律绝对不齐，见于心房颤动。心搏出现脱漏，脉搏亦相应脱落，脉律不整齐，称为脱落脉，见于二度房室传导阻滞等。

（3）紧张度与弹性 触诊脉搏时，以近端的手指按压桡动脉，并逐渐用力使远端手指触不到脉搏，近端手指完全阻断动脉血流所需的压力即为脉搏的紧张度。脉搏紧张度取决于动脉收缩压的高低。若用力压迫动脉近心端，其远心端动脉仍能触及，并且硬而缺乏弹性，呈迂曲条索状或结节状，提示动脉硬化。

（4）强弱 脉搏的强弱取决于心搏出量、周围血管阻力和脉压。正常脉搏强弱适中。脉搏强而大称为洪脉，提示心搏出量增加、周围血管阻力较小、脉压增大，见于主动脉瓣关闭不全、高热、贫血、甲状腺功能亢进症等。脉搏弱而小称为细脉，提示心搏出量减少、周围血管阻力较大、脉压减小，见于主动脉瓣狭窄、心力衰竭、休克等。注意两侧脉搏的强弱，生理情况下两侧脉搏差异较小，若一侧明显减弱，应考虑该侧动脉有无先天性异常、动脉病变等。

4. 血压（blood pressure，BP） 血压通常指动脉血压，是重要的生命体征。

（1）测量方法 常用间接测压法，即袖带加压法。通常在上臂肱动脉部位测取血压，常用汞柱式血压计。受检者安静休息至少 5 分钟，在测量前 30 分钟内禁止吸烟和饮咖啡，排空膀胱。让受检者脱下被检侧衣袖，裸露上臂并外展 45°，肘部置于与右心房同一水平（坐位平第 4 肋软骨，仰卧位平腋中线）。将袖带平展地缚于上臂，袖带下缘距肘窝约 2 ～ 3cm，松紧适宜。将听诊器体件置于肘窝肱动脉上，轻压听诊器体件。用橡皮球将空气打入袖带，待动脉音消失，再将汞柱升高 20 ～ 30mmHg；然后稍微打开橡皮球活门，缓慢放气（汞柱下降 2 ～ 6mmHg/s 为宜），获取舒张压读数后快速放气至零。按照 Korotkoff 的五期法，当听到第一个声音时所示的压力值是收缩压（第 1 期）；继续放气，随后声音逐渐增强为第 2 期；继而出现柔和吹风样杂音为第 3 期；再后音调突然变低钝为第 4 期；最终声音消失为第 5 期。第 5 期声音消失时血压计上所示的压力值是舒张压（个别声音不消失者，可采用第 4 期，并加以注明）。测血压时，一般应连续测量 2 ～ 3 次，每次间隔 1 ～ 2 分钟，然后取其平均值。血压记录方法：收缩压／舒张压 mmHg，例如 125/80mmHg。正常人两上肢血压可有 5 ～ 10mmHg 的差别，下肢血压较上肢高 20 ～ 40mmHg。

（2）血压正常标准　根据《中国高血压防治指南》，血压正常标准规定见下表（表 3-2）。

表 3-2　血压水平的定义和分类

类别	收缩压（mmHg）	舒张压（mmHg）
正常血压	< 120	< 80
正常高值	120 ～ 139	80 ～ 89
高血压	≥ 140	≥ 90
1 级高血压（轻度）	140 ～ 159	90 ～ 99
2 级高血压（中度）	160 ～ 179	100 ～ 109
3 级高血压（重度）	≥ 180	≥ 110
单纯收缩期高血压	≥ 140	< 90

当收缩压和舒张压分属于不同级别时，以较高的血压分级为准。

（3）血压变异的临床意义

1）高血压：未使用降压药情况下，非同日 3 次收缩压 ≥ 140mmHg 和（或）舒张压 ≥ 90mmHg，即为高血压。如果仅有收缩压达到高血压标准，称为单纯收缩期高血压。高血压绝大多数为原发性高血压；约 5% 继发于其他疾病，称为继发性高血压，见于肾脏疾病、肾上腺皮质或髓质肿瘤、甲状腺功能亢进症、肢端肥大症、妊娠高血压疾病、颅内高压等。

2）低血压：血压 < 90/60mmHg，称为低血压，见于休克、急性心肌梗死、心力衰竭、心包填塞等。

3）脉压增大：脉压 > 40mmHg，称为脉压增大，见于主动脉瓣关闭不全、老年性单纯收缩期高血压、甲状腺功能亢进症、主动脉硬化、严重贫血等。

4）脉压减小：脉压 < 30mmHg，称为脉压减小，见于低血压、主动脉瓣狭窄、心力衰竭、心包积液、缩窄性心包炎等。

5）上、下肢血压差异常：①双上肢血压差 > 10mmHg 属异常，见于多发性大动脉炎、主动脉夹层、血栓闭塞性脉管炎、先天性动脉畸形等。②下肢血压 < 上肢血压，见于主动脉缩窄、胸腹主动脉型大动脉炎、闭塞性动脉硬化等。

（二）发育与体型

发育是否正常一般以身高、体重、智力及第二性征与年龄是否相称来判定。

发育与遗传、营养代谢、内分泌、生活条件及体育锻炼等多种因素有关。体型是身体各部发育的外观表现，包括骨骼、肌肉的生长与脂肪分布的状态等。成年人的体型可分为以下三种：①匀称型（正力型），见于多数正常成人。②瘦长型（无力型），见于慢性消耗性疾病，如肺结核等。③矮胖型（超力型），见于高血压等。

病态发育与内分泌的改变密切相关：①脑垂体前叶功能亢进：在发育成熟前，体格异常高大，体型匀称，称为巨人症；发生在骨骺闭合之后，手足粗大肥厚，称为肢端肥大症。②脑垂体前叶功能减退：生长发育迟缓，体格异常矮小，称为垂体性侏儒症。③发育成熟前，如发生甲状腺功能亢进，体格发育超过正常；如发生甲状腺功能减退，则体格矮小且智力低下，称为呆小病。

（三）营养状态

1. 营养状态判定　营养状态情况通常根据皮肤、毛发、皮下脂肪、肌肉的情况进行综合判断。判定营养状态的常用方法如下。

（1）观察皮下脂肪充实的程度　这是最简便而迅速的方法，最适宜的检查部位是前臂屈侧或上臂背侧下 1/3 处。

（2）监测体重的变化　测量一定时间内体重的变化也是反映机体营养状态的方法之一。①标准体重（kg）＝身高（cm）－ 105；或标准体重（kg）＝［身高（cm）－ 100］×0.95（男性）或 0.9（女性）。标准体重 ±10% 范围内为正常。②体重质量指数（BMI）＝体重（kg）/ 身高 ^{2}（m^2）。BMI 正常范围为 18.5 ～ 24。

2. 营养状态分级　临床上通常用良好、中等、不良三个等级对营养状态进行描述。

3. 营养状态异常

（1）营养不良　体重减轻至不足标准体重的 90% 或 BMI ＜ 18.5，称为消瘦；极度消瘦者称为恶病质。引起营养不良的主要因素包括摄食障碍、消化障碍及消耗增多，常见于长期或严重的消耗性疾病。

（2）肥胖　超过标准体重的 20% 以上或 BMI 女性＞ 25，男性＞ 27，称为肥胖。外源（单纯）性肥胖，全身脂肪分布均匀，身体各个部位无异常改变，常有一定的遗传倾向。内源（继发）性肥胖，主要由内分泌疾病所致，如皮质醇增多症（Cushing 综合征），表现为向心性肥胖；甲状腺功能减退症、脑垂体前叶功能减退症等，也可引起继发性肥胖。

（四）意识状态

意识状态参见第二十六章相关内容。

（五）面容与表情

面容是指面部呈现的状态；表情是指表现在面态或姿态上的思想感情。健康人面容润泽，表情自然。临床上常见的典型面容如下。

1. 急性病容　表情痛苦，兴奋不安，面色潮红，面部多汗，口唇疱疹，鼻翼扇动，多见于急性感染性疾病，如肺炎链球菌肺炎、流行性脑脊髓膜炎、疟疾等。

2. 慢性病容　表情抑郁，双目无神，面容憔悴，面色晦暗或苍白无华，见于慢性消耗性疾病，如肝硬化、恶性肿瘤、严重结核病等。

3. 甲状腺功能亢进症面容　表情惊愕，兴奋不安，烦躁易怒，眼裂增宽，眼球突出，见于甲状腺功能亢进症（图3-1）。

4. 黏液性水肿面容　表情倦怠，目光呆滞，反应迟钝，面色苍白，颜面水肿，睑厚面宽，眉毛、头发稀疏，舌胖色淡，见于甲状腺功能减退症。

5. 二尖瓣面容　面色晦暗，双颊紫红，口唇轻度发绀，见于风湿性心瓣膜病二尖瓣狭窄（图3-2）。

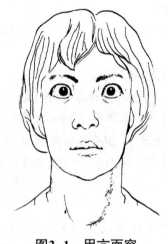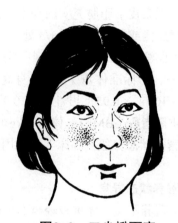

图3-1　甲亢面容　　　　　　图3-2　二尖瓣面容

6. 满月面容　面圆如满月，皮肤发红，常伴痤疮和小须，见于皮质醇增多症（Cushing 综合征）及长期应用肾上腺皮质激素者（图3-3）。

7. 伤寒面容　表情淡漠，反应迟钝，呈无欲貌，见于肠伤寒、脑炎、脑脊髓膜炎等高热衰竭者。

8. 苦笑面容　牙关紧闭，面肌痉挛，呈苦笑状，见于破伤风。

9. 贫血面容　表情疲惫，面色苍白，唇舌色淡，见于各种原因所致的贫血。

10. 肢端肥大症面容　下颌增大，向前突出，头大脸长，耳鼻增大，唇舌肥厚，眉弓及两颧隆起，见于肢端肥大症（图3-4）。

11. 面具面容　面无表情，双目凝视，面部呆板，似面具样，见于帕金森病、脑炎等。

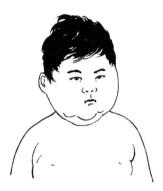
图3-3 满月面容

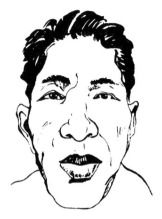
图3-4 肢端肥大症面容

（六）体位

体位是指自然状态下身体所处的位置。常见的体位如下。

1. 自主体位 身体活动自如，不受限制，见于正常人、轻病和疾病早期。

2. 被动体位 患者不能自己调整或变换身体的位置，见于极度衰竭或意识丧失者。

3. 强迫体位 患者为减缓疾病痛苦，被迫采取某种特殊的体位，常见的强迫体位如下。

（1）强迫侧卧位 患者多采取患侧卧位，可限制患侧胸廓活动而减轻疼痛，有利于健侧代偿呼吸，见于一侧胸膜炎和大量胸腔积液。

（2）强迫坐位 又称端坐呼吸。患者坐于床沿，以两手置于膝盖上或扶持床边。可助于胸廓和辅助呼吸肌运动，肺通气量增加；可减少下肢回心血量，减轻心脏负担，见于心、肺功能不全。

（3）强迫仰卧位 患者仰卧，双腿蜷曲，借以减轻腹部肌肉的紧张程度，见于急性腹膜炎等。

（4）强迫俯卧位 俯卧位可减轻脊背肌肉的紧张度，见于脊柱疾病。

（5）强迫停立位 在步行时心绞痛突然发作，使患者常被迫立刻站立，并以右手按抚心前区部位，待症状稍缓解后，才继续行走，见于心绞痛。

（6）强迫蹲位 患者在步行或活动进程中，由于感到呼吸困难和心悸，被迫停止活动并采用蹲踞位或膝胸位以缓解症状，见于发绀型先天性心脏病。

（7）角弓反张位 患者颈及脊背肌肉强直，出现头向后仰，胸腹前凸，背过伸，躯干呈弓形，见于破伤风及小儿脑膜炎。

（8）辗转体位 患者辗转反侧，坐卧不安，见于胆道蛔虫症、胆石症、肾绞痛、肠绞痛等。

（七）步态

步态指行走时所表现的姿态。正常成人步态稳健。常见的异常步态如下。

1. 醉酒步态 行走时躯干重心不稳，步态紊乱如醉酒状，见于小脑疾病、巴比妥或酒精中毒。

2. 共济失调步态 步态不稳，两脚间距宽，起步时一脚高抬，骤然垂落，双目下视，闭目时不能保持平衡，见于脊髓后索病变，如脊髓痨。

3. 蹒跚步态 行走时身体左右摇摆似鸭行，见于佝偻病、进行性肌营养不良、先天性双侧髋关节脱位、大骨节病等。

4. 慌张步态 起步后小步行走，身体前倾，双脚擦地，越走越快，难以止步，见于帕金森病。

5. 痉挛性偏瘫步态 痉挛性偏瘫步态又称划圈样步态。行走时靠躯干肌先将患侧骨盆抬高，以提起瘫痪侧下肢，然后以髋关节为中心，下肢伸直外旋，脚尖拖地，向外划半个圆圈跨前一步，见于急性脑血管病后遗症。

6. 跨阈步态 由于踝部肌腱、肌肉弛缓，患足下垂，行走时必须高抬患侧下肢才能起步，如跨越门槛，见于腓总神经麻痹。

7. 间歇性跛行 步行中，因下肢突发性酸痛乏力，患者被迫停止行进，需稍休息后方能继续行进，见于闭塞性动脉硬化、血栓闭塞性脉管炎等下肢缺血性疾病。

8. 剪刀步态 双下肢肌张力增高，尤以伸肌和内收肌张力增高明显，移步时下肢内收过度，两腿交叉呈剪刀状，见于脑性瘫痪及截瘫。

二、皮肤检查

皮肤本身的疾病及其他许多疾病的病程中均可伴有多种全身或局部皮肤的病变或反应。皮肤检查常以视诊为主，必要时需配合触诊。

（一）颜色

皮肤颜色与毛细血管的分布、血液的充盈度、红细胞及血红蛋白的含量、皮下脂肪的厚薄、腺体的分泌及色素情况有关。常见的皮肤颜色变化有以下几种。

1. 苍白 苍白见于贫血、寒冷、惊恐、休克、虚脱及主动脉关闭不全等。仅见肢端苍白，可能与肢体动脉痉挛或阻塞有关，见于雷诺病、血栓闭塞性脉管炎等。

2. 发红 发红见于发热性疾病或阿托品、一氧化碳中毒等。皮肤持久性发红，见于 Cushing 综合征、长期服用肾上腺糖皮质激素及真性红细胞增多症。

3. 发绀 皮肤黏膜呈青紫色。发绀是由于单位容积血液中还原血红蛋白量增多（> 50g/L）或异常血红蛋白血症所致。发绀的常见部位为口唇、舌、面颊、耳郭及肢端等处，多由于缺氧所致，亚硝酸盐中毒亦可引起。

4. 黄染 皮肤黏膜发黄。黄染常见的原因有：①黄疸：是皮肤黄染的主要原因，是由于胆红素浓度增高（＞34.2μmol/L）所致，见于溶血性贫血、肝细胞损害、胆道疾病等。黄染首先见于巩膜及软腭黏膜，较明显时才会出现皮肤黄染。巩膜黄染是连续的，近角巩膜缘处黄染轻，远角巩膜缘处黄染重。②色素性黄染：胡萝卜素含量增高，如过多食用胡萝卜、南瓜、橘子等，可使血中胡萝卜素含量增高（＞2.5g/L），也可出现皮肤黄染，但仅限于手掌、足底皮肤，一般不发生于巩膜和口腔黏膜。长期服用带有黄染色的药物，如米帕林、呋喃类药物也可使皮肤黄染，黄染首先出现于皮肤，严重者甚至巩膜黄染，但以角膜缘周围最明显，离角膜越远则黄染越浅，以此特点与黄疸鉴别。

5. 色素沉着 色素沉着是由于表皮基底层的黑色素增多，致使局部或全身皮肤色泽加深。

（1）全身性色素沉着 常见于慢性肾上腺皮质功能减退症，如 Addison 病；也可见于肝硬化、晚期肝癌、肢端肥大症、疟疾、黑热病等；使用某些药物，如砷剂和抗肿瘤药物等，均可有不同程度的皮肤色素沉着。

（2）局限性色素沉着 妇女妊娠期，在面部、额部可出现棕褐色对称性色素斑片，称为妊娠斑；老年人全身或面部也可出现散在的色素斑片，称为老年斑。

6. 色素脱失 色素脱失是指局部或全身皮肤丧失原有的色素形成脱失斑片。

（1）全身性色素脱失 常见于白化症，属于遗传性疾病，为先天性酪氨酸酶合成障碍所致，表现为全身皮肤和毛发色素脱失。

（2）局限性色素脱失 常见于：①白癜风：多形性、大小不等的色素脱失斑片，多无自觉症状，也不引起生理功能改变，进展缓慢。②白斑：圆形或椭圆形色素脱失斑片，常发生于口腔黏膜及女性外阴部，部分白斑可能发生癌变。

（二）湿度

皮肤湿度与汗腺分泌功能有关。皮肤潮湿多汗见于风湿热、结核病、佝偻病、甲状腺功能亢进症、布鲁菌病等。夜间睡后出汗称为盗汗，多见于结核病；手足皮肤发凉而大汗淋漓称为冷汗，见于休克和虚脱。皮肤干燥无汗见于维生素A缺乏症、严重脱水、硬皮病及黏液性水肿等。

（三）弹性

用食指和拇指将手背或上臂内侧皮肤捏起后放松，松手后皮肤皱褶迅速平复为弹性正常，如皮肤皱褶平复缓慢为弹性减弱。弹性减弱常见于慢性消耗性疾病、严重脱水。发热时皮肤弹性可增加。

（四）皮疹

皮疹的类型很多，有些疾病有特异的皮疹，检查时应注意皮疹分布的部位、形态与大小、平坦或隆起、出现与消失的时间、发展顺序、颜色、压之是否褪色及有无瘙痒和脱屑等。斑疹可见于斑疹伤寒，玫瑰疹则见于伤寒，麻疹为粟粒样丘疹。常见的荨麻疹呈片状，凸起于皮肤表面，色苍白，四周发红，多由于过敏所致。药疹的形态多种多样，可呈红斑、玫瑰疹、丘疹、出血疹、疱疹等，常由于使用含碘制剂、磺胺、巴比妥和氯霉素等所致。疱疹为局限性高出皮面的腔性皮损，颜色可因腔内所含液体不同而异。腔内液体为血清、淋巴液，直径小于1cm 者为小水疱，可见于单纯疱疹、带状疱疹、水痘等。直径大于 1cm 为大水疱。腔内含脓者为脓疱，脓疱可以原发也可以由水疱感染而来，可见于糖尿病足和烫伤患者。

（五）皮下出血

皮下出血是指皮肤或黏膜下出血，压之不褪色，依据出血面的直径不同分以下几种：①出血直径＜2mm 者为出血点。②出血直径 3 ~ 5mm 者为紫癜。③出血直径＞5mm 者为瘀斑。④片状出血伴有皮肤显著隆起者为血肿。皮下出血见于造血系统疾病、重症感染、某些血管损害性疾病及毒物或药物中毒等。

出血点应与皮肤上红色的皮疹或小红痣进行鉴别，皮疹加压褪色或消失；小红痣加压时不褪色，触诊时可感到稍高出皮面。

（六）蜘蛛痣与肝掌

蜘蛛痣是由皮肤小动脉末端分支性扩张所形成的血管痣，形似蜘蛛，大小不一，故称为蜘蛛痣。蜘蛛痣多出现于上腔静脉分布区域内，如面、颈、前胸、肩部、上臂及手背等处。检查时用棉签或火柴杆压迫蜘蛛痣中心，其周围辐射状小血管网消失，去除压力后又复出现（图 3-5），常见于急、慢性肝炎或肝硬化。

慢性肝病患者手掌大、小鱼际处常发红，加压后褪色，称为肝掌，发生机制和临床意义与蜘蛛痣相同。

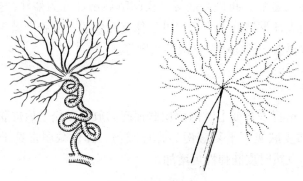

图3-5　蜘蛛痣

（七）水肿

水肿是指皮下组织的细胞内或组织间隙液体潴留过多。水肿的检查需视诊和触诊相结合，轻度水肿视诊不易发觉。用手指加压后受压局部出现凹陷，称为凹陷性水肿；而黏液性水肿及象皮肿（丝虫病所致）虽组织明显肿胀，但指压后并无凹陷，称为非凹陷性水肿。根据水肿的程度，可分为轻、中、重三度。

（八）皮下结节

检查皮下结节时应注意部位、大小、硬度、压痛及活动度等。临床常见结节如下：①风湿小结，常位于关节附近或长骨骺端，呈圆形或椭圆形，直径 2 ～ 3mm，触之坚硬，无压痛，多见于风湿热。②欧氏（Osler）小结，位于指尖、足趾、大小鱼际处，豌豆大小，红色或紫色痛性结节，见于感染性心内膜炎。③痛风结节（痛风石），多位于耳郭、跖趾、指（趾）关节及掌指关节等部位，为大小不一的黄白色结节，是血液尿酸增高，尿酸钠在皮下结缔组织沉积所致，为痛风的特征性病变。④癌性结节，无明显局部症状且生长迅速的皮下结节，见于恶性肿瘤皮下转移。

（九）毛发

检查毛发时应注意其分布、疏密和色泽等。正常人毛发分布有规律，富有光泽。

1. 毛发脱落　弥漫性脱发常见于：①某些发热性疾病后：如伤寒。②某些内分泌疾病：如甲状腺功能减退症。③理化因素性脱发：如应用环磷酰胺等抗癌药物，过量的放射线影响。局限性脱发见于：①头部皮肤疾病：如脂溢性皮炎引起头顶部的不规则脱发。②神经营养障碍：如斑秃引起大小不等的圆形脱发。

2. 毛发增多　常见于皮质醇增多症（Cushing 综合征）及长期应用肾上腺皮质激素者，女性患者还可呈男性体毛分布，生长胡须。

三、浅表淋巴结检查

淋巴结分布于全身，体格检查只能检查浅表淋巴结。正常情况下，浅表淋巴结很小，直径 0.2 ～ 0.5cm，质地柔软，表面光滑，与周围组织无粘连，无压痛，除颌下、腋窝、腹股沟处能触及外，多不易触及。

（一）浅表淋巴结分布

浅表淋巴结以组群分布，一个组群的淋巴结收集一定区域的淋巴液。

1. 头颈部　①耳前淋巴结：位于耳屏前方。②耳后淋巴结：位于耳后乳突表面、胸锁乳突肌止点处，亦称为乳突淋巴结。③枕淋巴结：位于枕部皮下，斜方肌起点与胸锁乳突肌止点之间。④颌下淋巴结：位于颌下腺附近，在下颌角与颏部的中间部位。⑤颏下淋巴结：位于颏下三角内，下颌舌骨肌表面，两侧下颌骨前端中点后方。⑥颈前淋巴结：位于胸锁乳突肌表面及下颌角处。⑦颈后淋巴结：位于斜方肌前缘。⑧锁骨上淋巴结：位于锁骨与胸锁乳突肌所形成的夹角处。头颈部浅表淋巴结的分布（图3-6）。

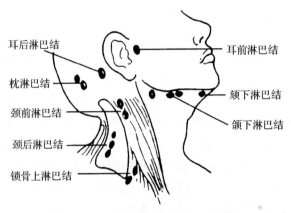

图3-6　头颈部浅表淋巴结的分布

2. 上肢

（1）腋窝淋巴结　是上肢最大的淋巴结组群，分为五群：①腋尖淋巴结群：位于腋窝顶部。②中央淋巴结群：位于腋窝内侧壁近肋骨及前锯肌处。③胸肌淋巴结群：位于胸大肌下缘深部。④肩胛下淋巴结群：位于腋窝后皱襞深部。⑤外侧淋巴结群：位于腋窝外侧壁。

（2）滑车上淋巴结　位于上臂内侧，肱骨内上髁上方3～4cm处，肱二头肌与肱三头肌之间的肌间沟内。

3. 下肢

（1）腹股沟淋巴结　位于腹股沟韧带下方股三角内，分为上、下两群。

（2）腘窝淋巴结　位于小隐静脉和腘静脉的汇合处。

（二）检查方法及顺序

1. 检查方法

（1）视诊　观察肿大淋巴结表面皮肤，注意有无红肿、溃疡、瘘管和瘢痕等。

（2）触诊　触诊淋巴结要注意部位、数目、大小、表面形态、硬度、压痛、活动度及寻找引起淋巴结肿大的原发病灶。

检查某部位淋巴结时，应使该部位皮肤和肌肉松弛，以利于触诊。检查者将右（或左）手四指并拢，指腹平放于被检查部位的皮肤上进行滑动触诊。检查各部位淋巴结时，检查者用右手检查被检查者左侧淋巴结，左手检查被检查者右侧淋巴结。①检查颌下淋巴结：检查者将一手置于被检查者头顶，使头微向检查侧前倾，右（或左）手四指并拢屈曲，沿下颌骨内缘向上滑动触诊。②检查颈部淋巴结：检查者站在被检查者背后，使头微向检查侧前倾。③检查锁骨上淋巴结：让被检查者取坐位或卧位，头部稍向前倾，在锁骨上窝进行滑动触诊。④检查腋窝淋巴结：检查者用右（或左）手托扶被检查者前臂并稍外展，以左（或右）手由浅入深触诊腋窝，直至腋窝顶部。⑤检查滑车上淋巴结：检查者用右（或左）手托扶被检查者左（或右）前臂，以左（或右）手在肱骨内上髁上方向、肱二头肌与肱三头肌之间的肌间沟内纵行、横行滑动触诊。

2. 检查顺序

（1）头颈部淋巴结　耳前→耳后→枕部→颌下→颏下→颈前→颈后→锁骨上淋巴结。

（2）上、下肢淋巴结　腋窝（依次为：尖群→中央群→胸肌群→肩胛下群→外侧群）→滑车上→腹股沟（先上群→后下群）→腘窝淋巴结。

（三）淋巴结肿大的临床意义

1. 局限性淋巴结肿大　局限性淋巴结肿大是指全身多数区域淋巴结中，只有某一组淋巴结肿大。

（1）非特异性淋巴结炎　是由淋巴结引流区域内组织器官的急性或慢性炎症所致。急性炎症时，肿大淋巴结表面光滑，质地柔软，有压痛，无粘连，肿大至一定程度即停止；慢性炎症时，肿大淋巴结压痛轻微，质地较硬，最终淋巴结可缩小或消退。例如，扁桃体炎、齿龈炎可引起颌下或颈部淋巴结肿大；胸壁、乳腺部位的炎症可引起腋窝淋巴结肿大。

（2）淋巴结结核　肿大的淋巴结常发生于颈部血管周围，呈多发性，质地稍硬，大小不等，可互相粘连或与周围组织粘连。如发生干酪样坏死，可触及波动感；晚期破溃后不易愈合形成瘘管，愈合后可形成不规则瘢痕。

（3）恶性肿瘤淋巴结转移　肿大的淋巴结质地坚硬或有橡皮样感，一般无压痛，可与周围组织粘连而固定。肿大淋巴结的部位对原发肿瘤的判断具有重要意义。①鼻咽癌：常向颈部淋巴结转移。②胸腔脏器癌肿：如肺癌常转移至右锁骨上淋巴结。③腹腔脏器癌肿：如胃癌、肝癌等常转移至左锁骨上淋巴结。④乳腺癌：常引起腋窝淋巴结肿大。

2. 全身性淋巴结肿大　淋巴结肿大的部位可遍及全身，淋巴结大小不等，无粘连，常见于淋巴瘤、急性或慢性白血病、传染性单核细胞增多症等。

第三节 头部检查

一、头发和头皮

检查头发要注意颜色、疏密度、脱发的类型与特点。检查头皮时需分开头发，观察头皮颜色、头皮屑，有无疖痈、头癣、外伤、血肿及瘢痕等。

二、头颅

头颅检查应视诊观察头颅大小、形状和运动情况。触诊时，用双手仔细触摸头颅的各个部位，了解其外形，有无压痛和异常隆起。

（一）大小及形状

头颅的大小以头围来衡量，新生儿头围约34cm，成人头围≥53cm。测量头围的方法是用软尺自眉间绕到颅后通过枕骨粗隆。临床常见的头颅大小异常或畸形如下。

1. 方颅 前额左右突出，头顶平坦呈方形，见于小儿佝偻病或先天性梅毒。

2. 小颅 前囟过早闭合引起的小头畸形，常伴有智力发育障碍。

3. 巨颅 额、颞、枕及顶部突出膨大呈圆形，头皮静脉充盈，颜面相对很小。由于颅内高压，压迫眼球，形成双目下视、巩膜外露的特殊表情，称为落日现象，见于脑积水（图3-7）。

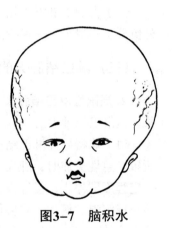

图3-7 脑积水

（二）头部运动

头部运动受限见于颈椎疾病；头部不随意颤动见于震颤麻痹（帕金森病）；与颈动脉搏动节律一致的点头运动，称为Musset征，见于严重主动脉瓣关闭不全。

（三）小儿颅缝与囟门

正常小儿前囟平坦，多在12～18月龄闭合。矢状缝和其他颅缝一般在出生后6个月内骨化，过早骨化会影响颅脑的发育。①前囟隆起：是颅内高压的征象，见于颅内出血、脑膜炎。②前囟凹陷：见于脱水和极度消瘦。③前囟迟闭：见于小儿佝偻病、脑积水。④颅缝早闭：矢状缝与冠状缝过早闭合时，头顶部尖突高起，形成尖颅，见于尖颅并指（趾）畸形（Apert综合征）。

三、头部器官

（一）眼

眼的检查包括眼睑、泪囊、结膜、角膜、巩膜、虹膜、瞳孔及眼球等。

1. 眼睑

（1）眼睑水肿　双侧眼睑水肿见于肾炎、贫血、营养不良、慢性肝病等；单侧眼睑水肿常为血管神经性水肿。

（2）眼睑闭合障碍　双侧眼睑闭合障碍见于甲状腺功能亢进症；单侧眼睑闭合障碍见于面神经麻痹。

（3）上睑下垂　双侧上睑下垂见于先天性上眼睑下垂、重症肌无力；单侧上睑下垂见于各种原因所致的动眼神经麻痹，如蛛网膜下腔出血、脑炎、脑脓肿、脑外伤等。

（4）睑内翻　由于瘢痕形成使眼睑缘向内翻转，见于沙眼。

2. 泪囊　患者上视，检查者用双手拇指轻压受检者双眼内眦下方，即骨性眶缘下内侧，挤压泪囊，同时观察有无分泌物或泪液自上、下泪点溢出。若有黏液脓性分泌物流出，应考虑慢性泪囊炎。有急性炎症时应避免做此检查。

3. 结膜　结膜分为睑结膜、穹隆部结膜与球结膜三部分。检查下眼睑时，嘱受检者眼向上看，检查者拇指置于下眼睑的中部边缘，将下眼睑牵拉向下，即可暴露下睑结膜。检查上眼睑结膜时，检查者右手检查受检者左眼，左手检查右眼。翻转眼睑时，嘱受检者眼向下看，检查者用食指和拇指捏住上睑中部的边缘，轻轻向前下方牵拉，然后食指向下压迫睑板上缘，拇指配合将睑缘向上捻转即可将眼睑翻开。翻转眼睑时，动作要轻柔，以免引起受检者的痛苦和流泪。

检查结膜时，应注意结膜有无充血、苍白、颗粒和滤泡、出血和水肿等。结膜常见的异常改变有：①结膜充血：见于结膜炎、角膜炎。②结膜苍白：见于贫血。③颗粒与滤泡：睑结膜有半透明白色颗粒，见于沙眼。④结膜散在出血点：见于感染性心内膜炎。⑤结膜下片状出血：见于外伤、出血性疾病、高血压、动脉硬化等。⑥球结膜水肿：球结膜透明而隆起，见于重度水肿、脑水肿、输液过多等。

4. 角膜　检查时注意角膜的透明度，有无角膜软化、溃疡、云翳、白斑及新生血管等。正常角膜透明清澈，表面有丰富的感觉神经末梢，无血管。角膜常见的异常改变有：①角膜软化：见于维生素 A 缺乏、婴幼儿营养不良。②老年环：角膜缘周围出现灰白色混浊环，是类脂质沉积所致，见于老年人或早老症。③角膜溃疡：见于感染和外伤。④云翳与白斑：如出现在角膜瞳孔部位可引起视力障碍。⑤角膜色素环（Kayser-Fleischer 环）：角膜边缘出现的黄色或棕褐色环，环外缘清晰，内缘模糊，是铜代谢障碍的体征，见于肝豆状核变性（Wilson 病）。

⑥角膜血管增生：见于严重沙眼。

5. 巩膜　正常巩膜不透明，血管极少，呈瓷白色。显性黄疸时巩膜先出现均匀的黄染。巩膜黄染以角膜缘周围明显者，提示血液中其他黄色色素增多，如长期服用米帕林、呋喃类药物等。正常中年人内眦部可出现淡黄色或黄褐色斑块，分布不均匀，是脂肪沉积所致。

6. 虹膜　正常虹膜纹理近瞳孔部分呈放射状排列，周边呈环形排列。虹膜纹理模糊或消失，见于虹膜炎症、水肿和萎缩；虹膜形态异常或有裂孔，见于虹膜粘连、外伤、先天性虹膜缺损等。

7. 瞳孔　正常瞳孔双侧等大等圆，直径 2 ~ 5mm。瞳孔缩小（瞳孔括约肌收缩），是由动眼神经的副交感神经纤维支配；瞳孔扩大（瞳孔扩大肌收缩），是由交感神经支配。检查时注意瞳孔大小、形状，双侧是否等大、等圆，对光反射及调节与聚合反射等。

（1）瞳孔大小改变　①瞳孔缩小（< 2mm）：见于虹膜炎症、有机磷农药中毒及吗啡、毛果芸香碱、氯丙嗪等药物作用。②瞳孔扩大（> 5mm）：见于颈交感神经受刺激、外伤、视神经萎缩、青光眼绝对期及阿托品、可卡因等药物反应。③双侧瞳孔大小不等：常提示有颅内病变，见于脑外伤、脑肿瘤、中枢神经性梅毒、脑疝等。

（2）对光反射　①直接对光反射：用电筒光源直接照射一侧瞳孔，瞳孔立即缩小，移开光源后瞳孔迅速复原。②间接对光反射：用手隔开双眼，当电筒光源照射一侧瞳孔时，另一侧瞳孔也立即缩小，移开光源后瞳孔迅速复原。深昏迷患者瞳孔对光反射迟钝或消失。

（3）调节反射与聚合反射　①调节反射：嘱受检者注视 1m 以外的目标（通常为检查者的食指），然后将目标迅速移近眼球，如双侧瞳孔逐渐缩小，称为调节反射。②如再将目标缓慢移近眼球距眼球约 10cm 处，双侧眼球向内聚合，称为聚合反射。动眼神经麻痹时，调节反射与聚合反射均消失。

8. 眼球　检查时注意眼球的外形、运动、震颤及眼压等。

（1）眼球突出　双侧眼球突出见于甲状腺功能亢进症。患者除突眼外，还可出现以下眼征：① Mobius 征：聚合运动减弱，即目标由远处逐渐移近眼球时，双侧眼球不能适度内聚。② Joffroy 征：上视时无额纹出现。③ Graefe 征：眼球下转时上睑不能相应下垂。④ Stellwag 征：瞬目减少。单侧眼球突出见于局部炎症或眶内占位性病变。

（2）眼球凹陷　双侧眼球凹陷见于严重脱水；单侧眼球凹陷见于 Horner 综合征。

（3）眼球运动　检查时嘱受检者头部固定不动，眼球随检查者手指所示方向移动，6 个方向顺序进行：左侧→左上→左下，右侧→右上→右下。眼球运动受动眼神经（Ⅲ）、滑车神经（Ⅳ）、展神经（Ⅵ）的支配，当这三对脑神经受损时，可引起眼球运动障碍，并伴有复视。由支配眼肌运动的神经或眼外肌本身的器质性病变所致的斜视，称为麻痹性斜视，见于脑炎、脑膜炎、脑血管病、脑脓肿、脑肿瘤、脑外伤等。

（4）眼球震颤　嘱受检者眼球随检查者手指所示方向（水平和垂直）运动数次，观察是否出现眼球震颤。双侧眼球发生一系列有节律的快速往返运动，称为眼球震颤。自发性眼球震颤见于耳源性眩晕及小脑疾病等。

（5）眼内压　①眼内压减低：指压法张力减弱，眼球凹陷，见于严重脱水或眼球萎缩。②眼内压增高：指压法张力增强，见于眼内压增高性疾病，如青光眼。

9. 视力、视野与色觉

（1）视力　视力分为中心视力和周边视力。中心视力是指眼底黄斑中心凹的功能，即检查一定距离内视力表在黄斑形成清晰图像的能力。周边视力是指中心凹以外的视网膜功能，即检查视野的范围。

中心视力检查通常采用国际标准视力表进行，即选用远距离视力表和近距离视力表，两眼分别检查。①远距离视力表：在距离视力表 5m 处能看清 1.0 行视标为正常视力。②近距离视力表：在距离视力表 33cm 处能看清 1.0 行视标为正常视力。近距离视力通常指阅读视力，其检查还能了解眼的调节功能。远、近视力表配合应用可初步判断有无屈光不正（远视、近视、散光）及眼底病变等。

视力不到 0.1 者，让被检查者逐步走近视力表，直至认出 0.1 视标为止。如在 1m 处不能辨认 0.1 者，改为"数手指"；如手指在眼前 5cm 仍数不清，改为手指在被检查者眼前摆动；不能看到手动者，在暗室内用手电筒照射眼睛，看到光亮为光感，不能看到光亮为无光感。

（2）色觉　色觉是检查被检查者对颜色的辨认能力。检查时应在适宜的光线下进行，让被检查者在距离色盲表 50cm 处读出上面的彩色数字或图像，如在 5～10 秒内不能读出，则可按色盲表的使用说明判断为色弱或色盲。①色弱：是指对颜色的识别能力减低。②色盲：是指对颜色的识别能力丧失。色盲分为先天性和后天性两种，先天性色盲是遗传性疾病，以红绿色盲最常见；后天性色盲多见于视网膜病变、球后视神经炎和视神经萎缩等。

（3）视野　视野是眼球向正前方固视不动时所见的空间范围，相对中心视力而言是周围视力，用来检查黄斑中心凹以外的视网膜功能。采用手试对比检查法可粗略地测定视野。若对比检查法结果异常或疑有视野缺失，可利用视野计做精确的视野测定。视野在各方向均缩小者，称为向心性视野狭小。在视野内的视力缺失区称为暗点。视野的左或右一半缺失，称为偏盲。双眼视野颞侧偏盲或象限偏盲，见于视交叉以后的中枢病变，单侧不规则的视野缺损见于视神经或视网膜病变。

（二）耳

耳的检查：痛风患者的耳郭上可出现小而硬的白色痛风结节，为尿酸钠沉积所致。检查外耳道时，注意观察有无炎症、分泌物或出血。外耳道疖肿时，外耳道软骨部有局限性红肿，耳屏有压痛，牵引耳郭可使疼痛加重。中耳炎引起鼓膜穿孔时，有脓汁自外耳道流出。注意耳道有无异物或耵聍栓塞。观察乳突部有无肿胀或瘘管。乳突炎时，该处有叩痛或压痛。检测听力时，让受检者闭目静坐于安静的屋内，用手指堵塞一侧耳道，检查者持手表或以拇指与食指互相摩擦，自1m以外逐渐移近受检者耳部，直到受检者听到声音为止，测量距离。正常人一般在1m处可闻机械表声或捻指声。听力减退见于耳道有耵聍或异物、中耳炎、听神经损害、局部或全身血管硬化等。粗测发现受检者有听力减退，应进行精确的听力测试和其他相应的专科检查。

（三）鼻

鼻的检查：鼻翼扇动见于肺炎引起的呼吸困难。鼻尖和鼻翼部皮肤发红变厚，并有痤疮，称为酒糟鼻，为慢性炎症所致。鼻梁凹陷称鞍鼻，见于鼻骨发育不全或鼻骨凹陷性骨折。检查鼻道通气功能时，检查者可用手指压闭患者的一侧鼻孔，让患者用另一鼻孔呼吸，观察是否通畅，通气不畅见于鼻中隔偏曲、鼻甲肥大和鼻息肉等。鼻出血见于外伤、出血性疾病和鼻咽癌等。鼻腔有脓性分泌物见于副鼻窦炎。鼻涕奇臭见于萎缩性鼻炎。检查鼻前庭时，让患者将头稍向后仰，检查者用拇指将鼻尖略向上推，观察鼻前庭有无结痂、溃疡和疖肿等，有时还可发现鼻中隔偏曲、鼻岬肥厚和鼻息肉等。鼻旁窦有炎症时，相应部位有压痛。鼻窦共有四对，位置参见（图3-8）。额窦炎的压痛部位在眼眶顶面内侧，上颌窦炎的压痛部位在两颊部，筛窦炎的压痛部位在鼻梁与内眦之间。

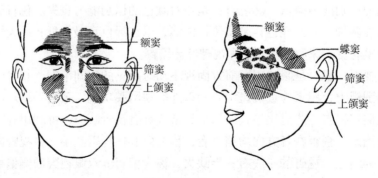

图3-8　鼻窦位置示意图

（四）口腔

1. 口唇 健康人口唇红润光泽。口角糜烂见于核黄素缺乏症。口唇干燥并有皲裂，见于严重脱水。口唇单纯疱疹多为单纯疱疹病毒感染引起，常伴发于大叶性肺炎、感冒、流行性脑脊髓膜炎等。口唇苍白见于贫血、主动脉瓣关闭不全、虚脱。口唇发绀多由缺氧所致，见于心力衰竭和呼吸衰竭。口唇深红见于急性发热性疾病。唇裂为口唇先天性发育畸形。口唇突然发生非炎症性、无痛性肿胀，见于血管神经性水肿。口唇肥厚增大见于呆小病、黏液性水肿、肢端肥大症等。口角歪斜见于面神经麻痹。

2. 口腔黏膜 正常口腔黏膜光洁呈粉红色。口腔黏膜见大小不等的黏膜下出血点或瘀斑，见于各种出血性疾病或维生素 C 缺乏症。黏膜充血、肿胀并伴有小出血点，多为对称性，称为黏膜疹，见于风疹、猩红热、某些药物中毒。口腔黏膜斑片状蓝黑色色素沉着，见于慢性肾上腺皮质功能减退症（Addison 病）。在相当于第二磨牙的颊黏膜处出现小米粒大的白色斑点，周围有红晕，称为麻疹黏膜斑（Koplik 斑），为麻疹的早期特征。雪口病（鹅口疮）为白色念珠菌感染所致，多见于衰弱的病儿或老年患者，也可出现于长期使用广谱抗生素和抗癌药之后。黏膜溃疡可见于慢性复发性口疮。

3. 牙齿 检查牙齿时应注意有无龋齿、缺牙、残根、义齿及牙齿的色泽与形状，并记录牙齿名称及部位。单纯性牙间隙过宽，见于肢端肥大症。中切牙切缘呈月牙形凹陷，伴牙间隙过宽，见于先天性梅毒。牙齿呈黄褐色称斑釉牙，见于长期饮用含氟量高的水或服用四环素等药物后。

记录牙齿部位的方法：如 $\ulcorner_2$ 为左下侧切牙；$\llcorner^4$ 表示左上第一前磨牙。

4. 牙龈 正常牙龈为粉红色。牙龈出血见于牙周炎、牙石、维生素 C 缺乏病及血液病等。牙龈水肿见于慢性牙周炎。牙龈溢脓见于慢性牙周炎、牙龈瘘管等。牙龈萎缩见于萎缩性牙周病。在牙龈游离缘出现蓝灰色点线称为铅线，是铅中毒的特征。牙龈出现黑褐色点线状色素沉着，见于慢性铋、汞、砷等重金属中毒。

5. 舌 检查时嘱受检者伸舌，注意舌的颜色、舌质、舌苔及舌的位置与运动。正常人舌质淡红，舌面湿润，覆有薄白苔，伸舌居中，活动自如。

（1）草莓舌 舌乳头肿胀发红，状若草莓，见于猩红热或长期发热。

（2）镜面舌 舌乳头萎缩，舌体较小，舌面光滑呈粉红色或红色，见于恶性贫血、慢性萎缩性胃炎及缺铁性贫血。

（3）牛肉舌 舌面绛红如生牛肉状，见于糙皮病（烟酸缺乏）。

（4）地图舌 舌面上出现黄色不规则的隆起，状若地图。隆起部分可剥脱消退恢复正常，或再形成新的黄色隆起，称为移行性舌炎，发生原因尚不明确，也可由核黄素缺乏引起。

（5）干燥舌　见于大量吸烟、张口呼吸、鼻部疾病和阿托品作用；严重时舌体缩小，舌面出现纵向裂纹，并伴有皮肤干燥、弹性减退，见于严重脱水。

（6）裂纹舌　舌面出现纵向裂纹而无脱水的其他表现，见于梅毒性舌炎；舌面出现横向裂纹，见于核黄素缺乏、先天愚型（Down 综合征），前者伴有舌痛。

（7）舌体增大　暂时性舌体增大见于舌炎、口腔炎、舌的蜂窝组织炎、血管神经性水肿等。长期的舌体增大见于呆小病、黏液性水肿、先天愚型及舌肿瘤等。

（8）毛舌　舌面出现黑色或黄褐色毛，也称黑舌，见于久病衰弱或长期使用广谱抗生素。

（9）舌的运动异常　伸舌有细微震颤见于甲状腺功能亢进症；伸舌偏斜见于舌下神经麻痹。

6. 咽部及扁桃体　检查时让患者稍向后仰头，并张口发"啊"音，检查者一手用压舌板压患者的舌面，一手用手电筒的光线照咽部，即可看到腭弓、扁桃体和咽部。急性咽炎时，咽部黏膜发红、肿胀。慢性咽炎时黏膜发红、粗糙，并有滤泡增生后形成的小结节。嗜中性粒细胞减少症时，咽壁和扁桃体可发生坏死或溃疡。急性扁桃体炎时，扁桃体发红肿大，隐窝内有黄白色脓性渗出，扁桃体表面可有由脓苔形成的假膜，容易剥掉。咽部白喉亦于扁桃体表面出现白膜，但剥去时，可引起小量出血。扁桃体肿大可分为三度：Ⅰ度肿大时扁桃体不超过咽腭弓；Ⅱ度肿大扁桃体超过咽腭弓；Ⅲ度肿大扁桃体达到或超过咽后壁中线（图 3-9）。

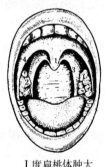 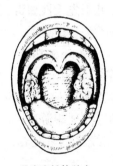 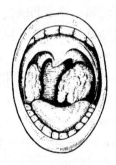

　　Ⅰ度扁桃体肿大　　　　Ⅱ度扁桃体肿大　　　　Ⅲ度扁桃体肿大

图3-9　扁桃体肿大的分度

7. 喉　一般都是听患者发音有无嘶哑。急性声音嘶哑或失音见于急性喉炎；慢性失音见于喉癌、喉结核。突然发生的窒息性呼吸困难见于喉头水肿。纵隔或喉肿瘤导致喉返神经受损时，也可出现声音嘶哑或失音。

8. 口腔气味　健康人口腔无特殊气味。疾病引起口腔的特殊气味称为口臭。引起口臭的口腔疾病为牙龈炎、牙周炎、龋齿等；血腥味为牙龈出血；口腔腥臭味为牙槽脓肿。全身性疾病也可引起口臭，如肝臭味见于肝性脑病；尿臭味见于尿毒症；烂苹果味见于糖尿病酮症酸中毒；大蒜味见于有机磷农药中毒。

（五）腮腺

腮腺位于耳屏、下颌角、颧弓所构成的三角区内。正常腮腺体薄而软，不易触及。腮腺导管开口位于上颌第二磨牙相对的颊黏膜上。腮腺肿大时可见以耳垂为中心的隆起，并可触及包块。如腮腺迅速胀大，先为单侧，继而双侧，触诊边缘不清，有压痛，腮腺导管口红肿，见于急性流行性腮腺炎。如单侧腮腺肿大发生于抵抗力低下的重症患者，在导管开口处加压后有脓性分泌物流出，见于急性化脓性腮腺炎。腮腺肿大，质韧呈结节状，边界清楚，可以移动，见于腮腺混合瘤。腮腺肿大迅速，质硬，有痛感，与周围组织有粘连，可伴有面瘫，见于腮腺恶性肿瘤。

第四节 颈部检查

颈部检查受检者宜采取舒适的坐位，暴露颈部和肩部；如患者为卧位，也应充分暴露。检查时手法应轻柔，如怀疑颈椎有疾病则更应注意。

一、颈部外形与分区

正常人颈部直立，两侧对称；坐位时颈部静脉血管不显露；胸锁乳突肌在转头时明显可见。颈部检查时，将头稍后仰容易观察颈部两侧是否对称及有无包块和瘢痕。

为了便于描述和标记病变部位，将颈部两侧各分为两个大的三角区域：①颈前三角区：为胸锁乳突肌内缘、下颌骨下缘与前正中线之间的区域。②颈后三角区：为胸锁乳突肌后缘、锁骨上缘与斜方肌前缘之间的区域。

二、颈部姿势与运动

正常人颈部前屈、后伸、侧弯、旋转活动自如。常见的异常改变有：①头不能抬起：见于严重消耗性疾病的晚期、重症肌无力、进行性肌萎缩、脊髓前角细胞炎等。②斜颈：头部固定向一侧偏斜，见于颈肌外伤、瘢痕收缩、先天性颈肌挛缩和斜颈，先天性斜颈表现为胸锁乳突肌粗短，将头位复正直立时，病侧胸锁乳突肌的胸骨端会立即隆起，是本病的特征性表现。③颈部强直：为脑膜刺激征表现之一，见于脑膜炎、蛛网膜下腔出血等。④颈部活动受限伴疼痛：见于颈肌扭伤、颈部软组织炎症、肥大性脊椎炎、颈椎结核或肿瘤、颈椎外伤、骨折或关节脱位等。

三、颈部皮肤与包块

检查颈部皮肤时，应注意观察有无包块、瘢痕、瘘管、蜘蛛痣、疖、痈、结核及皮肤病等。颈部皮肤出现瘘管、瘢痕，常见于颈部淋巴结结核；而疖肿或痈常见于糖尿病；皮肤病常见的有神经性皮炎、银屑病等。

四、颈部血管

正常人在坐位或半坐位时颈外静脉常不显露，去枕平卧时颈静脉可充盈，充盈的水平仅限于锁骨上缘至下颌角距离的下 2/3 以内。在坐位或半坐位时见到明显颈静脉充盈，称为颈静脉怒张。提示上腔静脉压增高，见于右心衰竭、心包积液、缩窄性心包炎及上腔静脉阻塞综合征。

正常人无颈静脉搏动。当三尖瓣关闭不全时可看到明显的颈静脉搏动。颈静脉搏动柔和，范围弥散，触诊时无搏动感。

正常人颈动脉搏动看不到，在剧烈运动后心搏出量增加时可出现微弱搏动。如在安静状态下出现明显的颈动脉搏动，提示脉压增大或心排血量增加，常见于主动脉瓣关闭不全、甲状腺功能亢进症、严重贫血及单纯收缩期高血压等。颈动脉搏动为膨胀性，触诊时强劲有力。

听诊颈部血管时，患者多取坐位，用钟型听诊器听诊，并注意其部位、强度、性质、音调、传播方向、出现时间与患者呼吸、体位及姿势变动的关系等。颈部可听到的血管音包括：①生理性静脉血管音：是指正常人坐位或立位时，在右锁骨上窝听到的低调、柔和、连续性的静脉嗡鸣音，平卧位或用手指压迫颈静脉后即可消失。②异常血管性杂音：颈部大血管区听到高音调、吹风样、收缩中期血管性杂音，应考虑颈动脉粥样硬化狭窄或椎动脉狭窄；在锁骨上窝处听到杂音可能为锁骨下动脉狭窄，见于颈肋压迫。

五、甲状腺

甲状腺包括甲状腺峡部和甲状腺侧叶，位于甲状软骨下方和两侧（图 3-10），表面光滑，薄而柔软，不易触及。

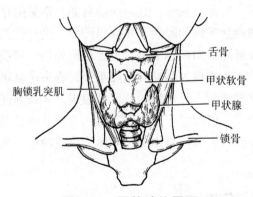

图3-10　甲状腺位置图

（一）视诊

受检者取坐位，头稍后仰，嘱其做吞咽动作的同时，观察甲状腺的大小和对称性。正常人甲状腺多不易看到，女性青春发育期甲状腺可略增大。

（二）触诊

检查时应注意甲状腺大小、硬度、表面形态、压痛、对称性及有无震颤等。

1. 从前面触诊甲状腺　受检者取坐位，检查者站在受检者前面。触诊甲状腺峡部，用拇指从胸骨上切迹向上触摸，可感到气管前软组织，判断有无增厚。触诊甲状腺侧叶，一手拇指施压于一侧甲状软骨，将气管推向对侧，另一手食指、中指在对侧胸锁乳突肌后缘向前推挤甲状腺侧叶，拇指在胸锁乳突肌前缘触诊，可触及被推挤的甲状腺。触诊时配合吞咽动作，如随吞咽运动而上下移动则为甲状腺。用同样的方法检查另一侧甲状腺。

2. 从后面触诊甲状腺　受检者取坐位，检查者站在受检者身后。触诊甲状腺峡部，用食指从胸骨上切迹向上触摸，可感到气管前软组织，判断有无增厚。触诊甲状腺侧叶，一手食指、中指施压于一侧甲状软骨，将气管推向对侧，另一手拇指在对侧胸锁乳突肌后缘向前推挤甲状腺，食指、中指在胸锁乳突肌前缘触诊甲状腺，配合吞咽动作进行检查。用同样方法检查另一侧甲状腺。

（三）听诊

当触到甲状腺肿大时，用听诊器钟型体件直接放在肿大的甲状腺上进行听诊。甲状腺功能亢进症时，常可听到低调的、连续性的静脉嗡鸣音，是本病的特殊体征；在弥漫性甲状腺肿伴功能亢进症者还可听到吹风样收缩期血管杂音。

（四）甲状腺肿大的分度

甲状腺肿大分为三度：Ⅰ度不能看出肿大但能触及；Ⅱ度能看出肿大又能触及，但在胸锁乳突肌以内；Ⅲ度肿大超过胸锁乳突肌。

（五）甲状腺肿大的临床意义

生理性肿大见于女性青春期、妊娠或哺乳期，甲状腺轻度肿大，表面光滑，质地柔软，常不伴其他症状。病理性肿大常见以下原因。

1. 甲状腺功能亢进症　甲状腺对称或非对称性肿大，质地柔软，可触及震颤，可听到连续性静脉嗡鸣音。

2. 单纯性甲状腺肿　甲状腺对称性肿大，多为弥漫性，也可为结节性，质地柔软，不伴甲状腺功能亢进体征。

3. 甲状腺肿瘤　甲状腺腺瘤时，甲状腺呈圆形或椭圆形肿大，单发或多发，表面光滑，质地坚韧；甲状腺癌时，甲状腺不对称性肿大，呈结节性，表面凹凸不平，质地坚硬，与周围组织粘连而固定。因甲状腺癌发展缓慢，体积小时注意与甲状腺腺瘤和颈前淋巴结肿大相鉴别。

4. 慢性淋巴性甲状腺炎（桥本甲状腺炎） 甲状腺多为对称性、弥漫性肿大，也可呈结节性肿大，表面光滑，质地坚韧，边界清楚，与周围组织无粘连。本病易与甲状腺癌相混淆，鉴别方法如下：慢性淋巴性甲状腺炎时，肿大的腺体可将颈总动脉向后推移，在腺体后缘可触及颈总动脉搏动；而甲状腺癌则往往将颈总动脉包绕在癌组织内，腺体后缘不能触及颈总动脉搏动。

六、气管

正常人的气管位于颈部前面正中。检查时让患者取坐位或仰卧位，头部放正。检查者用一手的食指与无名指分别放在两侧胸锁关节上，用中指在胸骨上窝触摸气管，触及气管的前正中部后，观察中指与食指和无名指间的距离，如距离相等，则气管居中，否则气管有偏移；也可用分开的食指和中指触摸气管与两侧胸锁乳突肌间的空隙，如空隙不等，则提示气管有偏移。一侧胸腔积液或气胸时，气管被推向健侧；一侧肺不张，或纤维空洞性肺结核，或胸膜增厚粘连时，可以将气管拉向患侧；纵隔肿瘤也常推压气管移位。

第五节 胸廓、胸壁及乳房检查

胸部包括颈部以下到膈肌以上的区域，主要由胸壁、乳房、心脏和肺脏、纵隔、膈肌构成。检查环境应采光良好温度适宜，尽可能暴露全部胸廓，视患者病情需要采取坐位或卧位。全面系统地按视、触、叩、听顺序进行检查，一般先检查前胸部及两侧胸部，最后检查背部。

一、胸部体表标志及分区

（一）骨骼标志

胸部骨性标志主要有胸骨上切迹、胸骨柄、胸骨角、剑突、肩胛骨、脊柱棘突等，其中胸骨角最为重要。

1. 胸骨角（sternal angle） 胸骨体与胸骨柄连接处所形成的微向前突起的角称胸骨角，亦称 Louis 角。胸骨角两侧与左、右第 2 肋软骨相连接，通常以此作为标记来计数前胸壁上的肋骨和肋间隙，也是气管分叉、心房上缘、上下纵隔交界处、第 4 胸椎下缘或者第 5 胸椎上缘的标志。

2. 脊柱棘突（spinous process） 脊柱棘突是背部后正中线的标志，第 7 颈椎棘突最为突出，低头时更加明显，为背部颈、胸交界部的骨性标志。临床上以此作为标志来计数胸椎棘突或胸椎，亦可倒数向上计数颈椎。

3. 肩胛下角（scapula angle） 肩胛骨最下端称为肩胛下角。被检查者取直立位、两手自然下垂时，肩胛下角平第 7 肋骨或第 7 肋间隙，或相当于第 8 胸椎水平。临床上以此作为标志来计数背部肋间隙。

4. 胸骨下角（infrasternal angle） 两侧肋弓在胸骨下端汇合处所形成的夹角称为胸骨下角，又称腹上角。胸骨下角正常为 70°～ 110°，体型瘦长者胸骨下角较小，矮胖者胸骨下角较大，深吸气时可稍增宽。

（二）胸部体表标志线

1. 前正中线（anterior midline） 前正中线是通过胸骨正中的垂直线。

2. 锁骨中线（midclavicular line） 锁骨中线（左、右）是通过锁骨胸骨端与锁骨肩峰端的中点所引的垂直线。成年男性和儿童，此线一般通过乳头。

3. 腋前线（anterior axillary line） 腋前线（左、右）是通过腋窝前皱襞沿前侧胸壁向下的垂直线。

4. 腋中线（midaxillary line） 腋中线（左、右）是腋前线与腋后线等距离的平行线，即通过腋窝顶点的垂直线。

5. 腋后线（posterior axillary line） 腋后线（左、右）是通过腋窝后皱襞沿后侧胸壁向下的垂直线。

6. 肩胛线（scapular line） 肩胛线（左、右）是两上肢自然下垂时通过肩胛下角所做的平行于后正中线的垂直线。

7. 后正中线（posterior midline） 后正中线是通过脊柱棘突所做的垂直线或沿脊柱正中下行的垂直线。

（三）胸部自然陷窝和解剖分区

1. 腋窝（axillary fossa） 腋窝（左、右）为上肢内侧与胸外侧壁相连的凹陷部。

2. 胸骨上窝（suprasternal fossa） 胸骨上窝为胸骨柄上方的凹陷部。

3. 锁骨上窝（supraclavicular fossa） 锁骨上窝（左、右）为锁骨上方的凹陷部，相当于两肺肺尖的上部。

4. 锁骨下窝（infraclavicular fossa） 锁骨下窝（左、右）为锁骨下方的凹陷部，下界为第 3 肋骨下缘，相当于两肺肺尖的下部。

5. 肩胛上区 肩胛上区（左、右）为背部肩胛冈以上的区域，其外上界为斜方肌的上缘。

6. 肩胛区 肩胛区（左、右）上界为肩胛冈，下界为两肩胛下角连线，内侧为肩胛骨内缘，外侧为腋后线。

7. 肩胛间区 肩胛间区（左、右）为两肩胛骨内缘之间的区域，后正中线将此区分为左、右两部。

8. 肩胛下区　肩胛下区（左、右）两肩胛下角的连线与第 12 胸椎水平线之间的区域，后正中线将此区分为左、右两部。

通常前胸壁以肋间隙、背部以胸椎棘突或肋间隙作为胸部体表横的标志；以人工划定的垂直线内、外多少厘米来表示胸部纵的标志。通过胸部的纵、横标志及分区便可说明胸腔内脏器的位置以及阳性体征的部位、大小及范围。例如，心尖搏动在第 5 肋间隙左锁骨中线内 0.5cm 处，左肩胛下区闻及细湿啰音，右腋中线第 6 ~ 8 肋间隙可触及胸膜摩擦感等。

二、检查

（一）正常胸廓

正常胸廓具有一定的弹性和活动性，形状近似圆锥形，上部窄而下部宽，两侧大致对称；成人前后径较横径（左右径）短，前后径与横径之比约为 1∶1.5，小儿和老年人前后径略小于或等于横径，可呈圆柱状。胸廓起着支持、保护胸腔及腹腔器官的作用，并参与呼吸运动。

（二）异常胸廓

1. 桶状胸（barrel chest）　胸廓的前后径增大与横径几乎相等而呈圆桶形；肋骨的倾斜度减小，几乎呈水平位；肋间隙增宽，有时饱满；锁骨上、下窝展平或突出，颈短肩高，胸骨下角增大呈钝角，胸椎后凸。桶状胸常见于慢性阻塞性肺疾病及支气管哮喘发作时，由两肺过度充气所致；亦可见于老年人及矮胖体型者。

2. 扁平胸（flat chest）　胸廓扁平，前后径变短，不到横径的一半；肋骨的倾斜度增加，胸骨下角呈锐角；颈部细长，锁骨突出，锁骨上、下窝凹陷。扁平胸见于慢性消耗性疾病如肺结核、恶性肿瘤等，也可见于瘦长体型者。

3. 佝偻病胸（rachitic chest）　佝偻病胸又称鸡胸（pigeon breast），多见于儿童。胸骨特别是胸骨下部显著前凸，两侧肋骨凹陷，胸廓前后径增大而横径缩小，胸廓上下径较短，形似鸡胸而得名。有时肋骨与肋软骨交接处增厚隆起呈圆珠状，在胸骨两侧排列成串珠状，称为佝偻病串珠（rachitic rosary）。前胸下部膈肌附着处因肋骨质软，长期受膈肌牵拉可向内凹陷，而下部肋缘则外翻，形成一水平状深沟，称肋膈沟（Harrison's groove）。胸骨下端剑突处内陷，有时连同依附的肋软骨一起内陷而形似漏斗，称为漏斗胸（funnel chest, pectus excavatum），但漏斗胸也可见于先天性。

4. 心肺疾病引起的胸廓一侧或局限性变形　一侧胸廓膨隆伴肋间隙增宽、呼吸运动受限，气管、心脏向健侧移位者，见于一侧大量胸腔积液、气胸、液气胸、胸内巨大肿物等。

局限性胸壁隆起见于皮下气肿、胸壁肿瘤炎症、心脏肥大、大量心包积液、主动脉瘤、胸内肿物等。

一侧或局限性胸廓凹陷多见于肺不张、肺萎缩、肺纤维化、广泛肺结核、胸膜增厚或粘连、肺叶切除术后等。而健侧因代偿性肺气肿而膨隆，使两侧胸廓不对称的表现更加明显。

肋骨软骨炎常见肋骨与肋软骨交接处菱形痛性较硬包块，疼痛可持续数周至数月。肋骨骨折时可见骨折部位有突起。

5. 脊柱畸形所引起的胸廓变形 脊柱后凸畸形（驼背）多发生在胸椎，常见于胸椎结核、强直性脊柱炎、老年人、骨质软化症。脊椎侧凸畸形见于胸椎疾病、长期姿势不正或发育畸形。

（三）胸壁

1. 胸壁静脉 正常胸壁皮下静脉不显露。上腔静脉或下腔静脉阻塞，侧支循环建立时，胸壁静脉可充盈或曲张。在哺乳期，女性乳房附近的皮下静脉可较明显。

2. 皮下气肿 用手按压局部可有握雪感或捻发感，听诊可听到类似捻头发的声音，称为皮下气肿捻发音。严重时气体可向颈部及腹部蔓延。

3. 胸壁压痛 正常人胸壁无压痛。

4. 肋间隙 注意肋间隙有无回缩或膨隆。

（四）乳房

1. 乳房的视诊

（1）患者准备及注意事项 患者取坐位或者仰卧位。注意乳腺视诊的次序和内容；必要时改变体位或结合触诊来确认。

（2）视诊内容

1）观察乳房外形：双侧乳房的大小、位置和外形是否对称。

2）观察乳头是否对称：非哺乳期妇女还应注意有无乳头糜烂脱屑，乳晕周围湿疹、糜烂，该征象是乳腺湿疹样癌的表现。

3）观察乳房的皮肤：有无红、肿、热、痛的情况。

2. 乳房的触诊

（1）患者准备及注意事项 根据检查需要可采用坐位及卧位两种方式。坐位时患者端坐，两臂自然下垂，上肢放松；仰卧位在肩下垫枕头使胸部适当隆起。

（2）触诊的顺序 依次为乳房外上（包括尾部）、外下、内下、内上、中央（乳头、乳晕）。先查健侧，再检查患侧。乳房触诊后，必须触诊区域淋巴结。

第六节　肺和胸膜检查

　　胸部体格检查时患者一般取坐位或仰卧位，脱去外衣，使腰部以上的胸部充分暴露，女性患者检查时注意保护隐私。室内应舒适温暖，环境安静，光线充足。检查按视、触、叩、听顺序进行，先前胸、后侧胸，最后背部，注意左右、上下、前后对比，避免以听诊代替系统检查。

一、视诊

（一）呼吸类型

　　正常情况下呼吸运动在呼吸中枢调节下由呼吸肌实现。以胸廓（肋间外肌）运动为主的呼吸称为胸式呼吸（thoracic breathing）；以腹部（膈肌）运动为主的呼吸称为腹式呼吸（abdominal breathing）。正常男性和儿童的呼吸以膈运动为主，胸廓下部及上腹部的动度很大，而形成腹式呼吸；女性的呼吸以肋间肌的运动为主，故形成胸式呼吸。实际上该两种呼吸运动均不同程度同时存在。某些疾病可使呼吸运动发生改变。

（二）呼吸频率

　　正常成人呼吸节律规整，频率适度。静息状态下呼吸频率为 12 ~ 20 次 / 分，呼吸与脉搏之比为 1∶4。新生儿呼吸频率较快，可达 44 次 / 分，随年龄增长而逐渐减慢到成人水平。

　　成人呼吸频率＞ 24 次 / 分称为呼吸过速（tachypnea），见于剧烈体力活动、发热（体温每增高 1℃，呼吸增加 4 次 / 分）、疼痛、贫血、甲亢、呼吸功能障碍、心力衰竭等。成人呼吸频率＜ 12 次 / 分称为呼吸过缓（bradypnea），见于深睡、颅内高压、黏液性水肿、麻醉剂或镇静剂过量如吗啡及巴比妥类中毒等。

（三）呼吸深度及节律变化

　　1. 呼吸深度变化　呼吸幅度加深由呼吸中枢受到强烈刺激所致。剧烈运动时，因机体需氧量增加，呼吸可加深、加快。突然发生情绪激动或紧张时呼吸深而快，可因通气、换气过度而出现呼吸性碱中毒，多有口周及四肢发麻、手足抽搐甚至呼吸暂停。严重代谢性酸中毒时，患者可以出现深大的呼吸，称为库斯莫尔（Kussmaul）呼吸，临床又称酸中毒大呼吸，有利于排出较多二氧化碳，从而可缓解代谢性酸中毒，常见于尿毒症、糖尿病酮症酸中毒等疾病。呼吸浅快可见于肺气肿、胸膜炎、胸腔积液、气胸、肥胖、大量腹水、严重鼓肠、呼吸肌麻痹等。

2. 呼吸节律变化　正常人呼吸节律规整，病理情况下可出现呼吸节律改变，常见有潮式呼吸及间停呼吸。

（1）潮式呼吸（tidal respiration）　又称陈－施（Cheyne-Stokes）呼吸。潮式呼吸的特点是呼吸由浅慢逐渐变为深快，随后再由深、快逐渐变为浅、慢，直至呼吸停止片刻（5～30秒），再开始上述周期性呼吸，形成如潮水涨落的节律。潮式呼吸的周期为30～120秒，多见于中枢神经系统疾病，如脑炎、脑膜炎、颅内压增高及某些中毒，也见于心力衰竭（肺－脑循环时间延长）、缺氧及某些脑干损伤。

（2）间停呼吸（intermittent respiration）　又称比奥（Biots）呼吸，表现为有规律的相同幅度的呼吸几次之后突然停止呼吸，间隔一个短时间后又开始呼吸，如此周而复始。间停呼吸的周期为10～60秒，发生于中枢神经系统疾病，如脑损伤、颅内高压、脑炎、脑膜炎等疾病，间停呼吸的呼吸中枢抑制程度要比潮式呼吸要严重，病情也更重，多见于临终患者。

（3）不规则呼吸　呼吸频率与节律不规则，且呼吸表浅、不均，称为不规则呼吸（irregular respiration），见于中枢神经系统疾病及休克等严重疾病。如双吸气，也称抽泣样呼吸（sobbing respiration），表现为连续两次较短的吸气之后继以较长的呼气，类似哭泣后的抽泣，少数患者可出现下颌式呼吸，为中枢性呼吸衰竭的表现，主要见于颅内高压和脑疝前期。

（4）叹息样呼吸　某些患者自觉胸部发闷，正常呼吸一段时间做一次深大呼吸，常伴叹息声，称为叹息样呼吸（sighing respiration），多为功能性改变，见于抑郁、神经衰弱或精神紧张者。

（四）呼吸运动变化

1. 肺炎、重症肺结核、胸膜炎、肋骨骨折、肋间肌麻痹等胸部疾病，因肋间肌运动受限，可使胸式呼吸减弱而腹式呼吸增强。腹膜炎、腹水、巨大卵巢囊肿、肝脾极度肿大、胃肠胀气等腹部疾病及妊娠晚期，因膈肌向下运动受限，可使腹式呼吸减弱而胸式呼吸增强。

2. 若部分胸壁吸气时内陷、呼气时外凸，为反常呼吸（paradoxical breathing），见于多发性肋骨、肋软骨骨折或胸骨骨折。

3. 当异物、气管肿瘤等导致上呼吸道部分阻塞时，吸入气流受阻，出现胸骨上窝、锁骨上窝和肋间隙向内凹陷，临床称为"三凹征"（three depressions sign），亦称吸气性呼吸困难。慢性阻塞性肺疾病、支气管哮喘患者由于下呼吸道阻塞呼气受限，呼气时间延长，称为呼气性呼吸困难。

4. 一侧呼吸运动减弱或消失常见于大量胸腔积液、气胸、显著胸膜增厚及粘连、一侧肺不张、一侧膈神经麻痹。两侧呼吸运动减弱最常见于慢性阻塞性肺气肿，也见于双侧肺纤维化、气胸、胸腔积液、胸膜增厚及粘连、呼吸肌瘫痪。

5. 局部或一侧呼吸运动增强见于健侧代偿性增强。双侧呼吸运动增强见于库斯莫尔呼吸、剧烈运动。

二、触诊

（一）胸廓扩张度

胸廓扩张度即呼吸时胸廓的活动程度。胸廓扩张度与胸壁软组织、肋骨、胸膜腔压力、肺组织弹性等因素有关。胸廓前下部活动度较大，此处检查较常用。一侧胸廓扩张度受限常见于肺不张、气胸、大量胸腔积液、胸膜增厚等；两侧胸廓扩张度受限常见于慢性阻塞性肺气肿，也见于双侧肺纤维化。

检查前胸时，被检查者取坐位或仰卧位。检查者的左、右拇指展开并在胸骨下端前正中线相遇，两手掌及其余四指分开紧贴两侧胸下部；嘱被检查者深呼气后屏住呼吸，然后让被检查者做深吸气运动，检查者的手即可感觉到被检查者胸廓呼吸运动的范围及两侧呼吸运动是否对称，亦可从拇指移开后距前正中线的距离来判断。

检查背部时，被检查者取坐位。检查者将两手掌面贴于肩胛下区第10肋骨水平对称部位，两手拇指在后正中线相遇，其余四指并拢放在腋下，嘱患者做深呼吸运动，观察比较双手活动度同样可以观察呼吸运动的范围及两侧呼吸运动是否对称。

（二）触觉语颤

触觉语颤（tactile fremitus）是指受检者发音时声带振动所产生的声波沿气管、支气管及肺泡传导到胸壁时，引起胸壁相应振动，从而被检查者用手触及，也称语音震颤（vocal fremitus），简称语颤。

1. 检查方法 检查者将双手掌或手掌尺侧缘轻轻放在胸壁上，平贴于患者胸壁两侧对称部位，让患者用同等低音调拉长说"一"字音或重复"一、二、三"，自上而下、从内到外，再到背部，比较两侧对称部位的语颤是否相同。

2. 临床意义 触觉语颤增强常见于：①肺实变：声波传导增强，如大叶性肺炎实变期、肺梗死、肺结核等。②肺空洞：声波在较浅而大的空洞内产生共鸣而导致声波的振幅增大，且空洞周围肺组织多有炎性浸润而实变，有利于声波传导，可导致语音震颤增强，见于肺结核、肺脓肿、肺肿瘤所致的空洞。③压迫性肺不张：肺不张时肺泡内含气量减少，导致肺组织密度增加，而传导声波能力增强，如胸腔积液上方受压而萎陷的肺组织。

触觉语颤减弱或消失主要见于：①支气管阻塞：如阻塞性肺不张、气管内分泌物增多。②肺泡内含气量增多：如肺气肿及支气管哮喘发作时。③胸腔病变：如胸腔积液、气胸、胸膜增厚及粘连。④胸壁病变：胸壁高度水肿、胸壁皮下气肿。

（三）胸膜摩擦感

胸膜有急性炎症时两层胸膜因有纤维蛋白沉着而变得粗糙，呼吸时壁层和脏层胸膜相互摩擦而由检查者双手感触到的摩擦感称为胸膜摩擦感（pleural friction fremitus）。检查方法为检查者用手掌轻贴胸部腋中线第 5 ~ 7 肋间隙处，令患者反复做深呼吸，此时若有皮革相互摩擦的感觉，即为胸膜摩擦感。胸膜摩擦感与胸膜摩擦音的临床意义相同，多见于性胸膜炎阶段，呼气相、吸气相通常都可触及，但吸气末呼气初更明显。

三、叩诊

肺部叩诊采用间接叩诊法或者直接叩诊法，间接叩诊法应用最普遍。被检查者通常取坐位或仰卧位，放松肌肉，均匀呼吸。

（一）胸部比较叩诊

1. 叩诊要求　遵循从上到下、从外到内、从前胸、侧胸到背部的顺序叩诊，两侧对称部位要对比叩诊。先检查前胸部，自锁骨上窝开始，然后从第 1 肋间隙逐一向下叩诊；检查腋部时让患者将上臂置于头顶，从腋窝开始向下叩至肋缘；检查背部时让患者头低垂，上身略向前倾，双手交叉抱肘，尽可能使肩胛骨移向外侧方。自上而下，沿肋间隙逐一向下叩诊。叩诊力量要轻重适宜，如欲发现范围较小、位置较浅表的病变，可用轻叩法；反之，可用重叩法。板指应平贴在肋间隙，并与肋骨平行；叩诊肩胛间区时板指可与脊柱平行。当患者不能取坐位时，先仰卧位检查前胸，然后侧卧检查侧胸及背部。做左右、上下、内外对比，并注意叩诊音的变化。

2. 肺部正常叩诊音　胸部叩诊音根据其强度、音调、时限和性质分为清音、过清音、鼓音、浊音和实音。胸壁厚薄、肺组织含气量、肺泡张力等均可影响叩诊音。正常肺部含有适量空气，肺泡壁又有一定弹性，叩诊呈清音，但可有生理性变异。胸壁较厚者如胸肌发达、肥胖、乳房部位，叩诊音稍浊。肺上叶体积较下叶小，含气量少，且胸上部的肌肉较厚，故胸上部的叩诊音较下部相对稍浊。右肺上叶较左肺上叶小，右肺尖位置又较低，惯用右手者前胸右上方肌肉较左侧更厚，故右肺上部叩诊音较左肺上部稍浊。背部的肌肉、骨骼（如肩胛骨）层次较多、较厚，故背部的叩诊音较前胸稍浊。

老年患者肺泡含气量增多，叩诊可呈过清音。在肺与肝或心交界的重叠区域，叩诊为浊音，又称肝脏或心脏的相对浊音区。未被肺遮盖的心脏或肝脏叩诊为实音，又称心脏或肝脏的绝对浊音区。前胸左下方为胃泡区，叩诊呈鼓音，其上界为左肺下缘，右界为肝脏，左界为脾脏，下界为肋弓。该鼓音区的大小随胃内含气量的多少而变化。背部从肩胛上区到第 9 ~ 11 肋下缘，除脊柱部位外，叩诊都呈清音。

3. 胸部异常叩诊音 正常肺部清音区如出现清音以外的其他叩诊音如浊音、实音等，称为异常叩诊音或者病理性叩诊音。叩诊音改变与病变性质、病灶范围、深度等有关。

（二）肺部定界叩诊

1. 肺上界 肺上界又称克勒尼希（Krönig）峡，由于叩诊敏感性较差，临床已不常用。自斜方肌前缘中央部开始叩诊为清音，逐渐叩向外侧，当由清音变为浊音时，即为肺上界的外侧点。然后再由上述中央部叩向内侧，至清音变为浊音时，即为肺上界的内侧点。该清音带的宽度即为肺尖的宽度，正常为 4 ~ 6cm。肺上界变狭或叩诊浊音，见于肺结核所致的肺尖浸润、纤维性变及萎缩。肺上界变宽，叩诊稍呈过清音，常见于肺气肿。

2. 肺下界 两侧肺下界基本相同。沿肋间隙自上而下进行肺部叩诊，由浊音变为实音即为肺下界。以胸部右锁骨中线上叩诊为例，自上（通常是第 4 肋间隙）而下轻叩时，先为清音（第 4 肋间隙），然后是浊音（常在第 5 肋间隙），最后是实音（常在第 6 肋间隙），浊音与实音的交界处（一般在第 6 肋骨）即为肺下界。按上述方法，也可在腋中线、胛线上分别叩出肺下界。平静呼吸时，右肺下界在右侧锁骨中线、腋中线、肩胛线分别为第 6、第 8、第 10 肋间隙。左肺下界除在左锁骨中线上变动较大（因有胃泡鼓音区）外，其余与右侧大致相同。

矮胖体型或妊娠时肺下界可上移 1 肋，消瘦体型者肺下界可下移 1 肋，卧位时肺下界可比直立时升高 1 肋。病理情况下，肺下界下移见于肺气肿、内脏下垂；肺下界上移见于阻塞性肺不张、肺萎缩、胸膜增厚或粘连，以及腹压增高所致的膈肌上抬（如腹水、腹腔肿瘤、鼓肠、肝脾大、膈肌麻痹）。

（三）肺下界移动度

肺下界移动度相当于呼吸时膈肌的移动范围，可在锁骨中线、腋中线及肩胛线上按下述方法测得肺下界。叩诊方法：先嘱患者平静呼吸，叩出肺下界，再嘱患者深吸气后屏住呼吸，沿肺下界继续向下叩诊，当浊音变为实音时即为肺下界最低点，用笔标记；再嘱患者深呼气后屏住呼吸，叩出肺下界，用笔标记，为肺下界在该线上的最高点。两个标记之间的距离即为肺下界移动度。

正常人两侧肺下界移动度为 6 ~ 8cm。当胸腔大量积液、积气或广泛胸膜增厚、粘连时，肺下界移动度难以叩出。膈神经麻痹时肺下界移动度消失。肺下界移动度减小见于阻塞性肺气肿、肺不张、肺纤维化、胸膜粘连、肺炎等。

四、听诊

（一）肺部听诊方法

肺部听诊对支气管哮喘等疾病诊断具有无可替代的作用，是肺部检查的重点和难点。被检查者取坐位或卧位，肺部听诊顺序一般由肺尖开始，自上而下，由前胸到侧胸和背部。听诊时要上下对比、左右对称部位对比、前胸部和背部对比，每个部位至少听诊一个呼吸周期。听诊需保持环境安静，患者充分暴露胸部，听诊器体件贴紧胸背部皮肤避免体件与衣物摩擦产生干扰音。嘱被检查者微张口做均匀呼吸，必要时可做较深的呼吸或咳嗽几声后立即听诊，以便比较呼吸音和附加音的变化。

（二）正常呼吸音

1. 支气管呼吸音（bronchial breath sounds） 支气管呼吸音是吸入或呼出的气流在声门及气管、支气管内形成湍流和摩擦所产生的声音。支气管呼吸音颇似将舌抬高后张口呼气时所发出的"哈"音。支气管呼吸音音响强、音调高，因为吸气为主动运动，声门较宽而使气体流速较快，故占时短；呼气为被动运动，声门较窄而使气体流速较慢，故占时长，因而吸气相短于呼气相，吸气末与呼气初有短暂间隙。

正常人在喉部、胸骨上窝、背部第 6 颈椎至第 2 胸椎附近可听到支气管呼吸音，越靠近气管的区域音响越强。如在肺部其他部位听到支气管呼吸音，则为病理现象，称为管性呼吸音。

2. 肺泡呼吸音（vesicular breath sounds） 肺泡呼吸音是空气在细支气管和肺泡进出所产生的声学现象，吸气时气流由气管经支气管进入肺泡，冲击肺泡壁，肺泡壁由弛缓变为紧张；呼气时肺泡壁则由紧张变为迟缓。一般认为，肺泡壁的弹性变化和气流的振动是肺泡呼吸音的产生机制。肺泡呼吸音的声音很像上齿咬下唇吸气时发出的"夫"音，声音柔和而有吹风性质。肺泡呼吸音的吸气音较呼气音强，且音调更高、时限更长，因吸气为主动运动，吸入气流较大、速度较快，肺泡维持紧张的时间较长；相反，肺泡呼吸音的呼气音较弱，且音调较低、时限较短，因呼气为被动运动，呼出气流较小、速度较慢且逐渐减慢，在呼气末因气流太小、声音太弱而听不到，故听诊时呼气音在呼气终止前即消失。

肺泡呼吸音强弱与年龄、性别、胸壁厚薄、肺组织弹性等因素有关。呼吸运动愈深、愈快，呼吸音愈强。年龄愈小、胸壁愈薄、肺组织弹性愈好，则呼吸音愈清晰。老年人肺泡弹性差，故呼吸音较弱且呼气时间较长。男性因呼吸运动的力量较强且胸壁皮下脂肪较少，故肺泡呼吸音较女性强。消瘦者较肥胖者强。乳房下部、肩胛下区、腋窝下部因胸壁肌肉较薄且肺组织较多，故肺泡呼吸音较强；相反，肺尖及肺下缘则较弱。

正常人除了支气管呼吸音的部位和支气管肺泡呼吸音的部位外，其余肺部都可听到肺泡呼吸音。

3. 支气管肺泡呼吸音（bronchovesicular breath sounds） 支气管肺泡呼吸音是兼具支气管呼吸音与肺泡呼吸音特征的混合性呼吸音。吸气音和呼气音的强弱、音调、时限大致相等。支气管肺泡呼吸音的吸气音与肺泡呼吸音的吸气音相似，但音调稍高且响亮，其呼气音与支气管呼吸音的呼气音相似，但音调稍低音强较弱。正常人在胸骨角附近即胸骨两侧第1、2肋间隙，肩胛间区第3、4胸椎水平及右肺尖可以听到支气管肺泡呼吸音。

升支为吸气相，降支为呼气相，吸气与呼气之间的空隙为短暂间隙。线条粗细示音响强弱，长短示时间长短，斜线与垂线间的夹角示音调高低，角度小者音调高。

（三）异常呼吸音

异常呼吸音（abnormal breath sound）包括异常肺泡呼吸音、异常支气管呼吸音和异常支气管肺泡呼吸音。异常肺泡呼吸音为肺脏发生病变时所引起的肺泡呼吸音减弱、增强或性质改变；异常支气管呼吸音是在正常肺泡呼吸音分布区域内听到支气管呼吸音即病理性支气管呼吸音，亦称管样呼吸音；在正常肺泡呼吸音分布的区域内听到支气管肺泡呼吸音，称为异常支气管肺泡呼吸音或病理性支气管肺泡呼吸音。

（四）啰音

啰音（crackles，rales）是伴随呼吸音以外的附加音。根据声音产生机制与性质的不同分为干啰音和湿啰音。

1. 湿啰音（crackles，moist rales） 呼吸时气流通过气道内较稀薄的液体（渗出物、黏液、血液）形成水泡并立即破裂时所产生的声音，类似于开水沸腾时所产生的水泡破裂音，故也称水泡音（bubble sound），是一种不连续性呼吸附加音。

（1）特点 ①部位较恒定，性质不易改变。②常有数个水泡音成串或断续发生。③吸气和呼气都可听到，以吸气终末时多而清楚。④大、中、小水泡音可同时存在。⑤咳嗽后湿啰音可减少或消失。

（2）分类

1）按呼吸道口径大小：可分为粗、中、细湿啰音：①粗湿啰音：又称大水泡音，产生于气管、大支气管或空洞内，多出现在吸气早期，见于肺结核空洞、肺水肿、昏迷或濒死的患者，也可见于支气管扩张症。昏迷或濒死的患者因无力将气管内的分泌物咳出，呼吸时可出现粗湿啰音，有时不用听诊器都能听到，称为痰鸣音。②中湿啰音：又称中水泡音。产生于中等大小的支气管内，多出现于吸气的中期，见于支气管肺炎、支气管炎。③细湿啰音：又称小水泡音，发生在小支气管或肺泡内，多在吸气终末出现，常见于细支气管炎、支气管肺炎、肺结核早期、肺淤血、肺水肿及肺梗死等。Velcro啰音是一种比较特殊的细湿啰音，是肺间质纤维化患者吸气后期出现的细湿啰音，但其音调较一般细湿啰音稍高，似撕开血压计袖带尼龙扣带发出的声音。④捻发音（crepitus）：又称捻发性湿啰音或微小湿啰音，是一种极细而均匀的高音调音响，很像用手在耳边捻搓一束头发所产生的声音。一般认为捻发音是由未展开的或液体稍增多而互相黏合的肺泡在吸气时被气流冲开所产生的细小爆裂音。老年人、深睡或长期卧床者因呼吸较浅、边缘部位肺泡充气不足而萎陷，深吸气时可在肺底听到捻发音，在数次深呼吸或咳嗽后则可消失，一般无特殊临床意义。持续存在的捻发音为病理性的，见于肺炎早期、肺结核早期、肺淤血、间质性肺泡炎。

2）按音响程度：分为响亮性和非响亮性湿啰音。响亮性湿啰音是由于周围有良好的传导介质，如实变，或因空洞共鸣的结果，见于肺炎、肺脓肿或空洞型肺结核。非响亮性湿啰音，声音较低，是由于病变周围有较多的正常肺泡组织，高音调声波被含气肺泡吸收，传导过程中能量衰减，逐渐减弱且距胸壁较远所致。

（3）临床意义 湿啰音是肺与支气管病变的表现。湿啰音在两肺散在性分布，常见于支气管炎、支气管肺炎、血行播散型肺结核、肺水肿；在两肺底分布，多见于肺淤血、肺水肿及支气管肺炎；在一侧或局限性分布，常见于肺炎、肺结核（多在肺上部）、支气管扩张症（多在肺下部）、肺脓肿、肺癌及肺出血等。固定性湿啰音对于支气管扩张症、Velcro啰音对于特发性肺纤维化诊断具有较特异性诊断价值。

2. 干啰音（wheezes，rhonchi） 由于气道狭窄或者阻塞，气流通过时发生湍流，或气流通过有黏稠分泌物的管腔时冲击黏稠分泌物引起的振动所致，是一种连续性呼吸附加音。原因有支气管黏膜水肿、渗出或增厚，支气管平滑肌痉挛，管腔内肿瘤侵入使支气管部分阻塞，支气管外肿瘤或肿大的淋巴结压迫引起管腔狭窄等。

（1）特点 干啰音为持续时间较长且带乐性的呼吸附加音，特征是：①吸气和呼气都可听到，但常在呼气时更加清楚，因为呼气时管腔更加狭窄。②性质多变且部位不定，如咳嗽后可以减少、消失。③音调较高，每个音响持续时间较长。④几种不同性质的干啰音可同时存在。⑤发生于主支气管以上的干啰音，有时不用听诊器都可听到，称为喘鸣（stridor）。

（2）分类

1）鼾音（sonorous rhonchus）：又称低调干啰音，由气流通过有黏稠分泌物的较大支气管或气管时发生的振动和移动所产生，为一种粗糙的、音调较低的、类似熟睡时鼾声的干啰音。

2）哨笛音（sibilant rhonchi）：又称高调干啰音，为气流通过狭窄或痉挛的小支气管时发生的一种高音调的干啰音，似发咝咝声，有的似吹口哨或吹笛声，称为哨笛音或飞箭音。

3）哮鸣音（wheezing rale）：是一种高调的干啰音，呼气时伴有口哨样声响，常被描述为乐音样、咝咝音、飞箭音、鸟鸣音等，多发生在支气管、细支气管狭窄和痉挛时，常见于支气管哮喘、心源性哮喘、喘息型慢性支气管炎、支气管肺炎等。

（3）临床意义　干啰音是支气管存在病变的表现。如两肺都出现干啰音，见于急性或慢性支气管炎、支气管哮喘、支气管肺炎、心源性哮喘等。局限性干啰音是由局部支气管狭窄所致，常见于支气管局部黏膜结核、肿瘤、异物或黏稠分泌物附着。局部而持久的干啰音见于肺癌早期或支气管黏膜结核。

（五）听觉语音

听觉语音的检查方法与触觉语颤的检查方法相同，当被检查者按平时说话的音调数"一、二、三"时，在胸壁上可用听诊器听到柔和而模糊的声音，即听觉语音（vocal resonance）。听觉语音的发生机制及临床意义与触觉语颤相同，但更敏感。被检查者声带振动产生的声波经过气管、支气管、肺组织、胸膜及胸壁而传出，用听诊器便可听到。正常时在气管、大支气管附近（如胸骨柄和肩胛间区）听觉语音较强且清楚，右胸上部较左胸上部强，其他部位则较弱且字音含糊，肺底最弱。

听觉语音减弱见于过度衰弱、支气管阻塞、肺气肿、胸腔积液、气胸、胸膜增厚或水肿。听觉语音增强见于肺实变、肺空洞及压迫性肺不张，常可见支气管语音、耳语音、胸语音、羊鸣音等。

1. 支气管语音（bronchophony）　听觉语音增强、响亮且字音清楚，称为支气管语音，见于肺组织实变。此时常伴触觉语颤增强、病理性支气管呼吸音等肺实变体征，但以支气管语音出现最早。支气管语音增强且字音清晰者为胸语音（whispered pectoriloquy），是大范围肺实变的征象。

2. 耳语音（whispered）　令被检查者用耳语声调发"一、二、三"音，将听诊器放在胸壁上听取，正常能听到肺泡呼吸音的部位只能听到极微弱的声音，但肺实变时可清楚听到增强的声音，此即耳语音。耳语音增强见于肺实变、肺空洞及压迫性肺不张。

（六）胸膜摩擦音

胸膜腔由于纤维蛋白渗出导致胸膜表面粗糙，呼吸时脏、壁两层胸膜相互摩擦产生振动，触诊时有胸膜摩擦感，听诊时有胸膜摩擦音（pleural friction rub），以胸膜摩擦音更易被发现。胸膜摩擦音听诊颇似以手掩耳，用指腹摩擦掩耳的手背时听到的声音。胸膜摩擦音在吸气和呼气时皆可听到，一般以吸气末或呼气开始时较为明显。屏住呼吸时胸膜摩擦音消失，可借此与心包摩擦音相区别。深呼吸或在听诊器体件上加压时胸膜摩擦音常更清楚。胸膜摩擦音可在短期内消失或重新出现，亦可持续存在数日或更久。胸膜摩擦音可发生于胸膜的任何部位，但最常见于胸廓下侧腋中线处。

胸膜摩擦音见于：①胸膜炎：结核性胸膜炎、化脓性胸膜炎，其他原因引起的胸膜炎，如尿毒症性胸膜炎。②原发性或继发性胸膜肿瘤。③肺部病变累及胸膜，如肺炎、肺梗死等。④胸膜高度干燥，如严重脱水。

（七）胸腔振水音

气胸患者在出现液气胸时，摇晃胸部在患侧可听诊到振水音。另左侧创伤性膈疝时（包括自发性膈肌断裂所产生的膈疝）嵌顿性食道裂孔疝大部分胃疝入胸腔，存在不同程度的嵌顿及胃肠麻痹（对于未嵌顿的食道裂孔疝可以饮水后查振水音）数小时后胸腔胃出现潴留，可以在左下胸部听到振水音。

第七节 心脏检查

一、心脏视诊

（一）心前区隆起

心前区隆起是指胸骨下段与胸骨左缘第 3 ~ 5 肋骨及肋间隙局部隆起，主要见于：①儿童器质性心脏病：如先天性心脏病（法洛四联症、肺动脉瓣狭窄等）、风湿性心瓣膜病、伴大量渗液的心包炎及心肌炎后心肌病等器质性心脏病。②成人见于大量心包积液。

（二）心尖搏动

1. 正常心尖搏动 一般位于第 5 肋间隙左锁骨中线内侧 0.5 ~ 1.0cm 处，搏动范围的直径为 2.0 ~ 2.5cm。

2. 心尖搏动的位置改变

（1）生理因素 体型：矮胖体型、小儿及妊娠，心脏常呈横位；瘦长体型者，心脏呈垂直位。呼吸：深吸气时膈肌下移，心尖搏动可至第 6 肋间；深呼气时膈肌上移，心尖搏动可向上移。体位：卧位时膈肌位置较坐位时稍高，心脏呈横位，心尖搏动上移；左侧卧位时，心尖搏动可向左移 2 ~ 3cm；右侧卧位时，可向右移 1.0 ~ 2.5cm；相反，侧卧位时心尖搏动无变动，提示可能为心包纵隔胸膜粘连。

（2）病理因素　心脏疾病：①左心室增大时，心尖搏动向左下移位。②右心室增大时，左室被推向左，心尖搏动向左移位，甚至可稍向上。③全心增大时，心尖搏动向左下移位。④先天性右位心时，心尖搏动位于胸部右侧与正常心尖搏动相对应部位。胸部疾病：①一侧肺不张、粘连性胸膜炎时，心尖搏动移向患侧。②一侧胸腔积液、气胸时，心尖搏动移向健侧。③胸廓或脊柱畸形时可影响心尖搏动的位置。腹部疾病：大量腹水、肠胀气、腹腔巨大肿瘤等，使腹压增加而导致膈肌上升，心尖搏动位置向上、外移位。

3. 心尖搏动强度及范围的改变

（1）生理性　胸壁厚或肋间隙窄者，心尖搏动弱且范围小；胸壁薄、儿童、肋间隙宽者，心尖搏动强且范围大。剧烈运动、精神紧张或情绪激动时，心脏活动加强，心尖搏动亦增强。

（2）病理性　心脏疾病：①左心室肥大时，心尖搏动范围较大，并可在触诊时触及心尖强有力的外向运动，使指端抬起片刻，称为抬举性心尖搏动；左心室容量增加（如主动脉瓣反流、室间隔缺损）及胸壁薄或心搏量增加的正常人均可出现心尖搏动增强。②心肌病变（急性心肌梗死、扩张型心肌病、心肌炎等）时，心肌收缩乏力，心尖搏动减弱。伴有明显的心腔扩大时，除心尖搏动减弱外，常伴心尖搏动范围明显增大，称为心尖搏动弥散；大量心包积液时，心尖搏动减弱。胸部和其他系统疾病：①左侧气胸或胸腔积液、肺气肿等情况下，心尖搏动减弱甚或消失。②甲状腺功能亢进症、重症贫血及发热等疾病，心尖搏动增强。③负性心尖搏动：正常情况下，心脏收缩时心尖搏动向外凸起。如心脏收缩时心尖搏动反而内陷者，称为负性心尖搏动（inward apex impulse），见于缩窄性心包炎、粘连性心包炎心包与周围组织有广泛粘连时，亦可见于右心室显著肥大者。

（三）心前区其他搏动

1. 胸骨左缘第 2 肋间搏动　轻度收缩期搏动可见于正常青年人；明显收缩期搏动可见于肺动脉扩张或肺动脉高压。

2. 胸骨右缘第 2 肋间及胸骨上窝搏动　胸骨右缘第 2 肋间及胸骨上窝搏动可见于主动脉弓动脉瘤或升主动脉瘤。

3. 胸骨左缘第 3、4 肋间搏动　胸骨左缘第 3、4 肋间搏动见于右心室肥大或瘦弱者。

4. 剑突下搏动　①右心室明显肥大时，由于心脏的顺钟向转位，左心室向后移位，扩张的右心室占据了心尖部位，当存在严重的三尖瓣反流时，在收缩期时血液反流至位于胸骨下端附近扩张的右心房，导致了一种特征性的搏动——在收缩期心尖部向内运动（负性心尖搏动）而胸骨体下端左右两侧向外运动。②腹主动脉搏动（正常的腹主动脉或腹主动脉瘤）。

二、心脏触诊

触诊心尖搏动时可先以全手掌感受心尖搏动，然后食指和中指并拢，用指腹确定心尖搏动的准确位置、范围、强度。触诊震颤及心包摩擦感，多用右手掌小鱼际。

（一）心尖搏动与心前区搏动

触诊可进一步证实视诊所见的心尖搏动及其他心前区搏动，并能确定其位置、范围、强度，抬举样搏动是心室肥大的特征。对于心脏搏动的节律、频率也可以通过触诊了解。心尖搏动冲击手掌或指尖，标志着心室（脏）收缩期的开始，有助于确定第一心音，从而判断震颤及杂音出现的时期。

对于视诊发现的剑突下搏动，可以通过触诊来鉴别是右心室搏动还是腹主动脉搏动。具体方法是：检查者将手指平放在剑突下，指尖指向剑突，向后上方加压，如搏动冲击指尖，且深吸气增强，则为右心室搏动，如搏动冲击指腹，深吸气时减弱，则为腹主动脉搏动或提示为主动脉瘤。

（二）震颤

震颤（thrill）是心脏搏动时手触及的一种微细的震动感，类似在猫的颈部或前胸部所触及的震动感，故又称为"猫喘"，是器质性心血管疾病的特征性体征。

震颤的发生机制与杂音相同，是血流经过口径狭窄的部位或循异常通道流动产生旋涡，使瓣膜、心室壁或血管壁产生振动，传至胸壁所致。震颤多见于某些先天性心脏病及心脏瓣膜狭窄，而瓣膜关闭不全时则少见，仅在房室瓣重度关闭不全时可扪及收缩期震颤。

发现震颤后应首先确定部位及来源，其次确定其处于心动周期中的时相（收缩期、舒张期或连续性），最后分析其临床意义。3 种震颤出现的部位和临床意义见下表（表 3-3）。

表 3-3 心脏常见震颤的临床意义

时期	部位	临床意义
收缩期	胸骨右缘第 2 肋间	主动脉瓣狭窄
	胸骨左缘第 2 肋间	肺动脉瓣狭窄
	胸骨左缘第 3、4 肋间	室间隔缺损
	心尖部	重度二尖瓣关闭不全
舒张期	心尖部	二尖瓣狭窄
连续性	胸骨左缘第 2 肋间及其附近	动脉导管未闭

（三）心包摩擦感

正常心包腔内有少量液体，起润滑心包膜的作用。急性心包炎时，渗出的纤维蛋白沉着在心包脏层与壁层表面上，心脏搏动时两层粗糙的心包膜相互摩擦产生振动，传至胸壁而被感知，称为心包摩擦感（palpable pericardial rub）。通常在胸骨左缘第 4 肋间最易触及，在收缩期明显，当心包腔内有较多渗出液时，则心包摩擦感消失。

三、心脏叩诊

（一）叩诊方法

检查时，检查者用间接叩诊法，用力要均匀，使用轻叩法叩诊，并根据被检查者的胖瘦程度适当调整力度，过强过轻的力度均不能正确地叩出心脏的大小。如被检查者取仰卧位时，检查者立于患者右侧，左手板指与肋间隙平行（与心缘垂直）并紧贴胸壁（其余手指则离开胸壁）；被检查者取坐位时，宜保持上半身直立姿势，检查者面对患者，板指与肋间隙垂直（与心缘平行）。

（二）叩诊顺序

叩诊顺序是先叩左界，后叩右界；由下而上，由外向内。叩诊心脏左界，从心尖搏动外 2 ～ 3cm 处沿肋间由外向内进行叩诊；如心尖搏动不明显，则自第 6 肋间隙左锁骨中线外的清音区开始。叩诊音由清音变为浊音时翻转板指，在板指中点相应的胸壁处用笔标记。然后由下而上、逐一按肋间隙叩诊，至第 2 肋间隙为止，分别标记。叩诊心脏右界，先沿右侧锁骨中线自上而下叩诊，当清音变为浊音时确定肝脏上界。自肝上界的上一肋间隙（一般为第 4 肋间隙）开始，由外向内轻叩，直到由清音转为浊音或达到胸骨右缘为止，如此逐一按肋间隙叩诊至第 2 肋间隙，分别标记。测量并记录左锁骨中线距前正中线间的垂直距离及左右相对浊音界各标记点距前正中线的垂直距离。

（三）正常心脏浊音界

正常成人的心脏浊音界左界在第 2 肋间隙几乎与胸骨左缘相合，其下方则逐渐左移并继续向左下形成向外凸起的弧形。其右界几乎与胸骨右缘相合，但在第 4 肋间隙可位于胸骨右缘稍外方。正常成人心脏左、右相对浊音界与前正中线的距离见下表（表 3–4）。

表3-4 正常心脏相对浊音界

右界（cm）	肋间隙	左界（cm）
2 ~ 3	Ⅱ	2 ~ 3
2 ~ 3	Ⅲ	3.5 ~ 4.5
3 ~ 4	Ⅳ	5 ~ 6
	Ⅴ	7 ~ 9

注：左锁骨中线至前正中线的距离为8 ~ 10cm

（四）心浊音界各部的组成

心脏左界于第2肋间隙处相当于肺动脉段，第3肋间为左心耳，向下至第4、5肋间则为左心室。心脏右界第2肋间隙相当于上腔静脉和升主动脉，第3肋间隙以下相当于右心房，心脏下界除心尖部分为左心室外，均由右心室构成。心脏上界相当于第3肋骨前端下缘的水平。第2肋间隙水平以上的胸骨部分的浊音区，一般称为心底（上）部浊音区，相当于大血管在胸壁上的投影区，其左界的主动脉结由主动脉弓构成。显著向外隆凸的左心室段与半球形突出的主动脉结之间的肺动脉段及左心耳部相对较凹陷，称为心腰部。

（五）心脏浊音界的改变及其临床意义

1. 心脏本身病变

（1）左心室增大 心脏浊音界向左下扩大，心腰部相对内陷，由正常的钝角变为近似直角，使心脏浊音区呈靴形，称为靴形心（boot shaped heart），又称为主动脉型心脏（图3-11），常见于主动脉瓣关闭不全、高血压性心脏病等。

（2）右心室增大 轻度右心室增大仅使心脏绝对浊音界扩大，相对浊音界增大不明显。显著右心室增大时，相对浊音界同时向左、右两侧扩大，但因心脏同时沿长轴顺钟向转位，故向左（而不是向左下）增大较为显著，常见于肺心病。

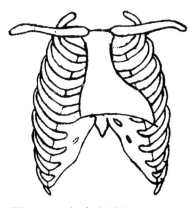

图3-11 主动脉瓣关闭不全的
心脏浊音界（靴形心）

（3）左、右心室增大 心界向两侧扩大，且左界向左下增大，呈普大型，见于全心功能不全，如扩张型心肌病、缺血性心肌病、弥漫性心肌炎等全心扩大时。

（4）左心房增大 左心房显著增大时，胸骨左缘第3肋间心浊音界向外扩大，使心腰部消失甚或膨出。二尖瓣狭窄时，左心房及肺动脉均扩大，使心腰部饱满或膨出，心脏浊音区外形呈梨形（图3-12），称为梨形心（pear shaped heart），故亦称为二尖瓣型心脏。

（5）心包积液　心包积液达一定量时，心浊音界向两侧扩大，其相对浊音区与绝对浊音区几乎相同，且随体位改变而改变。坐位时心脏浊音界呈三角烧瓶形（flask shape），卧位时心底部浊音界增宽，心尖部浊音区变小，此心包积液的特征性体征，是鉴别心包积液还是全心扩大的要点之一。

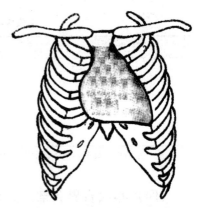

图3-12　二尖瓣狭窄的心浊音界（梨形心）

（6）升主动脉瘤或主动脉扩张　表现为第1、2肋间隙的浊音区增宽，常伴收缩期搏动。

2. 心外因素

（1）胸腔因素　心脏的邻近组织对心脏浊音界亦有明显影响。例如，心脏附近存在可产生浊音的病变如肺实变、肺肿瘤、纵隔淋巴结肿大胸腔积液等时，心脏浊音区与胸部病变浊音区连在一起，则真正的心脏浊音区亦无法叩出；并且大量胸腔积液、积气时，除患侧心脏浊音界则叩不清外，心浊音界向健侧移位；胸膜增厚粘连和阻塞性肺不张则使心界移向患侧。胸壁较厚或肺气肿时，可使心脏浊音界变小或叩不清。

（2）腹腔因素　腹腔大量积液或巨大肿瘤、妊娠后期等均可使膈肌上抬，心脏呈横位，致心界向左扩大。

四、心脏听诊

（一）心脏瓣膜听诊区

心脏各瓣膜开放与关闭时所产生的声音沿血流方向传到胸壁最易听清的部位，称为心脏瓣膜听诊区（cardiac auscultation area）。各瓣膜听诊区与瓣膜口在胸壁上投影的位置并不一致。通常有5个听诊区（图3-13），分别为：①二尖瓣区（mitral valve area）：位于心尖搏动最强处，又称心尖区。②主动脉瓣区（aortic valve area）：位于胸骨右缘第2肋间隙。③主动脉瓣第二听诊区（the second aortic valve area）：位于胸骨左缘第3、

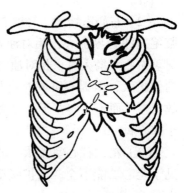

图3-13　心脏瓣膜的体表投影和听诊区

4 肋间隙。④肺动脉瓣区（pulmonary valve area）：在胸骨左缘第 2 肋间隙。⑤三尖瓣区（tricuspid valve area）：在胸骨体下端近剑突偏右或偏左处。

（二）听诊顺序

通常从心尖区开始，逆时针方向依次听诊，可按二尖瓣区→肺动脉瓣区→主动脉瓣区→主动脉瓣第二听诊区→三尖瓣区的顺序依次听诊。

（三）听诊内容

1. 心率

（1）正常心率　每分钟心搏次数称为心率（heart rate）。正常成人心率为 60 ~ 100 次/分，女性稍快，老年人偏慢，3 岁以下小儿常在 100 次/分以上。

（2）心率异常

1）心动过速：成人窦性心律频率超过 100 次/分，或婴幼儿超过 150 次/分，称为窦性心动过速。生理情况下可见于体力劳动、运动、兴奋或情绪激动时及进食后；病理情况下，常见于发热、贫血、甲状腺功能亢进症、休克、心肌炎、心功能不全和使用肾上腺素、阿托品等药物后。

2）心动过缓：成人心率低于 60 次/分（一般不低于 40 次/分），称为心动过缓，可见于长期从事重体力劳动的健康人和久经锻炼的运动员；病理情况下，可见于迷走神经张力过高、颅内高压、阻塞性黄疸、甲状腺功能减退症、病态窦房结综合征、二度或三度房室传导阻滞、高血钾及服用某些药物（如强心苷、奎尼丁或 β 受体阻滞剂等）。

2. 心律

（1）正常心律　心脏搏动的节律，称为心律（cardiac rhythm）。正常人心律基本规则。心率稍慢者及儿童的心律稍有不齐。呼吸亦可影响心律，表现为吸气时心率增快，呼气时心率减慢，深呼吸时更明显，屏住呼吸时心律变为整齐，称为窦性心律不齐（sinus arrhythmia）常见于健康青年及儿童，一般无临床意义。

（2）心律异常

1）期前收缩（premature contraction）：在原来整齐的心律中突然提前出现一个心脏搏动，继而有一较长的间歇，称为期前收缩或过早搏动（premature beat）。听诊时发现此提早出现的搏动的第一心音（S₁）明显增强、第二心音（S₂）大多减弱。每分钟期前收缩小于 6 次者为偶发，等于或多于 6 次者为频发。在一段时间内，如每个正常心搏后都有一个过早搏动，称为二联律（bigeminal beats）；如每两个正常心搏后有一个过早搏动，或一个正常心搏后有一成对期前收缩，均称为三联律（trigminal beats）。期前收缩按其来源可分为房性、交界性和室性 3 种，在心电图上容易辨认，但听诊时难以区别。期前收缩可见于以下几种情况：①正常人情绪激动、过劳、酗酒、饮浓茶过多或大量吸烟等情况下。②各种器质性心脏病或直接刺激心脏（如心脏手术、心导管检查等）。③奎尼丁及强心苷等药物的毒性作用。④电解质紊乱（尤其是低血钾）。⑤自主神经功能失调。

2）心房颤动（atrial fibrillation）：心房颤动时心房肌失去正常有节律而有力的收缩，代之以极为迅速、微弱而不规则的颤动。大部分心房下传的激动在房室结内受到干扰而不能传至心室，少部分激动毫无规律地下传至心室，因而使心室收缩极不规则；每一心搏心室舒张期长短不一，使心室充盈量多少不等，从而心音强弱不等；有些弱的搏动心输出量显著下降，造成心脏搏动不能传至周围血管或搏动过弱而不能触及。同时数心率和脉率时，心率快于脉率，这种脉搏脱漏现象称为脉搏短绌（pulse deficit）。归纳房颤的听诊特点为：①心律绝对不规则。②第一心音强弱不等。③脉搏短绌。心房颤动常见于二尖瓣狭窄、冠心病、甲状腺功能亢进症等，偶可见于无器质性心脏病者，原因不明，称为孤立性房颤（lone atrial fibrillation）。

3. 心音

（1）正常心音（cardiac sound）　健康人心脏可以听到两个性质不同的声音交替出现，依次命名为第一心音（S_1）、第二心音（S_2），某些健康儿童和青少年在第二心音后有时可以听到一个较弱的第三心音（S_3）。第四心音（S_4）一般听不到，如听到 S_4，多数属病理情况。

1）第一心音：S_1 的主要是由心室收缩开始时二尖瓣、三尖瓣骤然关闭，瓣叶突然紧张引起的振动所致。S_1 出现标志心室收缩期的开始。

2）第二心音：S_2 主要由主动脉瓣和肺动脉瓣突然关闭引起振动所产生。S_2 出现标志着心室舒张期的开始。

心脏听诊最基本的技能是判定第一和第二心音，由此才能进一步确定杂音或额外心音所处的心动周期时相。根据以下几点来区别（表 3-5）。

表 3-5　第一、第二心音的区别

区别	第一心音	第二心音
声音特点	调低、音强、时限较长	调高、音弱、时限较短
最强部位	心尖部	心底部
与心尖搏动及颈动脉搏动的关系	与心尖搏动和颈动脉的向外搏动几乎同时出现	心尖搏动之后出现
与心动周期的关系	S_1 与 S_2 之间的间隔（收缩期）较短	S_2 到下一心动周期 S_1 的间隔（舒张期）较长

3）第三心音：S_3 主要由心室快速充盈期末，室壁和乳头肌突然伸展及充盈血流突然减速引起，发生在心室快速充盈期末，部分儿童和青少年可听到。

4）第四心音：S_4 主要与心房收缩有关（心房音），正常时一般听不到。出现在心室舒张晚期时，多数属病理性

（2）心音的改变及其临床意义　心音的改变包括心音强度的改变（增强或减弱）、性质的改变和心音分裂。

1）心音强度的改变：影响心音强度的主要原因有心室的充盈程度、瓣膜位置、瓣膜的完整性和弹性、心肌收缩力与收缩速率等。

两个心音同时强度改变：

S_1、S_2 同时增强：可见于运动、情绪激动、甲状腺功能亢进症、发热、贫血等使心脏活动增强的因素。胸壁较薄者也可使心音听诊响亮清晰。

S_1、S_2 同时减弱：可见于心肌严重受损（如心肌梗死、严重心肌炎等）和休克等循环衰竭。肥胖、胸壁水肿、肺气肿、左侧胸腔积液、心包积液等因影响心音传导也可使听诊时心音减弱。

第一心音强度改变：

S_1 增强可见于：①左心室舒张期充盈减少：二尖瓣狭窄（瓣膜尚无显著增厚、僵硬或纤维化等改变）时，血流自左心房进入左心室存在障碍，舒张期左心室血液充盈较少，瓣叶的游离缘远离瓣口，心室收缩时二尖瓣要经过较长的距离才合拢，振动幅度增大，使第一心音增强。此时增强的 S_1 高调而清脆，称为拍击性第一心音。另外，心动过速或 PR 间期缩短时也出现心脏舒张期短、心室充盈不足，瓣膜在舒张晚期亦处于低垂状态，也可使 S_1 增强。②心肌收缩力增强：运动、发热、甲状腺功能亢进症时除心率增快外，心脏收缩力亦加强，使 S_1 增强。高血压患者心脏射血需要克服较大的阻力，心肌收缩力增强，故 S_1 亦增强。

S_1 减弱可见于：①左心室舒张期过度充盈：二尖瓣关闭不全、PR 间期延长（一度房室传导阻滞）、主动脉瓣关闭不全等症时，左心室舒张期过度充盈，使二尖瓣漂浮，心室收缩前二尖瓣瓣叶的游离缘已靠近瓣口，关闭时的振动小，S_1 减弱。主动脉瓣狭窄时心室内残留血量增多：二尖瓣位置过高，关闭时的振动小，亦见 S_1 减弱。②瓣膜结构的病理性变化：二尖瓣狭窄当瓣叶存在显著增厚、僵硬或纤维化等改变时，瓣膜活动明显受限，则第一心音反而减弱。③心肌收缩力减弱：心肌炎、心肌病、心肌梗死、心力衰竭时心肌收缩力减弱，可以使 S_1 减弱。

S_1 强弱不等：①心房颤动时，心律完全不规则，每个心动周期中心室舒张期长短不一，心室内的充盈量变化不定，故第一心音的强度经常变化，当两次心搏相距近时舒张期短、心室充盈量小，瓣膜位置低，故 S_1 增强，反之相距远时则减弱。②房室传导阻滞：完全性房室传导阻滞时，因为房室分离，心室内的充盈量亦不恒定，故第一心音的强度经常变化，若某次心室收缩紧接在心房收缩之后发生，心室收缩前房室瓣也处于较大的开放状态，因而产生极响亮的 S_1，称为"大

炮音"（cannon sound）；而在二度Ⅰ型房室传导阻滞（Mobitz Ⅰ型）时，随着 PR 间期的逐渐延长，S_1 逐渐减弱。

第二心音强度改变：

S_2 的强度取决于主动脉和肺动脉内压力及半月瓣的解剖改变。目前多数学者认为，S_2 包括两个主要成分：主动脉瓣关闭在前，形成该音的主动脉瓣成分（A_2）；肺动脉瓣关闭在后，形成该音的肺动脉瓣成分（P_2）。通常 A_2 在主动脉瓣区听诊最清楚，P_2 则在肺动脉瓣区听得最清楚。正常青少年 P_2 较 A_2 强（$P_2 > A_2$）；中年人两者大致相等（$P_2 = A_2$）；老年人则相反（$P_2 < A_2$）。

S_2 增强：① A_2 增强：见于体循环阻力增高、血流量增多时。主动脉内压力高，主动脉瓣关闭有力引起较大的振动，听诊可闻及 A_2 亢进，见于高血压、主动脉粥样硬化等疾病。亢进的 A_2 可以向心尖区或肺动脉瓣区传导。② P_2 增强：见于肺循环阻力增高的疾病，如原发性肺动脉高压症、二尖瓣狭窄、肺气肿、肺纤维化、慢性肺源性心脏病等；亦见于使肺血流量增加的左至右分流的先天性心脏病（如室间隔缺损、动脉导管未闭）。因肺动脉瓣关闭时受到血流冲击较大，右心室流出道血流骤然减速引起瓣叶振动较大而产生。亢进的 P_2 可向主动脉瓣区或胸骨左缘第 3 肋间隙传导。

S_2 减弱：① A_2 减弱：见于体循环阻力或压力降低及主动脉瓣受损，如低血压、主动脉瓣狭窄、主动脉瓣关闭不全。② P_2 减弱：见于肺循环阻力或压力降低及肺动脉瓣受损，如肺动脉瓣狭窄或关闭不全。

2）心音性质改变：心肌有严重病变时，心肌收缩力明显减弱，致使 S_1 减弱而与 S_2 相似，同时因心率加快舒张期明显缩短而与收缩期几乎相等，此时听诊 S_1、S_2 酷似钟摆的"滴答"声，称为钟摆律（pendulum rhythm）。如钟摆律时心率超过 120 次 / 分时，酷似胎儿心音，称为胎心律（fetal rhythm），为心肌严重受损的重要体征，见于大面积急性心肌梗死和重症心肌炎等。

3）心音分裂（splitting of heart sound）：正常情况下，构成 S_1 的两个主要成分（二尖瓣、三尖瓣的关闭）是不同步的，三尖瓣的关闭略迟于二尖瓣 0.02 ~ 0.03 秒；构成 S_2 的两个主要成分（主、肺动脉瓣关闭）也是不同步的，肺动脉瓣的关闭略迟于主动脉瓣 0.03 秒。构成 S_1、S_2 的两个主要成分虽都不同步，但因非常接近，听诊时人耳不能分辨，而各呈单一心音。如左、右两侧心室电活动或机械活动不同步的时距较正常明显加大，组成 S_1、S_2 的两个主要成分间的时距延长，则听诊时出现一个心音分裂成两个声音的现象，称为心音分裂。

4. 额外心音　在第一、第二心音之外听到的附加心音，均称为额外心音（extra cardiac sound）。收缩期的额外心音主要有收缩期喷射音（喀喇音）；舒张期的额外心音主要有奔马律、开瓣音和心包叩击音。

（1）收缩期额外心音

1）收缩早期喷射音（early systolic ejection sound）：又称收缩早期喀喇音

（click），在主、肺动脉扩张或压力升高的情况下，心室收缩早期半月瓣有力地开启后射血，主、肺动脉突然紧张振动；或者存在半月瓣狭窄但活动良好的情况下，瓣膜在开启过程中突然受阻，产生振动，而产生喀喇音。常见于肺动脉高压、原发性肺动脉扩张及轻、中度肺动脉瓣口狭窄及主动脉扩张、高血压、主动脉瓣狭窄、主动脉瓣关闭不全等。

听诊特点：①紧跟在 S_1 后（在 S_1 后 0.05 ~ 0.07 秒处）出现。②高频爆裂样声音，短促、尖锐而清脆。③肺动脉收缩早期喷射音在胸骨左缘 2、3 肋间最响，不向心尖部传导，呼气时增强、吸气时减弱或消失。④主动脉收缩早期喷射音在胸骨右缘 2、3 肋间最响，可传导至心尖部，不受呼吸影响。

2）收缩中晚期喀喇音（mid and late systolic click）：喀喇音出现在第一心音后 0.08 秒以上称为收缩中晚期喀喇音。多数由二尖瓣叶之一（多数为后叶）在收缩中晚期脱入左房引起张帆性振动及比正常长的腱索突然紧张拉紧瓣膜产生振动所致，因而又称腱索拍击音（tendon snap）。

听诊特点：①出现较晚，在第一心音后 0.08 秒以上。②为高频、短促、清脆的爆裂样声音，如关门落锁的 "Ka–Ta" 样声音。③此音常随呼吸与体位的改变而变化，多在心尖部、胸骨下段附近和心前区听到。

收缩中晚期，二尖瓣脱入左心房称为二尖瓣脱垂，此时二尖瓣关闭不全，血液反流入左心房，部分患者可出现收缩晚期杂音。收缩中晚期喀喇音伴有收缩晚期杂音者，称为二尖瓣脱垂综合征（mitral valve prolapse syndrome）。

（2）舒张期额外心音

1）奔马律：系在 S_2 后出现的响亮额外音，当心率快时与原有的 S_1、S_2 组成类似马奔跑时的蹄声，故称为奔马律（gallop rhythm）。按额外心音出现的时间将奔马律分为三种。

舒张早期奔马律（protodiastolic gallop）：是最常见的奔马律。它出现在舒张期的前 1/3 与中 1/3 之间，是由于舒张期心室负荷过重，心室肌张力和室壁顺应性均很差，在心室快速充盈期心房血液快速注入心室，引起的过度充盈的心室壁产生振动所致，故也称室性奔马律。

舒张早期奔马律的听诊特点：①额外心音出现在舒张早期，第二心音之后。②音调较低、强度较弱。③左室舒张早期奔马律在心尖部或其内上方听到，呼气时最响，吸气时减弱。④右室舒张早期奔马律在胸骨左缘第 3、4 肋间或胸骨下端左侧听到，吸气时最响，呼气末减弱。

左室舒张早期奔马律的出现提示左室功能低下、心肌功能严重障碍。舒张期容量负荷过重，常见于：①严重心肌损害时心室壁张力明显减弱，如心肌梗死、心肌炎、冠心病及多种心脏病所致的左心衰竭。②进入心室的血流增多、血流速度增快，见于二尖瓣关闭不全、主动脉瓣关闭不全，或大量左至右分流和高心排血量状况（如心内心外的动静脉沟通、甲状腺功能亢进症、贫血、妊娠等）。右室舒张早期奔马律较少见，常见于右室扩张及右心衰竭，如肺动脉高压、肺动脉瓣狭窄或肺源性心脏病。

舒张晚期奔马律（late diastolic gallop）：出现在收缩期开始之前，故称为收缩期前奔马律或房性奔马律。该额外心音实为加强的 S_4。产生机制为舒张末期心室壁顺应性降低和舒张末压增高时，心房为克服心室的充盈阻力而收缩加强所产生的异常心房音，故又称房性奔马律。

舒张晚期奔马律的听诊特点：①额外心音出现在收缩期开始之前，距第二心音较远，距第一心音近（第一心音之前 0.1 秒左右）。②音调较低、强度弱。③由左心病变引起者，患者左侧卧位心尖部内侧最易听到，呼气末明显。④由右心病变引起的舒张晚期奔马律则在胸骨左下缘处最清楚。该奔马律易与第一心音分裂相混淆。第一心音分裂的两个成分声音性质大致相同，而收缩期前奔马律的额外心音性质较钝，并在心跳加速时较易听见。

舒张晚期奔马律的出现反映心室收缩期后负荷过重，室壁顺应性降低。由左心病变引起的舒张晚期奔马律，多见于高血压性心脏病、肥厚型心肌病、主动脉瓣狭窄等阻力负荷过重引起心室肥厚的心脏病，以及心肌梗死、心肌炎等所致的室壁顺应性降低；由右心病变引起的舒张晚期奔马律则常见于肺动脉瓣狭窄、肺动脉高压、肺心病及高心排血量状态。

2）开瓣音：又称二尖瓣开放拍击音（opening snap），见于二尖瓣狭窄而瓣膜弹性尚好时，左心房压力升高，心室舒张期血液自左心房迅速流入左心室时，弹性尚好的二尖瓣迅速开放后又突然受阻引起瓣叶张帆性振动所致的拍击样声音。它的出现表示狭窄的二尖瓣尚具有一定弹性，可作为二尖瓣分离术适应证的参考条件之一。当瓣膜有严重钙化或纤维化，以及伴有二尖瓣关闭不全时，此音消失。

听诊特点：①出现在 S_2 之后约 0.07 秒。②为音调高、历时短促而响亮、清脆，呈拍击样。③二尖瓣开放拍击音一般在心尖部和胸骨左缘第 3、4 肋间隙或两者之间较易听到，可传导至心底部，呼气时较响。

5. 心脏杂音（cardiac murmur） 心脏杂音是在心音和额外心音以外出现的一种具有不同频率、不同强度、持续时间较长的夹杂声音。心脏杂音可与心音分开或相连续，甚至完全掩盖心音。它对心脏瓣膜病及某些先天性心脏病的诊断有重要意义。

（1）产生机制 正常血流呈层流（laminar flow）状态，中央部分流速最快，越远离中央部分越慢，边缘部分最慢。层流状态下的血流不发出声音。当心脏血管结构异常、血流动力学改变或血黏度变化，使层流变为湍流或旋涡冲击心壁或血管壁等，使之发生振动时即可产生杂音，具体机制如下（图 3-14）。

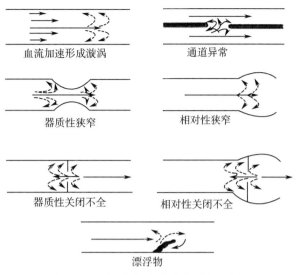

图3-14 心脏杂音产生机制示意图

1）血流加速：当血流加速达到或超过层流变为湍流的速度时，则产生湍流场，使心壁和血管壁产生振动，出现杂音。这种情况见于正常人运动后，以及发热、贫血、甲状腺功能亢进症等，如使血流速度增加到72cm/s以上时，即使没有瓣膜或血管病变也可产生杂音或使原来的杂音增强。

2）瓣膜口、大血管通道狭窄：血流通过狭窄部位产生湍流场而致杂音。器质性狭窄如二尖瓣狭窄、主动脉瓣狭窄、肺动脉瓣狭窄等。相对性狭窄是心室腔或大血管扩大所致的瓣膜口相对性狭窄，而瓣膜本身并无病变。

3）瓣膜关闭不全：血流通过关闭不全的瓣膜而反流，产生湍流场导致杂音。器质性关闭不全如风湿性二尖瓣关闭不全、主动脉瓣关闭不全等。相对性关闭不全时，瓣膜本身并无病变，可见于心室扩大使乳头肌及腱索向两侧推移，如扩张型心肌病；乳头肌缺血使乳头肌、腱索张力不足，在心室最大排血期发生二尖瓣脱垂，如冠心病；大血管扩张使瓣膜肌环扩大，如主动脉硬化、高血压等。

4）异常通道：心脏或大血管间存在异常通道，产生分流形成湍流场而出现杂音，常见于室间隔缺损、动脉导管未闭及动静脉瘘等。

5）心腔内漂浮物：心室内假腱索、乳头肌腱索断裂的残端或心内膜炎时的赘生物在心腔内摆动、漂游，扰乱血液层流，产生湍流场而出现杂音。

6）大血管腔瘤样扩张：血流自正常的血管腔流入扩大的部分时也产生湍流场而出现杂音，如动脉瘤。

（2）心脏杂音的特性 听到杂音时，应根据最响部位、出现时期、性质、强度、传导方向，以及杂音与体位、呼吸、运动的关系等来描述及分析判断杂音的临床意义。

1）最响部位：一般来说，杂音在某瓣膜听诊区最响，则该杂音由该瓣膜的病变产生。例如，杂音在心尖部最响，提示病变在二尖瓣；除瓣膜病以外，心脏其他病变或心脏附近的大血管病变所产生的杂音亦有其特定的听诊部位，室间隔缺损的收缩期杂音在胸骨左缘第 3、4 肋间可被听到；先天性主动脉缩窄的收缩期杂音在背部肩胛区听诊最清楚。

2）出现的时期：根据杂音出现的时期不同，可分为：①收缩期杂音（systolic murmur，SM），出现在 S_1 与 S_2 之间。②舒张期杂音（diastolic murmur，DM），出现在 S_2 与下一心动周期的 S_1 之间。根据杂音在收缩期或舒张期出现的早晚可进一步分为早期、中期、晚期或全期杂音。例如，肺动脉瓣狭窄的收缩期杂音常为收缩中期杂音；二尖瓣关闭不全的收缩期杂音可占整个收缩期，并可遮盖 S_1 甚至 S_2，称为全收缩期杂音（holosystolic murmur）。二尖瓣狭窄的杂音常出现在舒张中晚期；主动脉瓣关闭不全的舒张期杂音则出现在舒张早期，也可为早中期或全期。③连续性杂音（continuous murmur），连续出现在收缩期及舒张期的杂音，并不为 S_2 所打断。连续性杂音是由于不论在收缩期还是舒张期，血液均从一个高压腔通过一个异常通道向低压腔分流或回流产生。动脉导管未闭和动静脉瘘时可出现连续性杂音。④双期杂音（biphase murmur），指收缩期和舒张期均出现杂音，但不连续，如二尖瓣狭窄伴关闭不全。一般认为舒张期杂音及连续性杂音均为病理性，收缩期杂音则有很多是功能性的。

3）杂音的性质：杂音的性质与频率密切相关。不同性质的病变产生振动的频率不同，表现为杂音的音色音调亦不同。如心尖区粗糙的吹风样收缩期杂音，常提示二尖瓣关闭不全；心尖区舒张中晚期隆隆样杂音是二尖瓣狭窄的特征性杂音；主动脉瓣第二听诊区叹气样舒张期杂音，见于主动脉瓣关闭不全；胸骨左缘第 2 肋间及其附近机器声样连续性杂音，见于动脉导管未闭；乐音样杂音听诊时其音色如海鸥鸣或鸽鸣样，多由瓣膜穿孔、乳突肌或腱索断裂所致，见于感染性心内膜炎及梅毒性主动脉瓣关闭不全。

杂音的性质又可分为粗糙、柔和。一般说来，器质性杂音常是粗糙的，而功能性杂音则较为柔和。

4）强度和形态：杂音的强度（响度）与下列因素有关：①狭窄程度：一般而言，狭窄越重杂音越强。但当极度狭窄以致通过的血流极少时，杂音反而减弱或消失。②血流速度：血流速度越快，杂音越强。③狭窄口两侧压力差：压力差越大，杂音越强。如室间隔缺损面积大，左右心室之间压力阶差反而小，则杂音弱甚至无。④心肌收缩力：心肌收缩力可影响血流速度及狭窄口两侧压力差。如风湿性二尖瓣狭窄伴心衰加重时，心肌收缩力减弱、狭窄口两侧压力差减小、血流速度减慢，杂音减弱甚至消失，当心功能改善使两侧压力差增大、血液加快，杂音又增强。⑤心外因素：如胸壁厚薄（肥胖、水肿等）、肺气肿、心包积液等。

收缩期杂音的强度一般采用 Levine 6 级分级法。

1 级：杂音很弱，所占时间很短，初次听诊时往往不易发觉，须仔细听诊才能听到。

2 级：较易听到的弱杂音，初听时即被发觉。

3 级：中等响亮的杂音，不太注意听时也可听到。

4 级：较响亮的杂音，常伴有震颤。

5 级：很响亮的杂音，震耳，但听诊器如离开胸壁则听不到，均伴有震颤。

6 级：极响亮，听诊器稍离胸壁时亦可听到，有强烈的震颤。

杂音强度的记录方法是将所听到的杂音的级别作为分子，6 级为分母，如"2/6 级收缩期杂音""4/6 级收缩期杂音"等。一般而言，3/6 级和以上的收缩期杂音多为器质性的。但应注意，杂音的强度不一定与病变的严重程度成正比。病变较重时，杂音可能较弱；相反，病变较轻时也可能听到较强的杂音。因此，应该结合杂音的部位、性质、粗糙程度、传导远近等，来辨别其为功能性抑或器质性。舒张期杂音绝大多数为器质性。

杂音的形态指在心动周期中杂音强度的变化规律。①递增型杂音：杂音由弱渐强，如二尖瓣狭窄的舒张中晚期杂音。②递减型杂音：杂音由较强逐渐减弱，如主动脉瓣关闭不全的舒张期杂音。③递增 – 递减型杂音（菱形杂音）：杂音由弱渐强，再由强渐弱，如主动脉瓣狭窄的收缩期杂音；动脉导管未闭时的连续性杂音在 S_1 后开始，先弱然后逐渐增强，到 S_2 处达最高峰，以后逐渐减弱直到下一个 S_1 之前，此型实际为占据收缩期和舒张期的大菱形杂音。④一贯型杂音：强度大体保持一致，如二尖瓣关闭不全的收缩期杂音。

5）传导方向：由于杂音来源不同，听诊最强部位和传导方向均有所不同。杂音的传导方向则有助于判断杂音来源及病理性质。

杂音的传导方向主要由血流方向决定。主动脉瓣狭窄的收缩期杂音以主动脉瓣区最响，并随血流方向向上传至右侧胸骨上窝及颈部；二尖瓣关闭不全时收缩期血流从左心室向左心房反流，杂音在心尖部最响，并向左腋下及左肩胛下角处传导；主动脉瓣关闭不全的舒张期杂音在主动脉瓣第二听诊区最响，并沿胸骨左缘向胸骨下端或心尖部传导；肺动脉瓣关闭不全的舒张期杂音在肺动脉瓣区最响，向下传导的距离较短，仅可传导至胸骨左缘第 3 肋间，但如右心室显著扩大时亦可传导至心尖部。

部分杂音传导较局限。二尖瓣狭窄时血流由左心房流向左心室时受阻，产生的舒张期杂音常局限于心尖部；由于进入肺循环的血流速度较慢，所以肺动脉瓣狭窄的收缩期杂音传导范围局限，不能传导到颈部，常局限于胸骨左缘第 2 肋间；室间隔缺损的收缩期杂音常局限于胸骨左缘第 3、4 肋间；三尖瓣发出的杂音常局限于胸骨体下端近剑突稍偏右或稍偏左处。当右心室明显扩大而显著顺钟向转位时，三尖瓣关闭不全的杂音可在心尖区听到，但不会向左腋下或左肩胛下角处传导。

6）与体位、呼吸、运动的关系：左侧卧位可使二尖瓣狭窄的舒张中晚期隆隆样杂音更明显；上半身前倾坐位，特别是深呼气末屏住呼吸可使主动脉瓣关闭不全的舒张期叹气样杂音更易于听到；仰卧位则使肺动脉瓣、二尖瓣、三尖瓣关闭不全杂音更明显。运动后心率加快，增加循环血流量及流速，在一定范围内可使器质性杂音增强。例如，运动可使二尖瓣狭窄的舒张中晚期杂音增强。

（3）杂音的临床意义　杂音对判断心血管疾病有重要的意义，但不能单凭有无杂音来判定有无心脏病。在分析杂音的临床意义时，必须要注意区分器质性杂音、相对性杂音和功能性杂音。由于病变部位的器质性损害产生的杂音称为器质性杂音。功能性杂音是指产生杂音的部位没有器质性病变，包括生理性杂音。健康人在某些条件下（如运动、发热、妊娠等）出现的杂音，比如肺动脉喷射性杂音、振动性杂音、锁骨上部动脉杂音和连续柔和的颈静脉营营声等，称之为功能性杂音。相对性杂音是指瓣膜本身无器质性的病变，而是由于心室腔、瓣环的扩大引起的相对性关闭不全，或者由于主、肺动脉根部扩大引起瓣膜口相对性狭窄产生的杂音。相对性杂音具有一定的临床意义。功能性杂音与器质性杂音的鉴别要点见下表（表3-6）。

表3-6　器质性与功能性收缩期杂音的鉴别

	器质性	功能性
年龄	不定	儿童青少年多见
部位	任何瓣膜听诊区	肺动脉瓣区和（或）心尖部
持续时间	长，常占全收缩期，可遮盖 S_1	短，不遮盖 S_1
性质	多种性质，粗糙	吹风样，柔和
传导	较广而远	比较局限，传导不远
强度	常在 3/6 级或以上	一般在 2/6 级或以下
震颤	3/6 级以上者常伴有	无
心脏大小	可有心房和（或）心室增大	正常

1）收缩期杂音

二尖瓣区：心尖部收缩期杂音可由器质性或相对性二尖瓣关闭不全引起，亦可能是生理的。①器质性：见于风湿性心瓣膜病、二尖瓣脱垂、冠心病乳头肌功能不全等。杂音为吹风样、较粗糙，响亮、高调，多在 3/6 级以上，往往占全收缩期，可掩盖 S_1，向左腋下传导，吸气时减弱、呼气时增强，左侧卧位时更清楚。②相对性：见于左心室扩张引起的二尖瓣相对关闭不全，如高血压心脏病、风湿热、扩张型心肌病及贫血性心脏病等。杂音为 3/6 级以下柔和的吹风样收缩期杂音。③其他一些使血流增加的情况，如运动、发热、贫血、妊娠、甲状腺功能亢进症等。一般为 2/6 级或以下柔和的吹风样收缩期杂音，较局限、不传导，休息或病因去除后杂音消失。

主动脉瓣区：为器质性或相对性主动脉瓣狭窄所致。①器质性：多见于各种病因的主动脉瓣狭窄。杂音为喷射性、响亮而粗糙，呈递增 – 递减型，沿大血管向颈部传导，常伴有收缩期震颤，可有收缩早期喷射音，伴 A_2 减弱。②相对性：见于主动脉粥样硬化、高血压性心脏病等引起的主动脉扩张。杂音柔和或粗糙，常有 A_2 增强。

肺动脉瓣区：在此区出现的收缩期杂音可由器质性或相对性肺动脉瓣狭窄引起，亦可为功能性杂音，且以功能性杂音多见。①器质性：见于肺动脉瓣狭窄，多为先天性。杂音呈喷射性、粗糙，强度在 3/6 级以上，呈递增 – 递减型，常伴收缩期震颤，可有收缩早期喷射音，且 P_2 减弱。②相对性：见于二尖瓣狭窄、房间隔缺损等病，由于肺淤血或肺动脉高压导致肺动脉扩张引起的相对性肺动脉瓣狭窄。杂音时限较短，较柔和，伴 P_2 增强亢进。③功能性：非常多见，尤其在儿童与青年中，呈柔和、吹风样，强度在 2/6 级以下，时限较短。在部分发热、贫血、甲状腺功能亢进症患者中亦可听到这一杂音，为一柔和而较弱的收缩期杂音，卧位吸气时明显，坐位时减弱或消失。

三尖瓣区：①相对性：见于右心室扩大导致的相对性三尖瓣关闭不全，如二尖瓣狭窄伴右心衰。为吹风样全收缩期杂音，多呈递减型，吸气时增强，右室明显扩大时杂音可传至左锁骨中线，但一般不向左腋下传导，可与二尖瓣关闭不全的杂音相鉴别。②器质性：极少见。听诊特点同相对性杂音，但不传至腋下，可伴颈静脉搏动及肝脏收缩期搏动。

其他部位收缩期杂音：①室间隔缺损时，可在胸骨左缘第 3、4 肋间听到响亮而粗糙的收缩期杂音，常伴有收缩期震颤，可在心前区广泛传导，但不传向左腋下。②梗阻性肥厚型心肌病时，在胸骨左缘第 3、4 肋间常可闻及粗糙的收缩期杂音，该杂音也不向腋下传导。

2）舒张期杂音

二尖瓣区：①器质性：主要见于风湿性二尖瓣狭窄，偶可为先天性。为心尖部隆隆样舒张中晚期杂音，呈递增型，音调较低而局限，左侧卧位呼气末时较清楚，常伴有 S_1 亢进、二尖瓣开放拍击音及舒张期震颤，P_2 亢进及分裂。②相对性：主要为主动脉瓣关闭不全所致二尖瓣开放不良（左室舒张期容量负荷过高，及主动脉瓣反流入左心室的血流将二尖瓣前叶冲起，使二尖瓣基本处于半关闭状态）时出现的相对性狭窄的舒张期杂音，称为奥 – 弗杂音（Austin–Flint murmur）。此外，也见于其他原因所致的左心室扩大、二尖瓣口流量增加等情况。相对性二尖瓣狭窄的舒张期杂音多为柔和的舒张中期杂音，不伴有 S_1 亢进、P_2 亢进、开瓣音和舒张期震颤。少数瓣膜退变纤维化、钙化的患者，因瓣叶僵硬，偶可致二尖瓣开放不良，产生心尖区舒张期杂音。

主动脉瓣区：①器质性：常见于风湿性主动脉瓣关闭不全，以及主动脉粥样硬化、梅毒、二叶式主动脉瓣、马方综合征（Marfan syndrome）及特发性主动脉瓣脱垂（idiopathic aortic valve prolapse）等所致的主动脉瓣关闭不全。为叹气样、递减型，可传至胸骨下端左侧或心尖部，前倾坐位、主动脉瓣第二听诊区、深呼气末屏住呼吸时最易听到，伴有 A_2 减弱及周围血管征。②相对性：常见于高血压、升主动脉或左心室扩张。杂音柔和、时限较短，以主动脉瓣区最清楚，伴 A_2 亢进。

肺动脉瓣区：器质性极少，多由相对性肺动脉瓣关闭不全所引起，常见于二尖瓣狭窄、肺心病等，伴明显肺动脉高压。杂音频率高、叹气样、柔和、递减型、卧位吸气末增强，紧接 S_2 肺动脉瓣成分后出现，常伴 P_2 亢进，称为格 - 斯杂音（Graham-Steell murmur）。最易在胸骨左缘 2、3 肋间隙听到，可传至胸骨左缘第 4 肋间隙。

三尖瓣区：见于三尖瓣狭窄，极少见。局限于胸骨左缘第 4、5 肋间隙，低调隆隆样。

3）连续性杂音：常见于先天性心脏病动脉导管未闭，因主动脉内的血压无论是收缩期还是舒张期都高于肺动脉，因此，血液不断从主动脉经过未闭的动脉导管进入肺动脉产生湍流场、形成杂音。它是一种连续的、粗糙的类似机器转动的声音。在胸骨左缘第 2 肋间隙及其附近听到，向左锁骨下与左颈部传导。连续性杂音亦可见于动 - 静脉瘘、主 - 肺动脉间隔缺损等。此外，冠状动 - 静脉瘘、主动脉窦瘤破裂也可产生连续性杂音。

连续性杂音应与双期杂音相区别。双期杂音的收缩期与舒张期之间有一间歇，且杂音性质多不相同；而连续性杂音其间并无间歇，杂音性质一致。

6. 心包摩擦音　心包摩擦音是指脏层与壁层心包由于生物性或理化因素致纤维蛋白沉积而粗糙，以致在心脏搏动时产生摩擦而出现的声音。心包摩擦音音质粗糙、高调，似用指腹摩擦耳郭声，近在耳边，但有时较柔和，与心搏一致；通常在胸骨左缘第 3、4 肋间隙处较易听到；将听诊器体件向胸部加压时，可使摩擦音增强，坐位稍前倾、深呼气后屏住呼吸时易于听到。心包摩擦音见于结核性、化脓性等感染性心包炎和急性非特异性心包炎，也可见于风湿性病变、急性心肌梗死、尿毒症、心包原发或继发性肿瘤和系统性红斑狼疮等非感染性心包炎。心包积液渗出较多时，由于两层心包被积液隔开，心包摩擦音即可消失。

心包摩擦音收缩期及舒张期均可听到，以收缩期较明显，与呼吸无关。心包摩擦音与胸膜摩擦音的区别主要为屏住呼吸时胸膜摩擦音消失，但心包摩擦音则不消失，仍随心脏搏动而出现。

第八节 血管检查

一、视诊

(一) 肝 – 颈静脉回流征 (hepatojugular reflux sign)

令患者卧床,头垫一枕,观察平静呼吸时的颈静脉充盈度,如有颈静脉怒张者,应将床头抬高 30° ~ 45°,使颈静脉怒张水平位于颈根部。检查者右手掌面轻贴于肝区,逐渐加压,持续 10 秒,同时观察颈静脉怒张程度。如果患者肝脏明显肿大,直接按压肿大的肝脏会引起患者的不适,做肝颈反流征时可按压患者腹部脐周部位。如见患者颈静脉充盈度增加,称为肝 – 颈静脉回流征阳性,又称腹 – 颈静脉回流征阳性,提示肝脏淤血,是右心功能不全的重要早期征象之一。其发生机制是患者淤血的肝脏因腹压增高而间接受压时,回流至下腔静脉和右心房的血量增加,但因右心房淤血或右心室舒张受限,不能完全接受回流的血量,因而颈静脉血量增多,充盈更加明显。肝 – 颈静脉回流征阳性亦可见于渗出性或缩窄性心包炎。

(二) 毛细血管搏动征 (capillary pulsation sign)

用手指轻压患者指甲床末端,或以干净玻片轻压患者口唇黏膜,如见到红白交替的、与患者心搏一致的节律性微血管搏动现象,称为毛细血管搏动征阳性。毛细血管搏动征见于脉压增大的疾病,如主动脉瓣关闭不全、重症贫血、甲状腺功能亢进症等。

二、触诊

一般检查桡动脉,通常用食指、中指及环指的指腹(互相靠拢)平放于桡动脉近手腕处,进行细致触诊。

首先应注意对比两侧脉搏的大小及出现的时间是否相同。生理情况下,两侧差异很小。某些病理情况下可有明显差异。如上肢无脉型多发性大动脉炎时,两侧桡动脉强弱大小不等;主动脉弓动脉瘤时,左侧脉搏的出现可能较右侧为晚。

检查脉搏时,需注意脉搏的速率、节律、紧张度、动脉壁的情况及脉搏的形状。脉搏波形最好用无创性脉波描记仪作描记,但手指触诊时可根据动脉内压力上升及下降的情况作大略的估计。临床常见而有意义的异常脉搏如下。

（一）水冲脉（water-hammer pulse）

脉搏骤起骤降，急促而有力，有如潮水冲涌，故名水冲脉。检查时，检查者用手指掌侧紧握患者桡动脉处，将患者的上肢高举过头，感觉桡动脉的搏动，判断有无水冲脉。脉波图上可见脉波上升支骤起达到高于正常的高度，其顶峰持续时间极短，降支骤然下陷。这是由于左心室排血时，周围动脉的充盈阻力极低，患者血压表现为收缩压增高或偏高，舒张压降低而脉压增大。水冲脉常见于主动脉瓣关闭不全、发热、甲状腺功能亢进症、严重贫血、动脉导管未闭等。

（二）交替脉（pulsus alternans）

交替脉为一种节律正常而强弱交替的脉搏。测量血压时常可遇到轻搏与重搏间有 5 ~ 30mmHg 的压力差。可能是由于患者心室肌收缩不协调，当部分心肌纤维发生收缩、而部分心肌仍处于相对不应期而未收缩则产生弱脉。全部心室肌收缩则产生强脉。交替脉为左室衰竭的重要体征，见于高血压心脏病、急性心肌梗死或主动脉瓣关闭不全等。

（三）重搏脉（dicrotic pulse）

正常脉波的降支上可见一切迹（代表主动脉瓣关闭）其后有一重搏波，此波一般不能触及。在某些病理情况下，此波增高而可以触及，触诊时感觉一次心搏似有 2 个脉波。当双峰的第二次搏动发生在舒张早期，称为重搏脉。当双峰的第二次搏动发生在收缩晚期，称为双峰脉，见于严重的主动脉关闭不全伴狭窄者，偶见于肥厚型梗阻性心肌病。

（四）奇脉（pulsus paradoxus）

奇脉是指吸气时脉搏明显减弱或消失的现象，又称吸停脉，常见于心包积液和缩窄性心包炎时，是心包填塞的重要体征之一。心包填塞时，吸气使胸腔负压增加，肺血容量增加，血液贮留在肺血管内；而心包填塞使心脏舒张受限，致体循环的血液向右心室回流不能相应地增加，右心室排血量不足以补偿肺血容量的增加，使肺静脉流回到左心的血量减少，左心室搏出量减少，出现吸气时脉搏减弱或消失。

（五）无脉（pulseless）

无脉是指脉搏减弱或消失，常见于：①严重休克，伴血压测不到。②多发性大动脉炎，多发性大动脉炎使某一部位动脉闭塞而致闭塞下段脉搏消失。③肢体动脉栓塞：多发生于下肢动脉，可见一侧胫后或足背动脉的脉搏减弱或消失。

三、听诊

（一）正常动脉音

在颈动脉及锁骨下动脉处可听到相当于 S_1 与 S_2 的两个声音，称为正常动脉音。此音在其他动脉处听不到。

（二）枪击音及杜氏双重杂音

主动脉瓣关闭不全时，将听诊器体件放在肱动脉或股动脉处，可听到"嗒嗒"音，称为枪击音（pistol shot sound），这是由于脉压增大使脉波冲击动脉壁所致。如再稍加压力，则可听到收缩期与舒张期双重杂音，称为杜氏双重杂音（Duroziez sign），这是脉压增大时血流往返于听诊器胸件所造成的人工动脉狭窄处所引起的。有时在甲状腺功能亢进症、高热、贫血的患者，亦可听到枪击音及杜氏双重杂音。

（三）其他血管杂音

1. 在甲状腺功能亢进症患者肿大的甲状腺上，可听到病理性动脉杂音，此音常为连续性，但收缩期较强。
2. 发生主动脉瘤时，在相应部位可听到收缩期杂音。
3. 动 – 静脉瘘时，在病变部位可听到连续性杂音。
4. 主动脉狭窄时，收缩期杂音可传至右侧颈动脉处。
5. 多发性大动脉炎上肢无脉症型，可在两侧锁骨上及颈后三角区听到收缩期杂音。
6. 肾动脉狭窄时，可在腰背部及腹部听到收缩期杂音。
7. 主动脉缩窄时，可在背部脊柱左侧听到收缩期杂音。

四、周围血管征

周围血管征包括头部随脉搏呈节律性点头运动、颈动脉搏动明显、毛细血管搏动征、水冲脉、枪击音及杜氏双重杂音，由脉压增大所致，常见于主动脉瓣关闭不全，又可见于发热、贫血及甲状腺功能亢进症等。

第九节　腹部检查

腹部检查运用视、触、叩、听诊等方法，尤以触诊最为重要。

一、腹部体表标志与分区

腹部的范围：内部上方以膈为顶，下至骨盆为底。外部前面上起肋弓和剑突下缘，下至耻骨联合及腹股沟；后面以肋骨、脊柱、骨盆壁及骶骨为支架；左右两侧上方为第 10 肋或第 11 肋下缘；下为髂嵴。

（一）体表标志

为便于准确地描述腹部症状和体征的位置，常用以下体表标志：①肋弓下缘。②剑突。③腹上角。④脐。⑤腹中线。⑥腹直肌外缘。⑦腹股沟韧带。⑧髂前上棘。⑨耻骨联合。⑩肋脊角。

（二）腹部分区

1.九区法　用两条水平线和两条垂直线将腹部分成为九个区。上水平线为两侧肋弓下缘最低点的连线，下水平线为两侧髂前上棘连线；两条垂直线为通过左右髂前上棘至腹中线连线的中点所做的垂直线。自上而下将腹部分成九区：左上腹部（左季肋部）、左侧腹部（左腰部）、左下腹部（左髂部）、上腹部、中腹部（脐部）、下腹部（耻骨上部）、右上腹部（右季肋部）、右侧腹部（右腰部）、右下腹部（右髂部）。

2.四区法　以脐为中点，划一水平线与垂直线，将腹部分为左上腹部、左下腹部、右上腹部、右下腹部四区。四区法简单，但病变定位不如九区法更细致、准确。

二、视诊

腹部视诊时，室内要温暖，嘱患者排空膀胱，取仰卧位，暴露全腹，医生一般站在患者右侧，自上而下按一定顺序观察全腹。光线应充足适宜，因灯光下不易辨别皮肤黄染、发绀等变化，故以自然光线为佳。

（一）腹部外形

正常成人仰卧时，腹部外形对称，前腹壁大致与自胸骨下端至耻骨联合的连线相平，称为腹部平坦。前腹壁稍内凹或低于此线者，称为腹部低平，见于消瘦者。前腹壁稍高于此线者，称为腹部饱满，见于小儿及肥胖者。

1.腹部膨隆　仰卧时前腹壁明显高于胸骨下端至耻骨连线，外形呈凸起状，称为腹部膨隆。生理情况下见于较胖者、妊娠妇女等；病理情况分为全腹膨隆和局部膨隆。

（1）全腹膨隆　全腹膨隆包括：①腹腔积液：当腹腔内大量积液，平卧位时液体因重力作用下沉于腹腔两侧，使腹部外形呈扁而宽状，称为蛙腹。坐位时下腹部明显膨出。常见于肝硬化门脉高压症、心力衰竭、缩窄性心包炎、肾病综合征、结核性腹膜炎、腹膜转移癌等。结核性腹膜炎或肿瘤浸润时，致腹肌紧张，全腹膨隆，脐部较突出，腹形常呈尖凸状，称为尖腹。②腹内积气：积气多在胃肠道内，大量积气可致全腹膨隆，腹部呈球形，两侧腰部膨出不明显，变换体位时其形状无明显改变，可见各种原因所致的肠梗阻或肠麻痹。积气在肠道外腹腔内者，称为气腹，见于胃肠穿孔或治疗性人工气腹。③腹腔巨大肿块：见于巨大卵巢囊肿、畸胎瘤，以前者最常见。

腹围测量方法：嘱患者排尿后平卧，用软尺在脐水平绕腹一周，测得的周长即为腹围，以厘米（cm）为单位计算。

（2）局部膨隆 局部膨隆常因腹内炎性包块、胃肠胀气、脏器肿大、肿瘤、腹壁上的肿物和疝等所致。视诊时应注意膨隆的部位、外形、有无搏动、是否随呼吸运动或体位改变而移位。局部膨隆包括：①上腹部膨隆：见于肝左叶肿大、胃扩张、胃癌、胰腺囊肿或肿瘤等。②左上腹膨隆：见于脾大、结肠脾曲肿瘤或巨结肠等。③右上腹膨隆：见于肝肿大（淤血、脓肿、肿瘤）、胆囊肿大及结肠肝曲肿瘤等。④腰部膨隆：见于多囊肾、大量肾盂积水或积脓、巨大肾上腺瘤等。⑤脐部膨隆：见于脐疝、腹部炎性包块（如结核性腹膜炎所致的肠粘连）等。⑥左下腹部膨隆：见于降结肠及乙状结肠肿瘤、干结粪块（灌肠后消失）。⑦下腹部膨隆：见于子宫增大（妊娠、子宫肌瘤）、卵巢囊肿、尿潴留等，尿潴留时排尿或导尿后，膨隆消失。⑧右下腹部膨隆：见于阑尾周围脓肿、回盲部结核或肿瘤、克罗恩（Crohn）病等。

此外，局部膨隆：①呈圆形者，常见于炎性包块（有压痛且边缘不规则）、囊肿或肿瘤。②呈长形者，多见于肠梗阻、肠扭转、肠套叠和巨结肠症等所致的肠管病变。③膨隆伴搏动可为动脉瘤，也可能由压在腹主动脉上的脏器或肿块传导其搏动。④膨隆随呼吸移动，多为膈下脏器或其肿块；膨隆随体位改变而移位明显者，可能为带蒂的肿物（卵巢囊肿等）、游走的脾或肾等脏器、肠系膜或大网膜上的肿块。⑤腹壁或腹膜后肿物（神经纤维瘤、纤维肉瘤等），一般不随体位改变而移位。⑥腹压增加时出现局部膨隆，而卧位或腹压降低后消失者，见于腹股沟、脐、腹白线或手术瘢痕等部位的可复性疝。

2. 腹部凹陷 仰卧时前腹壁明显低于胸骨下端至耻骨联合的连线，称为腹部凹陷，分为全腹凹陷和局部凹陷。

（1）全腹凹陷 常见于严重脱水、明显消瘦及恶病质等。严重者前腹壁几乎贴近脊柱，肋弓、髂嵴和耻骨联合显露，全腹外形呈舟状，称为舟状腹，见于恶性肿瘤、结核、糖尿病、神经性厌食及甲状腺功能亢进症等慢性消耗性疾病的晚期。早期急性弥漫性腹膜炎因腹肌痉挛性收缩，膈疝时腹内脏器进入胸腔，均可使全腹凹陷。吸气时全腹凹陷，见于上呼吸道梗阻和膈肌麻痹。

（2）局部凹陷 较少见，可由腹壁瘢痕收缩所致，立位或加大腹压时，凹陷可明显。白线疝（腹直肌分裂）、切口疝在卧位时可见凹陷，而立位或加大腹压时膨出。脐内陷可见于粘连性结核性腹膜炎时。

（二）呼吸运动

呼吸运动参见本章第六节肺和胸膜检查。

（三）腹壁

1. 腹壁静脉 正常人腹壁静脉一般不显露，较瘦者或皮肤较薄而松弛的老年人，有时隐约可见腹壁静脉显露，呈较直的条纹，不迂曲，属于正常。当门静脉循环障碍或上、下腔静脉回流受阻导致侧支循环形成时，则腹壁静脉呈现扩张、迂曲状态，称为腹壁静脉曲张。检查腹壁曲张静脉的血流方向，有利于鉴别静脉曲张的来源。

鉴别血流方向的方法：选择一段没有分支的腹壁静脉，医生将右手食指和中指并拢压在该段静脉上，然后用一手指紧压并向外滑动，挤出该段静脉中的血液，至一定距离（7.5～10cm）时放松该手指，另一手指仍紧压不动，观察挤空的静脉是否快速充盈，如迅速充盈，则血流方向是从放松手指端流向紧压的手指端。再用同法放松另一手指，观察血流方向。

正常时脐水平线以上的腹壁静脉血流自下而上经胸壁静脉和腋静脉而进入上腔静脉，脐水平线以下的腹壁静脉血流自上而下经大隐静脉而进入下腔静脉。门静脉高压形成侧支循环时，腹壁曲张的浅静脉以脐为中心向四周伸展，血流方向基本正常，血液经脐静脉进入腹壁曲张的浅静脉流向四方，形如水母头，常在此处听到静脉血管杂音。上腔静脉阻塞时，上腹壁或胸壁曲张的浅静脉，血流转向下方进入下腔静脉。下腔静脉阻塞时，曲张的浅静脉多分布在腹壁的两侧，有时在臀部及股外侧，脐以下的腹壁浅静脉血流方向转向上方进入上腔静脉

2. 皮肤改变

（1）皮疹 充血性或出血性皮疹常出现于发疹性高热疾病或某些传染病（如麻疹、猩红热、伤寒、斑疹伤寒）及药物过敏等。一侧腹部或腰部的疱疹且沿脊部分。

（2）腹纹 ①白纹因长期腹壁真皮层的结缔组织张力增高而断裂，呈银白色，多分布于下腹部和髂部，见于经产妇（妊娠期呈淡蓝色或粉红色）、肥胖者和曾患腹水者。②紫纹因糖皮质激素引起蛋白质分解增强和被迅速沉积的皮下脂肪膨胀，导致真皮层结缔组织胀裂，紫纹处的真皮萎缩变薄，其上覆盖一层薄薄的表皮，此时皮下毛细血管网丰富，红细胞较多，故条纹呈紫色。常分布于下腹部和臀部，亦可见于肩背部或股外侧，是皮质醇增多症的常见征象。

3. 疝 任何脏器或组织离开了原来的部位，经人体正常或不正常的薄弱点或缺损、空隙进入另一部位称为疝。腹部疝可分为腹外疝和腹内疝两大类，以前者

多见，是腹腔内容物经腹壁或骨盆薄弱部分或孔隙向体表凸出而形成。①脐疝多见于大量腹水者、经产妇或婴幼儿，因腹内压显著增加并脐组织薄弱时致脐部膨出。②股疝位于腹股沟韧带中部，女性多见。③腹股沟疝则位于腹股沟韧带偏内侧。④男性腹股沟斜疝可下降至阴囊。⑤手术瘢痕愈合不良者可有切口疝。⑥先天性双侧腹直肌闭合不良可有白线疝。因疝在直立位或用力咳嗽时明显，仰卧时可缩小或消失，也可用手法还纳，所以必要时可嘱患者变换体位或咳嗽时再行检查。疝嵌顿可引起急性腹痛。腹内疝是由脏器或组织进入腹腔内的间隙囊内而形成，如网膜孔疝，较少见。

4. 脐　正常时脐与腹壁相平或稍凹陷。脐部凸出或凹陷已在前述。当脐内分泌物呈浆液性或脓性，有臭味，多为炎症所致；分泌物呈水样，有尿臊味，是脐尿管未闭征象；脐部溃烂，可能为化脓性或结核性感染所致；脐部溃疡如呈坚硬、固定而凸出，多为癌肿所致；脐部皮肤变蓝色，见于急性重症胰腺炎或宫外孕破裂所致腹壁或腹腔内出血。

5. 胃肠型和蠕动波　正常人腹部一般看不到蠕动波及胃型和肠型，有时在腹壁菲薄或松弛的老年人、经产妇或极度消瘦者见到。胃肠蠕动呈现出波浪式运动，称为蠕动波。当胃肠道发生梗阻时，梗阻近端的胃或肠段饱满而隆起，可显出各自的轮廓，称为胃型或肠型，可伴有该部位的蠕动加强，看到蠕动波。幽门梗阻时，因胃的蠕动增强，可见到较大的胃蠕动波自左肋缘下向右缓慢推进，到达右腹直肌旁（幽门区）消失，称为正蠕动波；也可见到自右向左运行的逆蠕动波。脐部出现肠蠕动波见于小肠梗阻，严重梗阻时，可见胀大的肠袢呈管状隆起，横行排列呈多层梯形的肠型和较大肠蠕动波，运行方向不一，此起彼伏，听诊时可闻高调肠鸣音或呈金属音调。结肠梗阻时，宽大的肠型多出现于腹壁周边，同时盲肠多胀大呈球形，随每次蠕动波的到来而更加隆起。观察蠕动波时，也可用手轻拍腹壁诱发后察看。

6. 上腹部搏动　上腹部搏动大多由腹主动脉搏动传导而来，可见于正常人较瘦者。腹主动脉或其分支的动脉瘤及肝血管瘤时，上腹部搏动明显。右心室增大者吸气时上腹部明显搏动。严重三尖瓣关闭不全时，在上腹部可见淤血肿大的肝脏搏动。

三、触诊

（一）触诊方法及注意事项

触诊方法及注意事项包括：①患者取仰卧位，头垫低枕，双手自然平放于躯干两侧、双腿屈曲并稍分开，使腹肌松弛，嘱患者张口缓慢做腹式呼吸，使膈下脏器上下移动以便检查。②肝脏、脾脏触诊时，可分别采取左、右侧卧位；肾脏触诊时可取坐位或立位；触诊腹部肿瘤时可取肘膝位。③医生位于患者右侧，面对患者，前臂应与腹部表面在同一水平。④指甲剪短，手要温暖，动作轻柔，由浅入深，先从健康部位开始，逐渐移向病痛区。⑤一般自左下腹部开始，以逆时针方向顺序对腹部各区仔细进行触诊，边触诊边观察患者的反应与表情，以进行比较。⑥对精神紧张或有痛苦者，可采取边触诊边与患者交谈的方式，转移其注意力，以减少腹肌紧张。

（二）触诊内容

1.腹壁紧张度　正常人腹壁触之柔软，较易压陷，但有一定张力，称为腹壁柔软。如某些人因怕痒等引起腹肌自主性痉挛，可在诱导或转移注意力后消失，属于正常。某些病理情况可使全腹或局部腹壁紧张度增加或减弱。

（1）腹壁紧张度增加

1）全腹壁紧张度增加常见于：①急性胃肠穿孔或实质脏器破裂所致急性弥漫性腹膜炎：因炎症刺激腹膜引起腹肌反射性痉挛，腹壁常有明显紧张，甚至强直硬如木板，称为板状腹。②结核性腹膜炎：因炎症发展缓慢，对腹膜刺激不强，且有腹膜增厚和肠管、肠系膜粘连，故全腹触之柔韧而具抵抗力，不易压陷，如揉面之感，称为柔韧感或揉面感，此征还见于腹膜转移癌。③肠胀气或气腹、腹腔内大量腹水：因腹腔内容物增加，触诊腹壁张力较大，但无腹肌痉挛和压痛。

2）局部腹壁紧张见于：该处脏器的炎症累及腹膜，如急性胰腺炎出现上腹或左上腹壁紧张，急性胆囊炎可出现右上腹壁紧张，急性阑尾炎常出现右下腹壁紧张，急性胃穿孔时，胃内容物顺着肠系膜右侧流至右下腹，可引起该处腹壁紧张和压痛。

（2）腹壁紧张度减低　多因腹肌张力降低或消失所致。触诊腹壁松软无力，无弹性，为腹壁紧张度降低。全腹紧张度减低见于经产妇、体弱的老年人、脱水患者、慢性消耗性疾病及大量腹水放出后。全腹紧张度消失见于重症肌无力和脊髓损伤所致腹肌瘫痪。局部腹壁紧张度减低少见，可由局部的腹肌瘫痪或缺陷（如腹壁疝等）而致。

2.压痛及反跳痛　正常腹部无压痛及反跳痛，重按时仅有压迫感。触诊时，由浅入深进行按压，如发生疼痛，称为压痛。在检查到压痛后，并拢的食指、中指、无名指压于原处稍停片刻，使压痛感趋于稳定，然后突然将手抬起，如患者感觉腹痛骤然加剧，并伴有痛苦表情或呻吟，称为反跳痛，提示炎症已累及腹膜壁层。腹壁紧张，同时伴有压痛和反跳痛，称为腹膜刺激征，亦称腹膜炎三联征，是急性腹膜炎的重要体征。

压痛多由腹壁或腹腔内病变所致。如腹部触痛在抓捏腹壁或仰卧起坐时明显，多为较表浅的腹壁病变，否则多为腹腔内病变，后者常因脏器的炎症、淤血、结石、破裂、扭转、肿瘤，以及炎症、出血等引起的腹膜刺激等所致。压痛的部位常提示存在相关脏器的病变。如阑尾炎早期局部可无压痛，以后才有右下腹压痛。胰体和胰尾的炎症和肿瘤，可有左腰部压痛。盆腔疾病如膀胱、子宫及附件的疾病可在下腹部出现压痛。压痛局限某一部位时，称为压痛点，包括：①胆囊点，位于右侧腹直肌外缘与肋弓交界处，胆囊病变时此处有明显压痛。②阑尾点，又称麦氏点，位于脐与右髂前上棘连线中、外 1/3 交界处，阑尾病变时此处有压痛。当医生用右手压迫左下腹降结肠区，相当于麦氏点对称部位，再用左手按压其上端使结肠内气体传送至右下腹盲肠和阑尾部位，如引起右下腹疼痛，则为罗夫辛征阳性，提示右下腹部有炎症。当下腹痛腹部触诊无明显压痛时，嘱患者左侧卧位，两腿伸直，并使右下肢被动向后过伸，如发生下腹痛，称为腰大肌征阳性，提示炎症阑尾位于盲肠后位。

3. 液波震颤　检查时患者仰卧，医生用一手掌面贴于患者腹壁一侧，另一手四指并拢屈曲，用指端叩击对侧腹壁，如腹腔内有大量游离液体（3000 ~ 4000mL 以上）时，贴于腹壁的手掌可感到被液体波动冲击的感觉，称为液波震颤或波动感。为防止腹壁本身的震动造成的错觉，可让另一人将手掌尺侧缘轻压于患者脐部腹中线上，即可阻止腹壁震动的传导。

4. 腹腔内脏器触诊

（1）肝脏触诊　嘱患者仰卧位，双膝关节屈曲，使腹壁松弛，并做较深腹式呼吸使肝脏上下移动。腹壁软薄者或肝下缘较表浅易触时，常用单手触诊。医生位于患者右侧，将右手掌平放于患者右侧腹壁上，腕关节自然伸直，四指并拢，掌指关节伸直，以食指前端的桡侧或食指与中指指端对着肋缘，自髂前上棘连线水平，右侧腹直肌外侧开始自下而上，逐渐向右季肋缘移动。嘱患者做慢而深的腹式呼吸运动，触诊的手应与呼吸运动紧密配合。随患者深吸气，右手在继续施压中随腹壁隆起缓慢抬高，上抬的速度要慢于腹壁的隆起，并向季肋缘方向触探肝缘。呼气时，腹壁松弛并下陷，触诊指端向腹深部按压，如肝脏肿大，则可触及肝下缘从手指端滑过。

为了提高触诊效果，可用双手触诊法。医生右手位置同单手触诊法，用左手掌托住患者右后腰，左大拇指张开置于右肋缘，在吸气的同时，左手向上推，使肝下缘紧贴前腹壁下移，并限制右下胸扩张，以增加膈肌下移的幅度，如此，随吸气下移的肝下缘就更易碰到迎触的右手指。用上述方法，还应在腹中线上由脐平面到剑突区域进行触诊。对腹水患者深触诊不能触及肝脏时，可用沉浮触诊法。在腹部某处触及肝下缘后，应自该处起向两侧延伸触诊，以了解整个肝脏和全部肝下缘的情况。

正常成人的肝脏一般触不到，但腹壁松弛的瘦者于深吸气时可触及肝下缘，多在肋弓下 1cm 以内。剑突下如能触及肝左叶下缘，多在 3cm 以内。2 岁以下小儿的肝脏相对较大，易触及。正常肝脏质地柔软、边缘较薄、表面光滑、无压痛和叩击痛。触及肝脏后，应详细描述：①大小。②质地。③表面形态及边缘。④

压痛。⑤肝–颈静脉回流征。⑥搏动。⑦肝区摩擦感。⑧肝震颤。

（2）胆囊触诊　触诊法与肝脏触诊相同。正常胆囊不能触及。胆囊肿大时，在右肋下腹直肌外缘处可触及一梨形或卵圆形、张力较高、表面光滑、随呼吸而上下移动的肿块，其质地和压痛视病变性质而定。如急性胆囊炎因胆囊渗出物潴留所致胆囊肿大，呈囊性感，有明显压痛；壶腹周围癌等因胆总管阻塞，胆汁大量潴留所致胆囊肿大，呈囊性感而无压痛；胆囊结石或胆囊癌因胆囊内有大量结石或癌肿所致胆囊肿大，有实性感。

胆囊触痛检查法：医生将左手掌平放于患者右肋下部，先以左手拇指指腹用适度压力勾压右肋下部胆囊点处，然后嘱患者缓慢深吸气。在深吸气时发炎的胆囊下移时碰到用力按压的拇指而引起疼痛，患者因疼痛而突然屏气，为墨菲征（Murphy sign）阳性，又称胆囊触痛征，见于急性胆囊炎。此检查法对于未明显肿大到肋缘以下的胆囊炎，不能触及胆囊时更有意义。在胰头癌压迫胆总管导致阻塞，出现黄疸进行性加深，胆囊显著肿大，但无压痛，称为库瓦西耶征（Courvoisier sign）阳性，又称无痛性胆囊增大征阳性。当胆总管结石导致阻塞，因胆囊常有慢性炎症，囊壁因纤维化而皱缩，且与周围组织粘连而失去移动性，虽然黄疸明显，但胆囊常不肿大。

（3）脾脏触诊　正常脾脏不能触及。内脏下垂、左侧大量胸腔积液或积气时，膈肌下降，使脾下移而可触及。除此之外，能触及脾脏则提示脾大至正常2倍以上。脾脏明显肿大而位置较表浅时，用单手浅部触诊即可触及。如肿大的脾脏位置较深，则用双手触诊法进行检查。患者仰卧，双腿稍屈曲，医生左手绕过患者腹部前方，手掌置于患者左胸下第9～11肋处，将脾从后向前托起，右手掌平放于脐部，与左肋弓成垂直方向，以稍弯曲的手指末端轻压向腹部深处，随患者腹式呼吸运动，由下向上逐渐移近左肋弓，直到触及脾缘或左肋缘。

脾脏轻度肿大而仰卧位不易触及时，可嘱患者改换右侧卧位，患者右下肢伸直，左下肢屈髋、屈膝，用双手触诊较易触及。触及脾脏后应注意其大小、质地、表面形态、有无压痛及摩擦感等。

临床上常将脾大分为三度：深吸气时脾脏在肋下不超过2cm者为轻度肿大；超过2cm至脐水平线以上，为中度肿大；超过脐水平线或前正中线为高度肿大，又称巨脾。中度以上脾大时其右缘常可触及脾切迹，这一特征可与左肋下其他包块相区别。

轻度脾大常见于急性或慢性肝炎、粟粒性肺结核、伤寒、急性疟疾、感染性心内膜炎、败血症等，一般质地柔软；中度脾大见于肝硬化、慢性溶血性黄疸、慢性淋巴细胞性白血病、系统性红斑狼疮、淋巴瘤和疟疾后遗症等，一般质地较硬；高度脾大、表面光滑者见于慢性粒细胞性白血病、慢性疟疾、黑热病和骨髓纤维化等，表面不平而有结节者见于淋巴瘤和恶性组织细胞病等。脾囊肿时，表面有囊性肿物。脾脓肿、脾梗死和脾周围炎时，由于脾包膜常有纤维素性渗出物，并累及腹膜壁层，故可触到摩擦感且压痛明显，也可听诊闻及摩擦音。

（4）肾脏触诊　肾脏触诊常用双手触诊法，患者可取仰卧位或立位。仰卧触诊右肾时，嘱患者双腿屈曲并作较深的腹式呼吸。医生位于患者右侧，将左手掌放在其右后腰部向上托（触诊左肾时，左手绕过患者前方托住左后腰部），右手掌平放于被检侧季肋部，以微弯的手指指端放在肋弓下方，随患者呼气，右手逐渐深压向后腹壁，与在后腰部向上托起的左手试图接近，双手夹触肾脏。如未触及肾脏，应让患者深吸气，此时随吸气下移的肾脏可能滑入双手之间被触知。如能触及肾脏大部分，则可将其在两手间夹住，同时患者常有类似恶心或酸痛的不适感。有时只能触及光滑、圆钝的肾下极，常从触诊的手中滑出。

若患者腹壁较厚或配合不当，以致右手难以压向后腹壁时，可采用反击触诊法。在患者吸气时，用左手手指向右手的方向有节律的冲击后腰部，如肾脏下移至两手之间时，右手则有被顶举之感（也可相反地用右手指向左手方向做冲击动作）。检查左肾时，也可位于患者左侧进行，左、右手的位置和检查右肾时相反。如仰卧位未触及肾，还可嘱患者取坐位或立位，腹肌放松，医生位于患者侧面，双手前后配合触诊肾脏。在肾下垂或游走肾时，立位较易触到。

触及肾脏时应注意其大小、形状、质地、表面状态、敏感性及移动度等。正常肾脏表面光滑而圆钝、质地结实而富有弹性，有浮沉感。正常人肾脏一般不能触及，身材瘦长者有时可触及右肾下极。肾脏代偿性增大、肾下垂及游走肾常被触及。如在深吸气时能触及 1/2 以上的肾，即为肾下垂。肾脏明显下垂并能在腹腔各个方向移动时，称为游走肾。有时左肾下垂易误认为脾大，右肾下垂易误认为肝大，应注意鉴别。肾脏肿大见于肾盂积水或积脓、肾肿瘤及多囊肾等。肾盂积水或积脓时，其质地柔软，富有弹性，有波动感；肾肿瘤则质地坚硬，表面凹凸不平；多囊肾时，肾脏不规则形增大，有囊性感。

当发生肾脏和尿路疾病，尤其是炎性疾病时，可在一些部位出现压痛点：①季肋点（前肾点）：在第 10 肋骨前端，右侧位置稍低，相当于肾盂位置，压痛亦提示肾脏病变。②上输尿管点：在脐水平线上腹直肌外缘。③中输尿管点：在两侧髂前上棘水平腹直肌外缘，相当于输尿管第二狭窄处（入骨盆腔处），输尿管有结石、化脓性或结核性炎症时，在上或中输尿管点出现压痛。④肋脊点：在背部脊柱与第 12 肋所成的夹角顶点，又称肋脊角。⑤肋腰点：在第 12 肋与腰肌外缘的夹角顶点，又称肋腰点，肋脊点和肋腰点是肾脏·些炎症性疾病如肾盂肾炎、肾结核或肾脓肿等常出现压痛的部位。如炎症深隐于肾实质内，可无压痛而仅有叩击痛。

（5）膀胱触诊　正常膀胱空虚时隐于骨盆内，不易触到。当膀胱充盈胀大时，超出耻骨上缘，可在下腹部触及圆形具有压痛的弹性肿物。触诊膀胱一般用单手滑行触诊法。在患者仰卧屈膝的情况下，医生位于其左侧，以右手自脐开始向耻骨方向触摸，触及包块后应详查其性质，以便鉴别其为膀胱、子宫或其他肿物。因膀胱胀大多由积尿所致，呈扁圆形或圆形，触之有囊性感，不能被推移，按压并有尿意，排尿或导尿后缩小或消失。以此可与妊娠子宫、卵巢囊肿、直肠肿物等常见耻骨上区包块相鉴别。

膀胱胀大常见于尿道梗阻（如前列腺肥大或癌）、脊髓病（如截瘫）所致的尿潴留，也见于昏迷、腰椎或骶椎麻醉后、手术后局部疼痛的患者。

（6）胰腺触诊　胰腺位于腹膜后，横于上腹部相当于第 1、2 腰椎处，位置较深而柔软，故不能触及。胰头约位于腹中线偏右，胰体、胰尾在腹中线左侧。胰腺病变的体征可出现于上腹部，在上腹中部或左上腹有横行带状压痛和腹壁紧张，并涉及左腰部，提示急性胰腺炎；如同时有左腰部或脐周皮下淤血而发蓝紫（Grey-Turner 征或 Cullen 征），则提示急性出血坏死型胰腺炎。上腹部触及质硬而无移动性肿物时，如为横行索条状，应考虑为慢性胰腺炎；如呈坚硬块状，表面似有结节不光滑，则可能为胰腺癌。在上腹部肝下缘或左季肋部触及囊性肿物，如果位置固定，表面光滑，无压痛，多为假性胰腺囊肿。胰头癌时，可出现梗阻性黄疸及无压痛性胆囊肿大，即库瓦西耶征阳性。

5. 正常腹部可触到的脏器或组织　正常时除可触及瘦弱者、多产妇的右肾下缘及儿童的肝下缘外，尚可触及以下脏器，应与病理性包块区别，包括：①腹直肌肌腹与腱划。②腹主动脉。③腰椎椎体与骶骨岬。④横结肠。⑤乙状结肠。⑥盲肠。

6. 腹部包块　在腹部如触到上述脏器以外的包块，应视为异常，多有病理意义，包括肿大的脏器、炎性组织、肿大的淋巴结、囊肿以及良性或恶性肿瘤等。当触及时必须注意以下几点：①部位。②大小。③形态。④质地。⑤压痛。⑥搏动。⑦移动度。⑧与邻近器官的关系。

四、叩诊

腹部叩诊的目的是了解某些脏器的大小和叩痛，胃与膀胱的扩大程度，胃肠道充气情况，腹腔内有无积液、积气和包块等。还可验证和补充视诊与触诊所得的结果。

（一）腹部叩诊音

正常腹部除肝、脾所在部位叩诊呈浊音或实音外，其余部位均为鼓音。鼓音明显，范围增大，可见于胃肠高度胀气、胃肠穿孔所致气腹和人工气腹。肝、脾或其他实质性脏器极度肿大，腹腔内大量积液或肿瘤时，鼓音区缩小，病变部位可出现浊音或实音。

（二）肝脏及胆囊叩诊

以叩诊定肝上、下界时，一般是沿右锁骨中线、右腋中线和右肩胛线，由肺区往下叩向腹部，当清音转为浊音时，即为肝上界，此处相当于被肺遮盖的肝顶部，故又称肝相对浊音界；再往下轻叩，由浊音转为实音时，此处肝脏不被肺遮盖，直接贴近胸壁，称为肝绝对浊音界；继续往下叩，由实音转为鼓音处，即为肝下界。定肝下界时，也可由腹部鼓音区沿右锁骨中线或正中线向上叩，当鼓音转为浊音处即是。由于肝下界与胃和结肠等重叠，很难叩准，故常用触诊法确定。一般叩得的肝下界比触得的肝下界高 1 ~ 2cm，但肝缘若明显增厚，则叩诊和触诊结果较为接近。体型对肝脏位置有一定影响，匀称型者正常肝上界在右锁骨中线上第 5 肋间，下界位于右季肋下缘，两者之间的距离为肝上下径，为 9 ~ 11cm；在右腋中线上肝上界在第 7 肋间，下界相当于第 10 肋骨水平；在右肩胛线上，肝上界为第 10 肋间，下界不易叩出。瘦长型者肝上下界均可低一个肋间，矮胖型者则可高一个肋间。

病理情况下，肝浊音界向上移位见于右肺不张、右肺纤维化、气腹及鼓肠等；肝浊音界向下移位见于肺气肿、右侧张力性气胸等。肝浊音界扩大见于肝炎、肝脓肿、肝淤血、肝癌和多囊肝等；膈下脓肿时，因肝下移和膈升高，肝浊音界也扩大，但肝脏本身未增大；肝浊音界缩小见于急性重型肝炎、晚期肝硬化和胃肠胀气等；肝浊音界消失代之以鼓音者，多因肝表面有气体覆盖所致，是急性胃肠穿孔的一个重要征象，亦可见于人工气腹、腹部大手术后数日内、间位结肠（结肠位于肝与膈之间）、全内脏转位等。

肝区叩击痛对肝炎、肝脓肿有一定的诊断意义。胆囊位于深处，且被肝脏覆盖，叩诊不能检查胆囊的大小，只能检查胆囊区有无叩击痛，胆囊区叩击痛是胆囊炎的重要体征。

（三）胃泡鼓音区

胃泡鼓音区位于左前胸下部肋缘以上，呈半圆形，为胃底含气而形成，叩诊呈鼓音。其上界为膈及肺下缘，下界为肋弓，左界为脾脏，右界为肝左缘。正常时此区的大小与胃内含气量的多少有关，还受邻近器官和组织病变的影响。研究显示，正常成人此区长径中位数为 9.5cm（5.0 ~ 13.0cm）、宽径为 6.0cm（2.7 ~ 10.0cm），若明显扩大，见于幽门梗阻等；明显缩小，见于左侧胸腔积液、心包积液、脾大及肝左叶肿大等。此区鼓音消失而转为实音常由胃内充满食物或液体所致，见于进食过多导致急性胃扩张或溺水者。

（四）脾脏叩诊

脾浊音区宜采用轻叩法，在左腋中线自上而下进行叩诊，正常脾浊音区在该线上第 9 ~ 11 肋间，宽 4 ~ 7cm，前方不超过腋前线。脾浊音区缩小或消失见于左侧气胸、胃扩张及鼓肠等；脾浊音区扩大见于各种原因所致脾大。

（五）肾脏叩诊

检查肾脏有无叩击痛。正常时肾区无叩击痛。检查时，患者取坐位或侧卧位，医生以左手掌平放于患者肾区（肋脊角处），右手握拳用轻到中等力量叩击手背。在肾炎、肾盂肾炎、肾结石、肾周围炎及肾结核时，肾区常有不同程度的叩击痛。

（六）膀胱叩诊

在耻骨联合上方进行叩诊。膀胱空虚时，因小肠位于耻骨上方遮盖膀胱，故叩诊呈鼓音，叩不出膀胱的轮廓。膀胱充盈时，耻骨上方叩出圆形浊音区。妊娠的子宫、卵巢囊肿或子宫肌瘤等，该区叩诊也呈浊音应予鉴别。腹水时，耻骨上方叩诊可呈浊音区，但此区的弧形上缘凹向脐部，而膀胱胀大的浊音区弧形上缘凸向脐部。排尿或导尿后复查，如浊音区转为鼓音，即为尿潴留而致的膀胱胀大。

（七）移动性浊音

当腹腔内游离液体量在 1000mL 以上时：①患者仰卧位，液体因重力作用多积聚于腹腔低处，含气的肠管漂浮其上，故叩诊腹中部呈鼓音，腹部两侧呈浊音。②患者侧卧位时，液体随之流动，叩诊上侧腹部转为鼓音，下侧腹部呈浊音。这种因体位不同而出现浊音区变动的现象称为移动性浊音，是发现腹腔内有无积液的重要检查方法。肠梗阻时肠管内有大量液体潴留，可因患者的体位变动出现移动性浊音，但常伴有肠梗阻的征象。

五、听诊

（一）肠鸣音

肠蠕动时，肠管内气体和液体随之而流动，产生一种断断续续的咕噜声（或气过水声）称为肠鸣音或肠蠕动音。正常时肠鸣音为 4 ~ 5 次 / 分，在脐部听得最清楚。

1. 当肠蠕动增强，但音调不特别高亢，肠鸣音超过每分钟 10 次，称为肠鸣音活跃，见于服泻药后、急性肠炎或胃肠道大出血等。

2. 肠鸣音次数多，且呈响亮、高亢的金属音，称为肠鸣音亢进，见于机械性肠梗阻，由肠腔梗阻积气增多而扩大，肠壁被胀大变薄且极度紧张，与亢进的肠鸣音产生共鸣所致。

3. 肠鸣音明显少于正常，或 3 ~ 5 分钟可听到 1 次，称为肠鸣音减弱或稀少，见于老年性便秘、电解质紊乱（低血钾）、腹膜炎及胃肠动力低下等。如持续听诊 3～5 分钟未闻及肠鸣音，称为肠鸣音消失或静腹，见于急性腹膜炎或各种原因所致的麻痹性肠梗阻。

（二）振水音

患者仰卧，医生用一耳凑近患者上腹部或将听诊器体件放于此处，然后用稍弯曲的手指以冲击触诊法连续迅速冲击患者上腹部，如听到胃内液体与气体相撞击的声音，称为振水音；也可用双手左右摇晃患者上腹部以闻及振水音。正常人餐后或饮入多量液体时，上腹部可出现振水音。但若在空腹或餐后 6～8 小时以上仍有此音，则提示胃内有液体潴留，见于胃扩张、幽门梗阻及胃液分泌过多等。

（三）血管杂音

正常腹部无血管杂音。腹部血管杂音对诊断某些疾病有一定价值。血管杂音有动脉性和静脉性杂音。

1. 动脉性杂音　①在上腹部的两侧出现收缩期血管杂音，常提示肾动脉狭窄，见于年轻的高血压患者。②左叶肝癌压迫肝动脉或腹主动脉时，亦可在包块部位闻及吹风样血管杂音。③中腹部收缩期血管杂音提示腹主动脉瘤或腹主动脉狭窄，前者于该处触及搏动性包块，后者则搏动减弱，严重者触不到足背动脉搏动，下肢血压低于上肢。④下腹两侧出现收缩期血管杂音，应考虑髂动脉狭窄。

2. 静脉性杂音　静脉性杂音为连续的嗡鸣音，无收缩期与舒张期性质。此音多出现于脐周或上腹部，尤其是在腹壁静脉显著曲张时，常提示肝硬化所致门静脉高压侧支循环的形成，称为克吕韦耶－鲍姆加滕综合征（Cruveilhier-Baumgarten syndrome），压迫脾脏此嗡鸣音可增强。

（四）摩擦音

在肝周围炎、胆囊炎、脾梗死或脾周围炎等累及局部腹膜的情况下，在深呼吸时，可在各相应部位听到摩擦音，严重时可触及摩擦感。腹膜纤维渗出性炎症时，亦可在腹壁听到摩擦音。

第十节　肛门、直肠及外生殖器检查

一、肛门与直肠检查

直肠（rectum）全长 12～15cm，下连肛管（anal canal）。肛管下端在体表的开口为肛门（anus），位于会阴中心体与尾骨尖之间。

（一）检查体位

1. 左侧卧位　患者取左侧卧位，右腿向腹部屈曲，左腿伸直，臀部靠近检查台右边，医生位于患者背后进行检查。此体位适用于病重、年老体弱或女性患者。

2. 肘膝位　患者两肘关节屈曲，置于检查台上，胸部尽量靠近检查台，两膝关节屈曲成直角跪于检查台上，臀部抬高。此体位最常用于前列腺、精囊及内镜检查。

3. 仰卧位或截石位　患者仰卧位于检查台上，臀部垫高，两腿屈曲、抬高并外展。此体位适用于重症体弱者或膀胱直肠窝的检查，亦可进行直肠双合诊，即右手食指在直肠内，左手在下腹部，双手配合以检查盆腔脏器或病变情况。

4. 蹲位　患者下蹲呈排大便的姿势，屏气向下用力。此体位适用于检查直肠脱出、内痔及直肠息肉等。

（二）检查内容

1. 视诊　医生用手分开患者臀部，观察肛门及其周围皮肤颜色及皱褶，还可观察肛门周围有无脓血、黏液、肛裂、外痔、瘘管口、脓肿等。

（1）肛门闭锁（anal atresia）与狭窄　多见于新生儿先天性畸形。感染、外伤或手术引起的肛门狭窄，常可见在肛周发现瘢痕。

（2）肛门瘢痕与红肿　肛门周围瘢痕，多见于外伤或手术后；肛门周围有红肿及压痛，常为肛门周围炎症或脓肿。

（3）肛裂（anal fissure）　是肛管下段（齿状线以下）深达皮肤全层的纵形及梭形裂口或感染性溃疡。患者自觉排便疼痛，排出的粪便周围常附有少许鲜血。检查时肛门可见裂口，触诊时有明显触压痛。

（4）痔（hemorrhoid）　是直肠下端黏膜下或肛管边缘皮下的内痔静脉丛或外痔静脉丛扩大和曲张所致静脉团。痔多见于成年人，患者常有大便带血、痔块脱出、疼痛或瘙痒感。内痔（internal hemorrhoid）：齿状线以上，表面被直肠下端黏膜覆盖，肛门内口可查到柔软的紫红色包块，排便时可突出肛门口外；外痔（external hemorrhoid）：齿状线以下，表面被肛管皮肤所覆盖，在肛门外口可见紫红色柔软包块；混合痔（mixed hemorrhoid）：齿状线上、下均可发现紫红色包块，下部被肛管皮肤所覆盖，具有外痔与内痔的特点。

（5）肛瘘（archosyrinx）　有内口和外口，内口在直肠或肛管内，瘘管经过肛门软组织开口于肛门周围皮肤。检查时可见肛门周围皮肤有瘘管开口，有时有脓性分泌物流出，在直肠或肛管内可见瘘管的内口或伴有硬结。

（6）直肠脱垂（proctoptosis）　是指肛管、直肠或乙状结肠下端的肠壁，部分或全层向外翻出而脱出于肛门外。检查时患者取蹲位，观察肛门外有无突出物。如无突出物或突出不明显，让患者屏气做排便动作时肛门外可见紫红色球状突出物，且随排便力气加大而突出更为明显，此即直肠部分脱垂（黏膜脱垂），停止排便时突出物常可回复至肛门内；若突出物呈椭圆形块状物，表面有环形皱襞，即为直肠完全脱垂（直肠壁全层脱垂），停止排便时不易回复。

2. 触诊　触诊时医生右手食指戴指套，并涂以润滑剂，将食指置于肛门外口轻轻按摩，待患者肛门括约肌适应放松后，徐徐插入肛门直肠内。先检查肛门及括约肌的紧张度，再检查肛管及直肠的内壁，注意有无压痛及黏膜是否光滑，有无肿块及波动感。

直肠指诊时应注意有无以下异常改变：①直肠剧烈触痛，常因肛裂及感染引起。②触痛伴有波动感见于肛门、直肠周围脓肿。③直肠内触及柔软、光滑而有弹性的包块常为直肠息肉。④触及坚硬凹凸不平的包块，应考虑直肠癌。⑤指诊后指套表面带有黏液、脓液或血液，应取其涂片镜检或做细菌学检查。如直肠病变原因不明，应进一步做内镜检查，如直肠镜或乙状结肠镜，以助鉴别。

二、男性生殖器检查

男性生殖器包括阴茎、阴囊、前列腺和精囊等。检查时应让患者充分暴露，双下肢外展，视诊与触诊相结合。先检查外生殖器阴茎及阴囊，后检查内生殖器前列腺及精囊。

（一）阴茎

阴茎（penis）为前端膨大的圆柱体，分头、体、根三部分。正常成年人阴茎长 7～10cm，由 3 个海绵体（2 个阴茎海绵体、1 个尿道海绵体）构成，其检查顺序如下。

1. 包皮　阴茎的皮肤在阴茎颈前向内翻转覆盖于阴茎表面称为包皮（prepuce，foreskin）。成年人包皮不应掩盖尿道口，翻起包皮后应露出阴茎头，若翻起后仍不能露出尿道外口或阴茎头者称为包茎（phimosis），见于先天性包皮口狭窄或炎症、外伤后粘连。包皮过长超过阴茎头，但翻起后能露出阴茎头，称为包皮过长（redundant prepuce）。包皮过长或包茎易引起尿道外口或阴茎头感染、嵌顿；污垢在阴茎颈部易于残留，长期的污垢刺激常被认为是阴茎癌的重要致病因素之一，故提倡早期手术处理过长的包皮。

2. 阴茎头与阴茎颈　阴茎前端膨大部分称为阴茎头（glans penis）。在阴茎头、颈交界处有一环形浅沟，称为阴茎颈（neck of penis）。检查时应将包皮上翻，暴露全部阴茎头及阴茎颈，观察其表面的色泽、有无充血、水肿、分泌物及结节等。正常阴茎头红润光滑，如有硬结并伴有暗红色溃疡、易出血，或融合成菜花状，因考虑到阴茎癌的可能性。阴茎头部如出现淡红色小丘疹，融合成蕈样，呈乳头状突起，应考虑为尖锐湿疣。阴茎颈部发现单个椭圆形质硬溃疡，称为下疳（chancre），愈后留有瘢痕，此征对诊断梅毒有重要价值。

3. 尿道口 检查尿道口时医生用食指与拇指，轻轻挤压龟头使尿道张开，观察尿道口有无红肿、分泌物及溃疡。正常尿道口黏膜红润、清洁、无分泌物。尿道口红肿、附着分泌物或有溃疡、有触痛，多见于淋球菌或其他病原体感染所致的尿道炎。尿道口狭窄多由先天性畸形或炎症粘连所致。尿道下裂时尿道口位于阴茎腹面，患者排尿时，裂口处常有尿液溢出。

4. 阴茎大小与形态 成年人阴茎过小呈婴儿型阴茎，见于垂体功能或性腺功能不全者；儿童期阴茎过大呈成人型阴茎，见于性早熟，如促性腺激素过早分泌。假性性早熟见于睾丸间质细胞瘤患者。

（二）阴囊

阴囊（scrotum）为腹壁的延续部分，囊壁由多层组织构成。隔膜将其分为左右两个囊腔，每个囊内含有精索、睾丸及附睾。检查时，患者取站立位或仰卧位。先观察阴囊皮肤及外形，后进行阴囊触诊。方法是医生将双手的拇指置于阴囊的前面，其余手指放在阴囊后面，拇指做来回滑动触诊，可双手同时进行，也可用单手触诊。阴囊检查按以下顺序进行。

1. 阴囊皮肤及外形 正常阴囊皮肤呈深暗色，多皱褶。视诊时注意观察阴囊皮肤有无皮疹、脱屑、溃烂等损害，观察阴囊外形有无肿胀肿块和静脉情况。阴囊常见病有以下几种。

（1）阴囊湿疹 阴囊皮肤苔藓样、糜烂、渗出、奇痒，此种改变为阴囊湿疹的特征。

（2）阴囊水肿 皮肤常因水肿而紧绷，可为全身性水肿的一部分，如肾病综合征；也可为局部因素所致，如局部炎症或过敏反应、静脉血和淋巴液回流受阻等。

（3）阴囊象皮肿 阴囊皮肤水肿粗糙、增厚如橡皮样，称为阴囊象皮肿，多由丝虫病引起的淋巴管炎或淋巴管阻塞所致。

（4）腹外疝 是指肠管或肠系膜经腹股沟下降至阴囊内所形成；表现为一侧或双侧阴囊肿大，触之有囊样感，有时可推回腹腔。但患者用力咳嗽使腹腔内压增高时，可再降入阴囊。

（5）鞘膜积液 正常情况下，鞘膜囊内有少量液体，当鞘膜本身或邻近器官出现病变时，鞘膜液体分泌增多而形成积液，此时阴囊肿大，触之有水囊样感。不同病因所致，鞘膜积液有时难以鉴别，如阴囊疝与睾丸肿瘤，透光试验有助于两者的鉴别。

2. 精索（spermatic cord） 检查时医生用拇指和食指触诊精索，从附睾摸到腹股沟环。正常精索柔软，无压痛。若呈串珠样改变见于输精管结核；如有挤压痛，且局部皮肤红肿多为急性精索炎；靠近附睾的精索触之硬结，常由丝虫病所致；精索有蚯蚓团样感为精索静脉曲张。

3. 睾丸（testis） 左、右各一，椭圆形，表面光滑柔韧。检查时应注意其大小、形状、硬度及有无触压痛等，并做两侧对比。

4. 附睾（epididymis） 检查时医生用拇指和食指、中指触诊。触诊时应注意附睾大小，有无结节和压痛；急性炎症时肿痛明显，且常伴有睾丸肿大，附睾与睾丸分界不清；慢性附睾炎则附睾肿大和压痛轻。若附睾肿胀而无压痛，质硬并有结节感，伴有输精管增粗且呈串珠状，可能为附睾结核。

（三）前列腺

检查时，患者取肘膝卧位，跪卧于检查台上，也可右侧卧位或站立弯腰位。医生食指戴指套，指端涂以润滑剂，徐徐插入肛门，向腹侧触诊。正常前列腺质韧而有弹性，左、右两叶之间可触及正中沟。良性前列腺肥大是正中沟消失，表面光滑有韧感，无压痛及粘连，多见于老年人。前列腺肿大且有明显压痛，多见于急性前列腺炎；前列腺肿大、质硬、无压痛、表面有硬结节者都为前列腺癌。前列腺触诊时可同时做前列腺按压留取前列腺液做化验检查。

（四）精囊

正常时，肛诊一般不易触及精囊（seminal vesicle），如可触及则视为病理状态。精囊呈条索状肿胀并有触压痛，多由炎症所致；精囊表面呈结节状，都因结核引起，质硬肿大应考虑癌变。精囊病变常继发于前列腺，如炎症波及，结核扩散和前列腺癌的侵犯。

三、女性外生殖器检查

患者排空膀胱，取膀胱截石位，医生戴无菌手套进行检查。检查顺序与方法如下。

（一）阴阜（mons veneris）

阴阜位于耻骨联合前面，为皮下脂肪丰富、柔软的脂肪垫。性成熟后皮肤，有阴毛，呈倒三角形分布，为女性第二性征。若阴毛先浓密后脱落而明显稀少或缺如，见于性功能减退症或希恩综合征等；阴毛明显增多，呈男性分布，多见于肾上腺皮质功能亢进。

（二）大阴唇（labium majus pudendi）

大阴唇为一对纵形长圆形隆起的皮肤皱褶，皮下组织松软，富含脂肪及弹性纤维。性成熟后表面有阴毛，未生育妇女两侧大阴唇自然合拢遮盖外阴；经产妇两侧大阴唇常分开；老年人或绝经后则常萎缩。

（三）小阴唇（labium minus pudendi）

位于大阴唇内侧，为一对较薄的皮肤皱褶，两侧小阴唇常合拢遮盖外阴道外口。小阴唇表面光滑、呈浅红色或褐色，前端融合后包绕阴蒂，后端彼此汇合形成阴唇系带。炎症时常有红肿疼痛。局部色素脱失见与白斑症；若有结节、溃烂应考虑癌变可能。如有乳头状突起见于尖锐湿疣。

（四）阴蒂（clitoris）

阴蒂为两侧小阴唇前端汇合处与大阴唇前连合之间的隆起部分，外表为阴蒂包皮，其内具有男性阴茎海绵体样组织，性兴奋时能勃起。阴蒂过小见于性发育不全；过大应考虑两性畸形；红肿见于外阴炎症。

（五）阴道前庭（vestibulum vaginae）

阴道前庭为两侧小阴唇之间的菱形裂隙，前部有尿道口，后部有阴道口。前庭大腺分居于阴道口两侧，如黄豆粒大，开口于小阴唇与处女膜的沟内。如有炎症，则局部红肿、硬痛并有脓液溢出。肿大明显而压痛轻，可见于前庭大腺囊肿。

第十一节　脊柱与四肢检查

一、脊柱弯曲度

（一）检查法

检查时被检者应取直立位或坐位，先从侧面观察脊柱生理弯曲是否存在，有无过度的前凸与后凸，再从后面观察脊柱有无侧弯，然后进一步用食指、中指或拇指沿脊柱棘突以适当的压力从上向下划压，划压后的皮肤出现一条红色充血线，以此线为标准，观察脊柱有无侧弯，轻度侧弯时单用视诊不易发现，须借助触诊才能确定。

（二）生理弯曲度

正常人直立时，从侧面观察脊柱有"S"状的4个生理弯曲，即颈段稍向前凸、胸段稍向后凸、腰段明显向前凸、骶段明显向后凸，从后面观察脊柱无侧弯。

（三）病理性变形

1. 脊柱后凸　脊柱过度后弯称为脊柱后凸，也称为驼背（gibbus），多发生于脊柱胸段。脊柱后凸时前胸凹陷，头颈部前倾，常见病因如下。

（1）佝偻病 多见于小儿，主要特征是坐位时胸段明显均匀性向后弯曲，仰卧位时弯曲可消失。

（2）脊柱结核 多见于青少年，由椎体破坏、压缩所致。其特点为棘突明显向后凸，形成特征性的成角畸形，病变常累及下胸段及腰段，常伴有肺结核或其他脏器结核。

（3）强直性脊柱炎 多见于成年人。其特点为脊柱胸段成弧形后凸，常有脊柱强直性固定，仰卧位时也不能伸直。

（4）脊柱退行性变 多见于老年人，由脊柱退行性变致胸椎椎体被压缩所致，主要表现为胸椎明显后凸，常出现在胸段上半部。

（5）其他 小儿发育期姿势不良、外伤引起的脊柱压缩性骨折、脊椎骨软骨炎等均可引起脊柱后凸。

2. 脊柱前凸 脊柱过度向前弯曲称为脊柱前凸，多发生于腰椎。其特点为被检者腹部明显向前突，臀部明显向后突。脊柱前凸多见于妊娠晚期、大量腹水、腹腔巨大肿瘤、髋关节结核及先天性髋关节后脱位等。

3. 脊柱侧凸 脊柱离开后正中线向左或向右偏曲称为脊柱侧凸。侧凸可发生在胸段、腰段或胸、腰段联合发生，由此分为胸段侧凸、腰段侧凸及胸、腰段联合侧凸。根据侧凸的性状分为姿势性和器质性侧凸。

（1）姿势性侧凸（posture scoliosis） 是指侧凸无脊柱结构的异常。其特点为早期脊柱的弯曲度多不固定，如平卧或向前弯腰时可使侧凸消失。姿势性侧凸多见于儿童发育期坐或立姿势不良、下肢长短不齐和肌力不平衡（如椎间盘突出症、脊髓灰质炎等）。

（2）器质性侧凸（organic scoliosis） 侧凸同时伴脊柱结构器质性改变。其特点为改变体位不能使侧凸得到纠正。颈段脊柱侧凸多见于先天性斜颈、颈椎病或一侧颈肌麻痹等。胸段脊柱侧凸多见于特发性脊柱侧凸症、佝偻病、脊椎损伤、肺纤维化、胸膜肥厚等。腰段脊柱侧凸多见于椎间盘突出、腰部外伤和一侧腰肌瘫痪等。

二、脊柱活动度

（一）检查法

检查颈段活动时，医生用手固定被检者的双肩，以头部正直为中立位，让被检者最大限度地做前屈、后伸、侧弯、旋转等动作，以观察颈段的活动范围及有无变形。检查腰段活动度时，被检者取立位，髋、膝关节伸直，医生用两手固定其骨盆，让被检者最大限度地做前屈、后伸、侧弯、旋转等动作，以观察腰段的活动范围及有无变形。有必要时也可检查胸段活动。注意：若脊柱已有外伤性骨折或关节脱位时，应避免脊柱活动，以防损伤脊髓。

（二）正常活动度

颈段与腰段活动范围最大，胸段的活动度较小，骶椎各节已融合成骨块状，几乎无活动。正常人直立位，在两肩及骨盆固定的条件下，颈段、腰段的活动范围见下表（表3-7）。颈椎活动度一般为：前屈下颏可以放在胸骨上；后仰两眼可直视屋顶；侧弯两耳可以接触耸起的双肩。但脊柱活动范围受年龄、运动训练、脊柱结构差异等因素影响，存在较大个体差异。

表 3-7　脊柱颈、腰段活动范围参考值

	前屈	后伸	左右侧弯	旋转度（一侧）
颈段	35°～45°	35°～45°	45°	60°～80°
腰段	75°～90°	30°	20°～35°	30°

（三）活动受限

1. 软组织损伤　软组织损伤多见于颈肌、腰肌肌纤维组织炎，以及颈肌、腰肌韧带劳损等。

2. 骨质增生　骨质增生多发生在活动范围较大的颈段、腰段，如颈椎、腰椎的增生性关节炎。

3. 骨质破坏　骨质破坏多见于脊柱结核或肿瘤。

4. 脊椎外伤　如脊椎骨折或脱位，故检查时应注意问病史，观察局部有无肿胀或变形，避免做脊柱活动。

5. 椎间盘突出　椎间盘突出多发生于腰椎，可使腰段各方向的运动均受限。

三、脊柱压痛及叩击痛

（一）脊柱压痛

1. 检查法　检查脊柱压痛时，被检者取端坐位，身体稍向前倾，医生用右手拇指从枕骨粗隆开始自上而下逐个按压脊椎棘突及椎旁肌肉，了解被检者是否有压痛。

2. 临床意义　正常人脊柱及椎旁肌肉均无压痛，若某一部位有压痛，提示压痛部位的脊柱或肌肉可能有病变或损伤。

（二）脊柱叩击痛

1. 检查法　脊柱叩击痛有两种检查法。

（1）直接叩诊法 被检者取坐位，医生用中指或用叩诊锤直接叩击各个脊柱棘突，了解被检者是否有叩击痛。直接叩诊法多用于检查胸、腰段。颈椎位置较深时，一般不用此法检查。

（2）间接叩诊法 被检者取坐位，医生将左手掌置于被检者头顶部，右手半握拳，以小鱼际肌部位叩击左手背，了解被检者的脊柱是否有疼痛。

2.临床意义 正常人脊柱无叩击痛，若某一部位有叩击痛，提示该处有病变，如脊柱结核、脊椎骨折、脊椎肿瘤、椎间盘突出等。

四、肢体形态异常

（一）匙状甲

匙状甲（koilonychia）又称反甲，指甲中央凹陷，边缘翘起，似匙状，指甲变薄，表面粗糙有条纹，常因组织缺铁和某些氨基酸代谢障碍所致，多见于缺铁性贫血。

（二）杵状指（趾）

杵状指（acropachy）是指手指末端指节明显增宽、增厚，指甲从根部到末端呈拱形隆起，使指端背面的皮肤与指甲所构成的基底角等于或大于180°。杵状趾的表现与杵状指类似。杵状指（趾）的发生机制一般认为因肢体末端慢性缺氧、代谢障碍及中毒性损害等因素有关，缺氧时肢体末端毛细血管增生、扩张，血液丰富而导致软组织增生膨大。杵状指（趾）常见于：①呼吸系统疾病：如支气管扩张、支气管肺癌、慢性肺脓肿、脓胸等。②某些心血管疾病：如发绀型先天性心脏病、亚急性感染性心内膜炎等。③营养障碍性疾病：如肝硬化。

（三）指关节变形

1.梭形关节 梭形关节是最常见的指关节变形，其形态特点为双侧对称性近端指间关节增生、肿胀呈梭形畸形，早期局部红肿、疼痛，晚期明显强直、活动受限。梭形关节常伴掌指关节肿胀、疼痛，手腕及手指向尺侧偏斜，常见于类风湿关节炎。

2.爪形手 爪形手的形态特点是指手关节呈鸟爪样变形，见于进行性肌萎缩、脊髓空洞症等，第4、5指爪形手见于尺神经损伤。

3.其他 如老年性骨关节炎等。

（四）腕关节变形

1.滑膜炎 滑膜炎多表现为腕关节背面和掌面结节状隆起，触之柔软，可有压痛，多影响关节活动，常见于类风湿关节炎。

2. 腱鞘囊肿 腱鞘囊肿多发生在腕关节背面或桡侧，呈圆形无痛性隆起，触之坚韧，推之可沿肌腱的平行方向稍微移动，常见于肌腱过度活动。

3. 其他 如腱鞘纤维脂肪瘤、腕关节及其附近的软组织炎症、外伤与骨折等。

（五）膝内翻和膝外翻

正常人双脚并拢直立时双膝和双踝均能靠拢。如直立位当两踝并拢时两膝关节却远远分离，称为膝内翻或"O"形腿。当两膝关节靠拢时两踝部分离，称为膝外翻或"X"形腿。膝内翻或膝外翻常见于佝偻病及大骨节病。

（六）膝关节变形

1. 关节炎 关节炎表现为两侧膝关节形态不对称，患侧膝关节红、肿、热、痛、活动障碍，如风湿性关节炎活动期。

2. 关节积液 关节积液表现为关节明显肿胀，当膝关节屈成90°时，髌骨两侧的凹陷消失，可有浮髌现象（floating patella phenomenon）。浮髌现象的检查方法为被检者平卧，患肢伸直放松，医生左手拇指和其余四指分别固定于肿胀膝关节上方两侧，右手拇指和其余四指分别固定于肿胀膝关节下方两侧，然后用右手食指将髌骨连续向下方按压数次，压下时有髌骨与关节面的碰触感，松手时有髌骨随手浮起感称为浮髌试验阳性。关节积液见于各种原因引起的膝关节腔中等量以上的积液。如压下时髌骨与关节面的碰触感如同触及绒垫的柔软感，多见于结核性关节炎引起的膝关节积液。

（七）足内翻和足外翻

正常人当膝关节固定时，足掌可向内、外翻35°。当足掌部活动受限，呈固定性内翻、内收位称为足内翻。若足掌呈固定性外翻、外展位称为足外翻。足内翻或足外翻多见于先天畸形、脊髓灰质炎后遗症等。

（八）肢端肥大症

肢端肥大症特点为肢体末端异常粗大，常见于青春期发育成熟后、腺垂体功能亢进、生长激素分泌过多引起的肢端肥大症。

（九）骨折与关节脱位

骨折是指骨结构的完整性和连续性中断。骨折可使肢体缩短变形，局部肿胀、压痛，有时可触到骨擦感或听到骨擦音。关节脱位是指组成关节骨骼的脱离或错位。关节脱位可有关节畸形，并有疼痛、肿胀、瘀斑、关节功能障碍等。

（十）肌萎缩

肌萎缩是指肢体肌肉体积缩小、松弛无力，见于脊髓灰质炎、周围神经损害、肌炎及长期肢体废用等。

（十一）下肢静脉曲张

下肢静脉曲张多见于小腿，其特点为静脉如蚯蚓状怒张、弯曲，久立加重，卧位抬高下肢减轻，重者小腿有肿胀感，局部皮肤颜色暗紫或有色素沉着，甚至形成溃疡，经久不愈，多由下肢浅静脉血液回流受阻或静脉瓣功能不全所致。下肢静脉曲张多见于长期从事站立性工作者或栓塞性静脉炎。

（十二）水肿

单侧肢体水肿多由静脉血或淋巴液回流受阻所致，多见于血栓性静脉炎、肿瘤压迫、偏瘫、神经营养不良、丝虫病等。如淋巴管长期阻塞，可使淋巴管扩张、破裂、淋巴液外溢致纤维组织大量增生，皮肤增厚，按压无凹陷，称为象皮肿（elephantiasis）。

（十三）痛风性关节炎

痛风急性关节炎期表现为受累关节红、肿、热、痛和功能障碍，最多见于单侧拇趾及第一跖趾关节，其余依次为踝、膝、腕、指、肘关节。慢性关节炎期常在远端关节如跖趾、指间和掌指关节有痛风石，常多关节受累，表现为关节肿胀、僵硬、畸形及周围组织纤维化和变形，严重时患处皮肤发亮、菲薄，破溃后有白色豆腐渣样物排出，甚至形成瘘管经久不愈。

五、肢体运动功能

（一）检查法

一种是让被检者做各关节各方向的主动运动，即被检者用自己的力量活动。另一种是被动运动，即医生用外力使被检者的关节活动。观察其活动范围及有无疼痛等。

（二）关节活动障碍

关节活动障碍见于相应部位骨折、脱位、炎症、肿瘤、关节的退行性病变及肌腱、软组织损伤等。

第十二节　神经系统检查

一、脑神经检查

（一）嗅神经

1.检查法　先确定被检者无嗅幻觉，嘱被检者闭目，用其手指压闭一侧鼻孔，拿带有香味的物质如香皂、牙膏或香烟等置于被检者另一侧鼻孔下，辨别气味。再用同样的方法检查另一侧鼻孔，了解被检者双侧嗅觉是否正常。注意不能使用挥发性、刺激性气味的物品，如醋酸、乙醇、甲醛溶液等，更不能使用有强烈刺激性溶液如氨水等，也不能用被检者不熟悉的物品。

2.临床意义　临床意义包括：①一侧嗅觉丧失或减退，提示同侧嗅沟处病变，多见于脑肿瘤等压迫嗅球或嗅束。两侧嗅觉丧失多见于头面部外伤、颅底脑膜结核或鼻黏膜病变，如感冒、萎缩性鼻炎等。嗅觉减退还可见于帕金森病和阿尔茨海默病等。②幻嗅多见于颞叶肿瘤或癫痫的先兆期，还可见于神经分裂症、乙醇戒断和阿尔茨海默病等。③嗅觉过敏多见于癔症。

（二）视神经

1.视野（visual fields）　视野是指双眼注视前方不动时所能看到的最大空间范围，又称周边视野。周边视野反映黄斑中心凹以外的视网膜及视觉通路的功能。

（1）检查法　视野有手动法和视野计法两种检查法，一般可先用手动法粗略测定，医生应为视野正常者。方法为被检者背光与医生相对而坐，距离约100cm，各用手遮住相对一眼（如被检者为右眼，则医生为左眼），并相对凝视保持不动。医生置手指于两人等距离中间，分别从上、下、左、右等不同方位从外周逐渐向眼的中央部移动，嘱被检者发现手指时立即示意，以同样的方法检查另一眼。如被检者与医生在不同方位均能同时看到手指时，视野大致正常；如在某方向上，当医生看到手指后再移动一定距离被检者才看到为视野缺失。如疑有视野缺失时，要进一步用视野计作精确测定。

（2）临床意义　凡视觉通路的某一部位遭受损害都可引起视野缺损。

2.眼底

（1）检查法　眼底检查需借助检眼镜，检查时被检者背光而坐，眼球正视前方，查右眼时，医生站在被检者右侧，右手持检眼镜，右眼观察眼底，从离被检者50cm处开始寻找瞳孔并逐渐窥入，检眼镜要紧贴被检者面部。眼底检查主要观察视盘、视网膜血管、黄斑区、视网膜各象限是否有异常改变，以同样的方法检查另一只眼。

（2）正常眼底 正常人视盘为淡红色，呈圆形或椭圆形，边界清楚。动脉较细，色鲜红，静脉较粗，色暗红，动、静脉管径之比为 2∶3。视网膜全部为鲜橘红色，黄斑位于视盘颞侧偏下方，呈暗红色，在其中央有一小反光点。

（3）临床意义 常见疾病的眼底表现见下表（表 3-8）。

表 3-8 常见疾病的眼底表现

常见疾病	眼底改变
颅内压升高	出现视盘水肿，表现为视盘隆起、水肿，边缘模糊不清，静脉淤血和迂曲，并可见火焰状出血
高血压、动脉硬化	早期为视网膜动脉痉挛；硬化期为视网膜动脉变细，反光增强，有动静脉交叉压迫现象，动脉呈铜丝状或银丝状；晚期视盘周围有火焰状出血，棉絮状渗出物，严重时有视盘水肿
糖尿病	Ⅰ期：微血管瘤、出血；Ⅱ期：微血管瘤，出血并有硬性渗出；Ⅲ期：出现棉絮状软性渗出；Ⅳ期：新生血管形成，玻璃体积血；Ⅴ期：机化物增生；Ⅵ期：继发性视网膜脱离，失明
白血病	视盘边界不清，视网膜血管色淡，血管曲张、弯曲，视网膜上带有白色中心的出血斑及渗出物
原发性视神经萎缩	视盘色苍白，边界清晰

（三）动眼神经、滑车神经及展神经

1. 检查法 眼球运动、眼裂、眼球位置及瞳孔的检查详见本章第三节头部检查。

2. 临床意义 临床意义包括：①动眼神经麻痹时出现眼睑下垂，眼球向内、向上及向下活动受限而出现外斜视和复视，并有瞳孔散大，调节和聚合反射消失。②滑车神经单独麻痹很少见，眼球向下及向外运动减弱，向下看时出现复视，但被检者多无斜视。③展神经受损时眼球不能外展，出现内斜视和复视，多见于脑肿瘤、结核性脑膜炎、脑出血、脑疝等。

（四）三叉神经

三叉神经是传导感觉为主的混合神经，第一支眼神经分布于额顶部、上眼睑和鼻背部的皮肤，还有眼眶、眼球、泪腺、结膜、硬脑膜、部分鼻黏膜。第二支上颌神经主要分布于上颌牙齿、口腔和鼻腔黏膜、硬脑膜及睑裂与口裂之间的皮肤。第三支下颌神经为混合神经，其中感觉纤维分布于硬脑膜、下颌牙及牙龈、舌前 2/3（传导一般感觉）及口腔底的黏膜、耳颞区和口裂以下的皮肤，运动纤维支配咀嚼肌、颞肌和翼状内外肌。

1. 检查法 分别在三个分支体表分布区检查触觉、痛觉和温度觉。运动检查要先观察被检者的咀嚼肌和颞肌有无萎缩，然后医生触按被检者咀嚼肌和颞肌，嘱其做咬合动作，比较两侧的肌力有无减低，最后嘱被检者张口或露齿，以上下门齿

中缝为准，观察张口时下颌有无偏斜。

2.临床意义　临床意义包括：①一侧三叉神经周围性损伤时（三叉神经半月结、三叉神经根或三个分支病变）出现同侧面部皮肤及眼、口和鼻黏膜一般感觉减弱或消失，咀嚼肌瘫痪，角膜反射减弱或消失，张口时下颌偏向病灶同侧。多见于颅中窝脑膜瘤、鼻咽癌颅底转移和三叉神经节带状病毒感染等。三叉神经刺激性病变可出现三叉神经痛，常为突然发作的一侧面部剧痛，可在三个分支的出面骨孔（眶上孔、上颌孔和颏孔）处有压痛点，且按压时可诱发疼痛。②三叉神经脊束核损害时出现同侧面部洋葱皮样分离性感觉障碍，即口鼻周围或面部周边痛温觉障碍而触觉和深感觉存在。常见于延髓空洞症、延髓背外侧综合征及脑干肿瘤等。③一侧三叉神经运动核受损时可出现同侧咀嚼肌瘫痪、萎缩，张口时下颌偏向病灶同侧。常见于脑桥肿瘤。

（五）面神经

1.检查法　①面肌检查要先观察两侧额纹有无消失，眼裂有无增宽，鼻唇沟有无变浅，然后嘱被检者做皱额、皱眉、闭眼、露齿、鼓腮、吹口哨等动作，观察两侧运动是否对称，口角是否下垂或歪向一侧。②检查味觉时，嘱被检者伸舌，用棉签蘸不同味觉的物质（如糖水、盐水、醋等）涂于一侧前2/3舌面测试味觉，被检者不能说话、缩舌和吞咽，用手指指出事先写在纸上的甜、咸、酸或苦四个字之一。试完一种味道漱口后再试另一种味道，先试可疑侧再试另一侧，两侧对比。注意：测试前应禁食和禁盐数小时，测试时需屏气以避免嗅觉干扰。此外，还需检查外耳道和耳后皮肤的感觉，有无疱疹和有无听觉过敏。

2.临床意义　上述动作障碍称为面神经麻痹。面神经麻痹分为中枢型和周围型两型。

（1）中枢型　为核上组织（包括皮质、皮质脑干纤维、内囊、脑桥等）受损时引起，出现病灶对侧颜面下部肌肉麻痹。从上到下表现为鼻唇沟变浅、露齿时口角下垂、不能吹口哨和鼓腮等，多见于脑桥小脑角肿瘤，颅底、脑干病变等。

（2）周围型　为面神经核或面神经受损时引起，出现病灶同侧全部面肌瘫痪，从上到下表现为不能皱额、皱眉、闭目，角膜反射消失、鼻唇沟变浅，不能露齿、鼓腮、吹口哨，口角下垂（或称口角歪向病灶对侧，即瘫痪面肌对侧），多见于受寒、耳部和脑膜感染引起的面神经管病变、Bell麻痹等。此外，还可出现舌前2/3味觉障碍等。

面神经刺激性病变可表现为面肌痉挛。

（六）前庭蜗神经

1.检查法

（1）听力（auditory acuity）　为了区别传导性耳聋与感音性耳聋需做Rinne试

验和 Weber 试验。Rinne 试验又称气导骨导比较实验，检查法是将 128Hz 的振动音叉柄部紧密放置于被检者一侧乳突部，被检者可听到振动的音响（骨导），当被检者表示音响消失时，迅速将音叉移至该侧外耳道口（气导），如仍能听到音响，表示气导大于骨导或 Rinne 试验阳性。以同样的方法检测另一耳。Weber 试验又称双耳骨导比较试验，检查方法是将震动的音叉柄部置于被检者额正中处，正常时两侧听音相等。如被检者健侧音响较强为 Weber 试验阴性；患侧音响较强为 Weber 试验阳性。

（2）前庭神经 检查时先询问被检者有无眩晕、平衡失调，检查有无自发性眼球震颤，然后做闭目难立试验，即 Romberg 试验等有关平衡的检查；还可通过外耳道灌注冷热水试验或旋转试验观察眼球震颤有无反应减弱或消失来判断前庭功能。

2. 临床意义

（1）蜗神经刺激性病变出现耳鸣，破坏性病变出现耳聋。耳聋分为传导性耳聋、感音性耳聋、混合性耳聋、功能性耳聋（被检者自觉有耳聋，但检查时无听力丧失或与自觉症状程度不符）四种，传导性耳聋与感音性耳聋的鉴别见下表（表 3-9）。传导性耳聋多见于外耳道与中耳的病变，如外耳道异物或耵聍、鼓膜穿孔和中耳炎等。感音性耳聋多见于内耳、蜗神经、蜗神经核、核上听觉通路病变，如迷路炎、药物（如链霉素、卡那霉素）中毒、脑肿瘤及炎症等。混合性耳聋多见于老年性耳聋、慢性化脓性中耳炎等。功能性耳聋见于癔症。

表 3-9 传导性耳聋与感音性耳聋的音叉试验鉴别

音叉试验	正常耳	传导性耳聋	感音性耳聋
Rinne 试验	气导>骨导	骨导>气导	气导>骨导（两者均缩短或消失）
Weber 试验	居中	患侧音响较强	健侧音响较强

（2）前庭功能受损时可出现眩晕、呕吐、眼球震颤和平衡障碍等，见于梅尼埃病（Meniere's disease）、中耳炎、椎 - 基底动脉系统血管病、脑干肿瘤等。

（七）舌咽神经和迷走神经

1. 检查法 嘱被检者头后仰，口张大并发"啊"音，此时医生用压舌板在舌的前 2/3 与后 1/3 交界处迅速压下，迅速观察两侧软腭是否上抬，悬雍垂是否居中，发音是否嘶哑，最后用压舌板轻轻刺激咽部，引起恶心动作为咽反射正常。

2. 临床意义 临床意义包括：①一侧或双侧舌咽、迷走神经下运动神经元损害引起唇、腭、舌和声带麻痹或肌肉本身的无力称为延髓性麻痹（bulbar paralysis）或真性延髓性麻痹。双侧受损时出现声音嘶哑、吞咽困难、咽部感觉丧失、咽反射消失，常伴舌肌萎缩，如一侧受损时症状较轻，表现为病侧软腭不能上举，悬雍垂偏向健侧，病侧咽反射消失，而吞咽困难不明显。②核上受损只有两侧都受损时才出现临床表现，较少见。当双侧皮质脑干束受损时，与延髓性麻痹表现不同的是咽反射存在甚至亢进，舌肌萎缩不明显，常伴有下颌反射活跃和强哭强笑等，称为假性延髓性麻痹（pseudobulbar paralysis），可发生于两侧脑血管病及脑炎等。

（八）副神经

1. 检查法 先观察被检者两侧胸锁乳突肌和斜方肌有无萎缩，有无斜颈和垂肩然后嘱被检者耸肩、转头，医生用手做对抗动作，比较两侧肌力。

2. 临床意义 一侧副神经或其核受损时，该侧胸锁乳突肌和斜方肌萎缩，出现垂肩、斜颈、耸肩无力、头不能转向对侧或转头无力，见于副神经损伤、颈椎骨折等。

（九）舌下神经

1. 检查法 观察舌在口腔内位置及形态，嘱被检者做舌的侧方运动，以舌尖隔着面颊顶住医生手指，比较两侧舌肌肌力。再嘱被检者伸舌，观察舌尖方向、有无舌肌萎缩和震颤。

2. 临床意义 临床意义包括：①一侧舌下神经或其核受损时，病侧舌肌瘫痪，伸舌时舌尖偏向病侧，病侧舌肌萎缩，舌肌震颤，多见于多发性神经病和脊髓灰质炎等。双侧舌下神经麻痹时舌不能伸出口外，出现吞咽困难和构音障碍。舌下神经核性损害除上述表现外，还可见舌肌束震颤。②一侧核上受损时，病灶对侧舌肌瘫痪，伸舌时舌头偏向病灶对侧，但无舌肌萎缩，也无舌肌束震颤，多见于脑外伤、脑肿瘤和脑血管病等。

二、感觉功能检查

（一）浅感觉

1. 检查方法

（1）痛觉（pain sense） 为了避免被检者将触觉与痛觉混淆，医生用大头针的针尖和针背交替轻刺其皮肤进行检查，并两侧对比，让被检者回答有无疼痛的感觉。

（2）触觉（touch sense） 医生用棉絮轻触被检者皮肤，让其回答有无感觉或者让被检者随着检查者的触碰数说出"1、2、3"。

（3）温度觉（temperature sense） 医生分别用盛有 0 ~ 10℃ 冷水和盛有 40 ~ 50℃ 热水的玻璃试管交替接触被检者皮肤，让其辨别冷热。

2. 临床意义 痛觉、温度觉障碍见于脊髓丘脑侧束损害，触觉障碍见于脊髓丘脑前束和后索损害。

（二）深感觉

1. 检查法

（1）运动觉　医生用拇指和食指轻轻夹住被检者手指或足趾末节两侧，上下移动5°左右，让被检者说出移动方向，如感觉不明显可加大活动幅度或测试较大关节。

（2）位置觉（position sense）　将被检者肢体摆成某一姿势，让被检者说出该姿势，或用对侧肢体模仿。

（3）振动觉（vibratory sense）　将振动的音叉柄端置于被检者骨隆起处，如桡骨茎突、尺骨小头、内踝或外踝等，让被检者回答有无振动的感觉和持续的时间。

2. 临床意义　深感觉障碍见于后索病损。

（三）复合感觉

1. 检查法

（1）定位觉（topesthesia）　用叩诊锤柄端轻触被检者皮肤，让被检者指出被触部位。

（2）实体觉（stereognosis）　令被检者用单手触摸常用物品，如钥匙、钢笔、纽扣等，说出名称、形状等。先测功能差的手，再以同样的方法测另一只手，两手对比。

（3）两点辨别觉（two-point discrimination）　用分开一定距离的叩诊锤的两尖端接触被检者的皮肤，两点需同时刺激，用力相等，如被检者感觉为两点，再缩小两尖端的距离，直至被检者感觉为一点为止，测量感觉为两点的最小距离，并两侧对比。身体各部对两点辨别觉的敏感度不同，以舌尖、鼻端、手指最敏感，距离最小，舌尖为1mm，指尖为2～4mm，手背为2～3cm，四肢近端和躯干最差，躯干为6～7cm。

（4）图形觉（figure sense）　用钝物在被检者皮肤上画出简单图形，如三角形、方形、圆形等，请被检者辨别，应双侧对照。

2. 临床意义　定位觉、实体觉障碍见于大脑皮质病变；如触觉正常而两点辨别觉障碍为顶叶病变；图形觉障碍常为丘脑以上病变。

（四）感觉障碍种类和定位

1. 感觉障碍（sensory disturbance）种类

（1）疼痛（pain）　是指无外界刺激而产生的自发性疼痛。疼痛分类：①局部痛（localized pain）：疼痛的部位与病变部位一致，是感受器或神经末梢的病变，如神经炎所致的疼痛。②牵涉痛（referred pain）：是指某一脏器有病变，被检者除感觉患病的局部疼痛外，尚可感觉到同一脊髓节段所支配的远离该脏器皮肤区的疼痛，如肝胆疾病时右上腹疼痛牵涉到右肩部疼痛；急性心肌梗死时心前区疼痛牵涉左肩、左臂尺侧疼痛等。③放射痛（radiating pain）：是指神经根、神经干及中枢神经刺激性病变时疼痛可由局部扩散到所支配的区域，如椎间盘脱出时可有坐骨神经痛。④烧灼性神经痛（causalgia）：疼痛呈烧灼样，多见于正中神经或坐骨神经损伤。

（2）感觉减退（hypesthesia）和感觉缺失（anesthesia）　是感觉神经遭受破坏性损害，使冲动部分或全部不能传导所致，见于感觉神经不完全、完全损害。

（3）感觉异常（paraesthesia）　是指无外界刺激的情况下，出现异常感觉，如瘙痒感、麻木感、肿胀感、针刺感、蚁走感、沉重感、电击感、束带感、冷热感等，常见于周围神经或自主神经病变。

（4）感觉过敏（hyperesthesia）　是指轻微的刺激引起强烈的感觉，如棉花触及皮肤就能引起疼痛，甚至难以忍受，常见于浅感觉障碍，如多发性神经病和带状疱疹等。

（5）感觉分离（sensory isolation）　是指在同一区域内，一种或数种感觉缺失而其他感觉存在，如脊髓空洞症或脊髓内肿瘤时出现痛觉、温觉缺失而触觉存在。因为脊髓后角细胞负责痛觉、温觉，发出纤维交叉到对侧，称为脊髓丘脑束上行；而司深感觉和精细感觉的纤维自后根发出后在同侧后索上行至薄束核、楔束核。传导路径的不同是分离性感觉障碍的基础。

2. 感觉障碍的定位　感觉障碍的病变部位不同，其临床表现各异。根据解剖学感觉径路的分布，下面介绍几种感觉障碍常见的特殊定位。

（1）末梢型　是肢体末端对称性各种感觉障碍（痛觉、温觉、触觉和深感觉），呈手套状、袜子状分布，远端重于近端，常伴有相应区内运动及自主神经功能障碍，也可有感觉异常、感觉过度和疼痛等，见于多发性神经病。

（2）神经根型　感觉障碍范围与某种神经根的节段分布一致，呈节段型或带状，在躯干呈横轴走向，在四肢呈纵轴走向。疼痛较剧烈，常伴有放射痛或麻木感，是脊神经后根损伤所致，该神经根部可有压痛、皮肤变薄、充血及毛发稀少，见于椎间盘突出症、颈椎病和神经根炎、髓外肿瘤等。

（3）脊髓型　根据脊髓受损程度分为横贯型和半横贯型。①脊髓横贯型：为脊髓功能和（或）结构完全被横断引起的表现，其特点为病变平面以下各种感觉均缺失或减弱（平面上可能有过敏带），并伴有截瘫或四肢瘫，尿、大便障碍。多见于急性脊髓炎、脊髓外伤等。②脊髓半横贯型：为仅一半脊髓的功能和（或）结构的损害，又称布朗－塞卡尔综合征（Brown-Sequard syndrome），其特点为病变同侧损伤平面以下深感觉丧失及痉挛性瘫痪、对侧痛、温觉丧失，见于脊髓外肿瘤和脊髓外伤等。

（4）内囊型　为偏身型感觉障碍，表现为对侧半身感觉缺失或减退。因所有感觉、运动传导路都经过内囊，且内囊较窄，如有病变常一并受损，故常同时出现偏瘫及同向偏盲（病灶对侧偏身感觉障碍、偏瘫及同向偏盲常称为三偏综合征），见于脑血管疾病。

（5）脑干型 为交叉性感觉障碍，即病变同侧面部感觉和对侧躯干及肢体感觉障碍，见于炎症、肿瘤和血管病变。因延髓较脊髓宽，各种感觉传导束也较分散，如病变较局限时，可表现为不同类型的感觉障碍。如延髓外侧和脑桥下部一侧病变损害脊髓丘脑侧束及三叉神经脊束和脊束核时，表现为病变同侧面部和对侧躯干及肢体分离性感觉障碍（痛、温觉消失，触觉存在），如 Wallenberg 综合征等。

（6）皮质型 因大脑皮质感觉分布较广，发生损害时，其感觉障碍往往限于身体的一部分。皮质型感觉障碍的特点为：感觉障碍上肢重于下肢；肢体远端重于近端；复合感觉及深感觉障碍重于浅感觉障碍；肢体深浅感觉障碍合并复合感觉障碍。如为刺激性病灶，则出现局限性感觉性癫痫（发作性感觉异常）。

三、运动功能检查

（一）随意运动

1. 检查法 以关节为中心检查肌群的伸、屈、内收、外展、旋前、旋后等功能。医生从相反方向测试被检者对阻力的克服力量，注意两侧对比。必要时可对单块肌肉进行检查。肌力分为 0 ~ 5 级，见下表（表 3-10）。

表 3-10 肌力的 6 级分法

肌力级别	临床表现
0 级	无肢体活动，也无肌肉收缩
1 级	可见肌肉收缩，但无肢体活动
2 级	肢体能在床面上做水平移动，但不能抬起
3 级	肢体能抬离床面，但不能抵抗阻力
4 级	能做抵抗阻力的动作，但较正常差
5 级	正常肌力

2. 临床意义 随意运动功能障碍称为瘫痪（paralysis），瘫痪的分类见下表（表 3-11）。

表 3-11 瘫痪的分类

分类依据	分类
按瘫痪的病因	神经源性 神经肌肉接头性 肌源性
按瘫痪的程度	完全性瘫痪（肌力为 0 级） 不完全性瘫痪（肌力为 1 ~ 4 级）
按瘫痪的肌张力状态	痉挛性瘫痪（肌张力过高） 松弛性瘫痪（肌张力过低）
按瘫痪的分布	单瘫、偏瘫、截瘫、四肢瘫、交叉瘫

分类依据	分类
按病变所在运动传导路的部位	中枢性瘫痪（上运动神经元性瘫痪） 周围性瘫痪（下运动神经元性瘫痪）

（1）中枢性瘫痪（central paralysis） 病变在上运动神经元及其神经纤维（包括中央前回、皮质核束和皮质脊髓束）。正常时，高位中枢的下行纤维对下运动神经元有控制作用，上运动神经元受损时，解除了对下运动神经元的控制，使下运动神经元的兴奋性增高，因而出现反射亢进、肌张力过高、病理反射阳性。

中枢性瘫痪常见类型及临床特点见下表（表 3-12）。

表 3-12　中枢性瘫痪常见类型及其临床特点

类型	病变部位	临床特点
皮质型	中央前回	病灶对侧单瘫或面瘫
内囊型	内囊	病灶对侧"三偏征"
脑干型	脑干	交叉瘫，即病灶平面同侧脑神经周围性瘫痪，病灶对侧肢体中枢性瘫痪
脊髓型	脊髓半切损害	布朗 - 塞卡尔综合征
	脊髓横贯性损害	病损平面以下两侧肢体中枢性瘫痪
	颈膨大水平以上	四肢中枢性瘫痪伴完全性感觉障碍及括约肌功能障碍
	颈膨大	双上肢周围性瘫痪，双下肢中枢性瘫痪
	胸髓	双下肢中枢性瘫痪
	腰膨大	双下肢周围性瘫痪

（2）周围性瘫痪（peripheral paralysis） 病灶在下运动神经元及其神经纤维（包括脊髓前角细胞及其周围神经、脑神经核及其神经纤维）。因神经反射遭到破坏，故瘫痪肌肉张力过低、深反射减弱或缺失、无病理反射、肌萎缩较明显。中枢性瘫痪与周围性瘫痪的鉴别见下表（表 3-13）。

表 3-13　中枢性瘫痪与周围性瘫痪的鉴别

要点	中枢性瘫痪	周围性瘫痪
瘫痪分布	范围较广，偏瘫、单瘫、截瘫	范围较局限，以肌群为主
深反射	亢进	减弱或消失
肌张力	过高	过低或消失
病理反射	阳性	阴性
肌萎缩	无或有轻度失用性萎缩	较明显
肌束颤动	无	可有

（二）不随意运动

1. 震颤（tremor）　震颤是两组拮抗肌交替收缩引起的不自主动作。

（1）静止性震颤（static tremor）　是指在安静和肌肉松弛情况下出现的震颤，其特点为静止时震颤明显，意向性动作时减轻或消失，睡眠时消失。手指有节律地抖动，如搓丸样又称搓丸样震颤（pill-rolling tremor），常伴肌张力过高，见于帕金森病。

（2）动作性震颤（kinetic tremor）　动作性震颤分为：①运动性震颤：又称意向性震颤（intentional tremor），指肢体有目的地接近目标时，在运动过程中出现震颤，越接近目标震颤越明显，见于小脑病变，丘脑、红核病变也可出现。②姿势性震颤（postural tremor）：随意运动时不出现，当运动完成，肢体和躯干主动保持在某种姿势时才出现，肢体放松时震颤消失。姿势性震颤以上肢为主，头部及下肢也可出现，见于特发性震颤、慢性乙醇中毒、肝性脑病、肝豆状核变性等。

（3）老年性震颤（senile tremor）　为静止性震颤，表现为点头、摇头或手抖，通常张力不高，多见于老年人。

（4）扑翼样震颤（asterixis）　将被检者两臂前伸，手腕背伸，手指张开，观察 1～2 分钟，需要时可劝诱患者保持这个姿势。如被检者突然、短暂、无节律地弯曲手和手指（与鸟扑翼相似），为扑翼样震颤，见于代谢性脑病变，如肝性脑病、尿毒症和肺性脑病等，主要见于肝性脑病，也可见于尿毒症和肺性脑病。

2. 舞蹈病（chorea）　舞蹈病多由尾状核和壳核的病变引起，是肢体及头面部的一种快速、不规则、无目的、粗大、不对称、不能随意控制的动作，如耸肩、转颈、伸臂、抬臂、挤眉弄眼等。上肢比下肢重，远端比近端重，随意运动或情绪激动时加重，安静时减轻，睡眠时消失，多见于风湿热，也可继发于脑炎、脑内占位性病变、脑血管病、肝豆状核变性等。

3. 手足搐搦（carpopedal spasm，tetany）　发作时手足肌肉呈紧张性痉挛，上肢表现为屈腕、掌指关节屈曲、指间关节伸直、拇指对掌，下肢表现为跖、趾关节跖屈，似芭蕾舞样足，常见于低钙血症和碱中毒。

4. 手足徐动症（athetosis）　手足徐动症为手指或足趾的一种缓慢持续地伸展扭曲的奇形怪状的强制运动，可重复出现，较有规则，表现为腕过屈时手指常过伸、前臂旋前，缓慢交替为手指屈曲、拇指常屈至其他手指之下、腕略屈和旋后。足表现为跖屈、趾背伸。口唇、下颌及舌如被波及则发音不清，出现鬼脸。手足徐动症见于脑炎、脑性瘫痪、肝豆状核变性、脑基底节变性。

（三）被动运动

1. 检查法　持被检者完全放松的肢体，触摸肌肉的硬度初步判断肌张力的强度，再以不同的速度和幅度对各个关节作被动运动，医生所感到的阻力大小就是肌张力的强度。注意两侧对比。如肌肉松软，伸屈肢体时阻力低，关节运动范围扩大为张力过低。如肌肉坚实，伸屈肢体时阻力增加为张力过高（hypertonia）。在被动伸屈肢体时起始阻力大，终末突然阻力减弱，称为折刀样张力过高；如被动伸屈肢体时始终阻力增加，称为铅管样张力过高；在此改变基础上又有震颤时，称为齿轮样张力过高。

2. 临床意义 正常时肌肉有一定的张力。

（1）张力过低或缺失（hypotonia、atonia） 见于周围神经、脊髓灰质前角及小脑病变等。

（2）张力过高 折刀样张力过高见于锥体束损害，铅管样肌张力过高见于锥体外系的损害。

（四）共济运动

1. 检查法 先观察被检者日常活动是否协调，然后做以下检查。

（1）指鼻试验（finger-nose test） 让被检者手臂外展伸直，再以食指尖指触自己的鼻尖，先慢后快，先睁眼后闭眼，反复进行，观察动作是否稳准。

（2）对指试验（finger-to-finger test） 让被检者两上肢向外展开，伸出两个食指，再使两食指在前方相碰，先睁眼后闭眼，反复进行，观察动作是否稳准。

（3）轮替动作（diadochokinesia） 让被检者伸直手掌，快速做旋前旋后动作，先睁眼后闭眼，反复进行，观察其协调动作。

（4）跟－膝－胫试验（heel-knee-tibia test） 被检者仰卧，上抬一侧下肢，使其足跟放置对侧膝盖，再让被检者沿胫骨前缘向下移动，观察其动作是否稳准。

（5）闭目难立试验（Romberg's test） 让被检者两足并拢，两臂向前平举，然后闭眼，观察其有无摇晃或倾倒。如出现摇摆不稳或倾倒为阳性。

2. 临床意义 正常人动作协调、稳准，如动作笨拙和不协调时称为共济失调（ataxia）。按病损部位分为小脑性、前庭性及感觉性共济失调三种。

（1）小脑性共济失调（cerebellar ataxia） 是随意动作的速度、节律、幅度和力量的不协调，与视觉无关，伴有张力过低、眼球运动障碍及言语障碍，但不伴有感觉障碍，尤其是深感觉。小脑性共济失调多见于小脑肿瘤、小脑炎等。

（2）感觉性共济失调（sensory ataxia） 是指睁眼时共济失调不明显、闭眼时明显，表现为站立不稳，迈步远近无法控制，落脚不知深浅、踩棉花感，并有深感觉障碍。深感觉传导路径中脊神经后根、脊髓后索、丘脑至大脑皮质顶叶任何部位的损害都可出现感觉性共济失调。

（3）前庭性共济失调（vestibular ataxia） 是以平衡障碍为主，表现为站立或步行时躯体易向病侧倾斜，摇晃不稳，沿直线走时更为明显，改变头位可使症状加重，四肢共济运动及语言功能正常。此外，有明显的眩晕、呕吐、眼球震颤。前庭性共济失调多见于内耳疾病、脑血管病、脑炎及多发性硬化等。

四、神经反射检查

（一）浅反射

1. 角膜反射（corneal reflex） 角膜反射的反射弧其感受器是角膜，传入神经为三叉神经眼支，中枢为脑桥的三叉神经感觉主核和面神经核，传出神经为面神经，效应器为眼轮匝肌，引起眼睑闭合。

（1）检查法 嘱被检者眼睛注视内上方，医生用细棉絮轻触被检者角膜外缘，正常时该侧眼睑迅速闭合，称为直接角膜反射，对侧眼睑也同时闭合称为间接角膜反射。

（2）临床意义 ①如直接角膜反射存在，间接角膜反射消失为受刺激对侧的面神经瘫痪。②如直接角膜反射消失，间接角膜反射存在为受刺激侧的面神经瘫痪。③若直接、间接角膜反射均消失为受刺激侧三叉神经病变，被检者深昏迷时角膜反射也消失。

2. 腹壁反射（abdominal reflex） 腹壁反射的反射弧其感受器为腹壁皮肤，传入神经为脊髓感觉神经，通过脊髓传入大脑皮质，大脑皮质为其中枢，再由锥体束传出，通过脊髓经脊髓运动神经传至腹部肌肉引起收缩。其中上腹壁反射通过胸髓 7 ~ 8 节，中腹壁反射通过胸髓 9 ~ 10 节，下腹壁反射通过胸髓 11 ~ 12 节。

（1）检查法 被检者仰卧，两下肢稍屈曲使腹壁放松，然后用叩诊锤柄部末端钝尖部迅速从外向内分别轻划两侧上、中、下腹部皮肤。正常人在受刺激部位出现腹肌收缩。

（2）临床意义 临床意义包括：①上腹壁或中腹壁或下腹壁反射减弱或消失分别见于胸髓 7 ~ 8 节、胸髓 9 ~ 10 节、胸髓 11 ~ 12 节病损。②一侧上、中、下腹壁反射同时消失见于一侧锥体束病损。③双侧上、中、下腹壁反射均消失见于昏迷和急性腹膜炎。应注意肥胖、老年人、经产妇由于腹壁过松也可出现腹壁反射减弱或消失。

3. 提睾反射（cremasteric reflex） 提睾反射的反射弧类似腹壁反射，其感受器是大腿内侧皮肤，通过腰髓 1 ~ 2 节，效应器为提睾肌。

（1）检查法 男性被检者仰卧，双下肢伸直，用叩诊锤柄部末端钝尖部从下到上分别轻划两侧大腿内侧皮肤。健康男性可出现同侧提睾肌收缩，睾丸上提。

（2）临床意义 临床意义包括：①双侧反射减弱或消失见于腰髓 1 ~ 2 节病损。②一侧反射减弱或消失见于锥体束损害。老年人腹股沟疝、阴囊水肿等也可影响提睾反射。

（二）深反射

1. 检查法 检查时被检者肢体应尽量放松才易引出，注意两侧对比。

（1）肱二头肌反射（biceps reflex） 医生以左手托扶被检者屈曲的肘部，将拇指置于肱二头肌肌腱上，右手用叩诊锤叩击左手拇指指甲，正常时出现肱二头肌收缩，前臂快速屈曲。反射中枢在颈髓 5 ~ 6 节。

（2）肱三头肌反射（triceps reflex） 被检者半屈肘关节，上臂稍外展，医生左手托扶被检者肘部，右手用叩诊锤直接叩击尺骨鹰嘴突上方的肱三头肌肌腱附着处，正常时肱三头肌收缩，出现前臂伸展。反射中枢为颈髓 6 ~ 7 节。

（3）桡骨膜反射（radioperiosteal reflex） 医生左手托扶被检者腕部，并使腕关节自然下垂，用叩诊锤轻叩桡骨茎突，正常时肱桡肌收缩，出现屈肘和前臂旋前。反射中枢在颈髓 5 ~ 6 节。

（4）膝反射（knee reflex） 坐位检查时，小腿完全松弛下垂，仰卧位检查时医生在其腘窝处托起下肢，使髋膝关节屈曲，用叩诊锤叩击髌骨下方之股四头肌腱，正常时出现小腿伸展。反射中枢在腰髓 2 ~ 4 节。

（5）踝反射（ankle reflex） 被检者仰卧，下肢外旋外展，髋、膝关节稍屈曲，医生左手将被检者足部背伸成直角，右手用叩诊锤叩击跟腱，正常为腓肠肌收缩，出现足向足跖面屈曲。反射中枢在骶髓 1 ~ 2 节。

（6）霍夫曼征（Hoffmann sign） 由颈 7 ~ 胸 1 支配。医生用左手托住被检者的腕部，用右手食指和中指夹持被检者中指，稍向上提，使腕部处于轻度过伸位，用拇指快速弹刮被检者中指指甲，如引起其余四指轻度掌屈反应为阳性，阳性是深反射亢进的表现。

（7）肌阵挛（myoclonus） 肌阵挛分为髌阵挛（patella clonus）和踝阵挛（ankle clonus）。①髌阵挛：被检者仰卧，下肢伸直，医生用拇指与食指掐住髌骨上缘，用力向下快速推动数次，保持一定的推力，阳性反应为股四头肌节律性收缩使髌骨上下运动。②踝阵挛：被检者仰卧，医生用左手托住腘窝，使髋、膝关节稍屈曲，右手紧贴被检者脚掌，用力使踝关节过伸，阳性表现为该足呈有节律性持续的屈伸。

2. 临床意义 ①深反射减弱或消失多为器质性病变，是相应脊髓节段或所属的脊神经的病变，常见于末梢神经炎、神经根炎、脊髓灰质炎、脊髓休克状态等。注意如被检者肌肉没有放松也引不出反射，应重新检查。②深反射亢进见于锥体束的病变，如急性脑血管病、急性脊髓炎休克期过后等。阵挛是深反射极度亢进的表现，见于锥体束损害。

深浅反射与脊髓节段的关系见下表（表 3–14）。

表 3-14 深浅反射与脊髓节段的关系

反射名称	脊髓节段	临床意义
肱二头肌反射	$C_{5\sim6}$（中枢）	减弱或消失为 $C_{5\sim6}$ 节或所属脊神经病变，亢进为锥体束病变
肱三头肌反射	$C_{6\sim7}$（中枢）	减弱或消失为 $C_{6\sim7}$ 节或所属脊神经病变，亢进为锥体束病变
桡骨骨膜反射	$C_{5\sim6}$（中枢）	同肱二头肌反射
霍夫曼征	C_7、T_1	阳性视为反射亢进，也见于腱反射活跃的正常人
腹壁反射	上腹壁 $T_{7\sim8}$（通过）	减弱或消失为 $T_{7\sim8}$ 节或所属脊神经病变
	中腹壁 $T_{9\sim10}$（通过）	减弱或消失为 $T_{9\sim10}$ 节或所属脊神经病变
	下腹壁 $T_{11\sim12}$（通过）	减弱或消失为 $T_{11\sim12}$ 节或所属脊神经病变
提睾反射	$L_{1\sim2}$（通过）	减弱或消失为 $L_{1\sim2}$ 节或所属脊神经或锥体束病变
膝反射	$L_{2\sim4}$（中枢）	减弱或消失为 $L_{2\sim4}$ 节或所属脊神经病变，亢进为锥体束病变
踝反射	$S_{1\sim2}$（中枢）	减弱或消失为 $S_{1\sim2}$ 节或所属脊神经病变，亢进为锥体束病变
阵挛		是腱反射高度亢进的表现，见于锥体束损害

（三）病理反射

1. 检查法

（1）巴宾斯基征（Babinski sign） 被检者仰卧，髋、膝关节伸直，医生以左手持被检者踝部，右手用叩诊锤柄部末端的钝尖部在足底外侧从后向前快速轻划至小趾根部，再转向拇趾侧。正常出现足趾向跖面屈曲，称为巴宾斯基征阴性（也称为跖反射）。如出现拇趾背伸，其余四趾呈扇形分开，称为巴宾斯基征阳性。

（2）巴宾斯基等位征 常见的巴宾斯基等位征如下。

1）奥本海姆征（Oppenheim sign）：医生用拇指和食指沿被检者胫骨前缘用力由上而下滑压，阳性表现同巴宾斯基征。

2）戈登征（Gordon sign）：医生用手以适当的力量握腓肠肌，阳性表现同巴宾斯基征。

3）查多克征（Chaddock sign）：医生用叩诊锤柄部末端钝尖部在被检者外踝下方由后向前轻划至跖趾关节处止，阳性表现同巴宾斯基征。

2. 临床意义 巴宾斯基征阳性，提示锥体束受损。巴宾斯基等位征阳性一般认为同巴宾斯基征。1 岁半以内的婴儿由于神经系统发育未完善，也可出现这些反射，不属于病理性。

五、脑膜刺激征及拉塞格征

（一）脑膜刺激征

1. 检查法

（1）颈强直（cervical rigidity） 被检者去枕仰卧，下肢伸直，在确定被检者颈椎体或颈髓没有外伤时，检查者左手托其枕部，右手置于患者胸前，做被动屈颈动作，正常时下颌可贴近前胸。如下颌不能贴近前胸且医生感到有抵抗感，被检者感颈后疼痛时为颈强直阳性，部分老年人和肥胖者除外。

（2）凯尔尼格征（Kernig sign） 被检者去枕仰卧，一腿伸直，医生将另一下肢先屈髋、屈膝成直角，然后抬小腿伸直其膝部，正常人膝关节可伸达135°以上。如小于135°时就出现抵抗，且伴有疼痛及屈肌痉挛时为阳性，以同样的方法再检查另一侧。

（3）布鲁津斯基征（Brudzinski sign） 被检者去枕仰卧，双下肢自然伸直，医生左手托被检者枕部，右手置于被检者胸前，使颈部前屈，如两膝关节和髋关节反射性屈曲为阳性；或一侧下肢膝关节屈曲位，医生使该侧下肢向腹部屈曲，对侧下肢也发生屈曲也为阳性。

2. 临床意义 脑膜刺激征见于各种脑膜炎、蛛网膜下腔出血、脑炎、各种原因引起的颅内高压等。深昏迷时脑膜刺激征可消失。颈强直也可见于颈椎病、颈部肌肉病变，凯尔尼格征也可见于坐骨神经痛、腰骶神经根炎等。

（二）拉塞格征

1. 检查法 被检者仰卧，两下肢伸直，医生左手压在一侧膝关节上，使下肢保持伸直，右手将下肢抬起，正常可抬高70°以上。如不到30°即出现由上而下的放射性疼痛为阳性。以同样的方法再检查另一侧。

2. 临床意义 拉塞格征见于坐骨神经痛、腰椎间盘突出或腰骶神经根炎等。

六、自主神经功能检查

1. 眼心反射（oculocardiac reflex） 被检者仰卧片刻后闭眼，自测1分钟脉搏数，医生用左手食指、中指分别置于眼球两侧逐渐加压，以被检者不痛为限。加压20～30秒后计数1分钟脉率，并与加压前比较，正常人可减少10～12次/分。超过12次/分，提示副交感神经功能增强；减少18～24/分，提示副交感神经功能明显亢进。此类被检者易发生晕厥，手术时易心搏骤停。如除脉搏减慢外还出现脉弱、眼前发黑、头晕、恶心，甚至呕吐，称为迷走神经紧张症；反之，压迫眼球后脉率不但不减少而增加者，提示交感神经功能亢进。

2. 卧立位试验（recumbent–up–right test） 先测被检者平卧位一分钟脉率，

然后迅速站立，再测 1 分钟脉率，或先测被检者立位时 1 分钟脉率，然后迅速卧位，再测 1 分钟脉率。如从卧位到立位脉率增加超过 10 ~ 12 次 / 分，为交感神经兴奋性增强；反之，如从立位到卧位脉率减慢超过 10 ~ 12 次 / 分，为副交感神经兴奋性增强。

3. 皮肤划痕试验（dermatograph test） 用钝尖物以适当力度在皮肤上划过，正常时数秒后皮肤先出现白色划痕（血管收缩），高出皮面，然后变红。如白色划痕超过 5 分钟，提示交感神经兴奋性增高；如红色划痕（血管扩张）迅速出现，持续时间长，而且逐渐增宽或皮肤隆起，提示副交感神经兴奋性增高或交感神经麻痹。

4. 竖毛反射（pilomotor reflex） 竖毛肌由交感神经支配，将冰块置于被检者颈后或腋窝，数秒钟后可见竖毛肌收缩，毛囊处隆起如"鸡皮"状。如竖毛反射障碍表示交感神经功能障碍，根据部位来判断其范围。

第四章　实验诊断

扫一扫看课件

实验诊断是运用物理学、化学、免疫学和生物学等实验技术，对患者的血液、体液、分泌物、排泄物及组织细胞等进行检验，以获得病原体、病理变化及脏器功能状态等资料，从而协助临床诊断、观察病情和判断预后的诊断方法。

第一节　临床血液学检查

血液通过血液循环遍布全身各组织器官，当组织器官发生病变时常可引起血液成分发生相应的病理变化，因此血液检查对各系统疾病的诊断及鉴别诊断具有重要的意义。

一、血红蛋白测定和红细胞计数

【参考区间】

红细胞计数：成年男性（4.3 ~ 5.8）×10^{12}/L；成年女性（3.8 ~ 5.1）×10^{12}/L；新生儿（6.0 ~ 7.0）×10^{12}/L。

血红蛋白测定：成年男性 130 ~ 175g/L；成年女性 115 ~ 150 g/L；新生儿 180 ~ 190g/L。

【临床意义】

红细胞与血红蛋白异常的临床意义基本相同，但血红蛋白与红细胞减少的程度可不一致，如缺铁性贫血时血红蛋白的减少较红细胞数减少为甚，巨幼细胞贫血时时由于时则血红蛋白减少的程度较红细胞数减少相对较轻，因此同时检查红细胞和血红蛋白对贫血类型的鉴别具有重要意义。

1. 红细胞及血红蛋白减少 单位容积外周血液中红细胞数及血红蛋白低于参考区间下限，称为贫血。临床上可分为生理性减少和病理性减少两类。生理性减少常见于婴幼儿及15岁以前的儿童、妊娠中后期及老年人等。病理性减少根据贫血产生的病因和发病机制不同，可将贫血分为以下几种。

（1）红细胞生成减少 见于造血原料不足，如缺铁性贫血、巨幼细胞贫血等；造血功能障碍，如再生障碍性贫血、白血病等；其他系统慢性疾病，如慢性感染、恶性肿瘤等。

（2）红细胞破坏过多 见于各种溶血性贫血，如自身免疫性溶血性贫血、阵发性睡眠性血红蛋白尿症、脾功能亢进症等。

（3）红细胞丢失过多 见于各种急慢性失血性贫血。

2. 红细胞及血红蛋白增多 红细胞及血红蛋白增多是指单位容积血液中红细胞数及血红蛋白量高于参考区间上限。

（1）相对性增多 常见于严重呕吐、腹泻等疾病时，由于机体严重脱水，血浆容量减少，因此血液浓缩。

（2）绝对性增多 按发病原因可分为继发性和原发性两类。

1）继发性红细胞增多：是血中红细胞生成素增多所致。红细胞生成素代偿性增加：因缺氧所引起。生理性红细胞生成素代偿性增加见于新生儿、高原地区居民，病理性增加见于严重的慢性心、肺疾病，如阻塞性肺气肿、肺源性心脏病、发绀型先天性心脏病，以及携氧能力低的异常血红蛋白病等。红细胞生成素非代偿性增加：红细胞生成素增加是与某些肿瘤或肾脏疾病有关，如肾癌、肾上腺皮质腺瘤等。

2）原发性红细胞增多：见于真性红细胞增多症。其特点为红细胞持续性显著增多，可高达（7～10）$\times 10^{12}$/L，血红蛋白达180～240g/L，白细胞和血小板也不同程度增多。本病属慢性、良性增生，部分患者可转变为白血病等。

二、白细胞计数及其分类计数

人体血液中白细胞包括中性粒细胞、嗜酸性粒细胞、嗜碱性粒细胞、淋巴细胞和单核细胞5种。白细胞计数是测定血液中各种白细胞的总数，而分类计数则是各种类型白细胞所占的比例。

（一）白细胞计数及其分类计数

【参考区间】

白细胞计数：成人（3.5～9.5）$\times 10^9$/L；新生儿（15～20）$\times 10^9$/L；6个月～2岁（11～12）$\times 10^9$/L。白细胞的分类计数见下表（表4-1）。

表 4-1　白细胞分类计数参考区间

细胞类别	百分数（%）	绝对值（×10⁹/L）
中性粒细胞（N）		
杆状核（Nst）	1 ~ 5	0.04 ~ 0.5
分叶核（Nsg）	50 ~ 70	2 ~ 7
嗜酸性粒细胞（E）	0.5 ~ 5	0.05 ~ 0.5
嗜碱性粒细胞（B）	0 ~ 1	0 ~ 0.1
淋巴细胞（L）　单核细胞（M）	20 ~ 40	0.8 ~ 4
	3 ~ 8	0.12 ~ 0.8

【临床意义】

1. 中性粒细胞（neutrophil，N）　中性粒细胞来源于骨髓的造血干细胞，在骨髓中分化发育后，进入血液或组织发挥趋化、吞噬和杀菌作用。根据细胞核的形态可分为杆状核中性粒细胞和分叶核中性粒细胞。

（1）中性粒细胞增多　中性粒细胞增多常伴随白细胞总数的增多。在生理情况下，中性粒细胞下午较早晨为高，妊娠后期及分娩期等均升高。中性粒细胞病理性增多见于以下几类疾病。

1）急性感染：化脓性球菌（如金黄色葡萄球菌、肺炎链球菌等）感染为最常见的原因，还可见于某些病毒感染及寄生虫感染。在某些极重度感染时，白细胞计数不但不高，反而减低。

2）严重的组织损伤及大量血细胞破坏：严重外伤、大手术后、大面积烧伤、急性心肌梗死及严重的血管内溶血后 12 ~ 36 小时，中性粒细胞会明显增多。

3）急性大出血：在急性大出血后中性粒细胞变化比红细胞变化快且明显，尤其是内出血时白细胞计数可高达 $20×10^9/L$，因此白细胞计数的增高可作为内出血早期诊断的参考指标。

4）急性中毒：可见急性化学药物性中毒，如急性铅、汞中毒及安眠药中毒等；昆虫毒、蛇毒、毒蕈等生物性中毒；代谢紊乱所致的代谢性中毒，如糖尿病酮症酸、尿毒症、妊娠中毒症等。

5）恶性肿瘤：见于各类恶性肿瘤，特别是消化道恶性肿瘤，如肝癌、胃癌等。

6）白血病、骨髓增殖性疾病：急性或慢性粒细胞白血病时，常出现中性粒细胞数量大幅度增多伴粒细胞形态异常改变。真性红细胞增多症、原发性血小板增多症和骨髓纤维化等骨髓增殖性疾病均可有中性粒细胞增多。

（2）中性粒细胞减少　当中性粒细胞绝对值低于 $1.5×10^9/L$ 称为粒细胞减少症，低于 $0.5×10^9/L$ 时称为粒细胞缺乏症。

1）感染：某些病毒感染性疾病最常见，如流感、麻疹等，也可见于某些革兰阴性杆菌感染和某些原虫感染。

2）血液系统疾病：常见于再生障碍性贫血、巨幼细胞贫血等。

3）物理、化学因素损伤：接触 X 线、γ 射线、放射性核素等可导致减少，使用氯霉素、磺胺类药、抗肿瘤药等药物亦可出现减少。

4）脾功能亢进：如肝硬化、脾脏肿大及其功能亢进，同时常引起中性粒细胞及血小板减少。

5）自身免疫性疾病：如系统性红斑狼疮等，产生自身抗体导致白细胞减少。

2. 嗜酸性粒细胞　血液中嗜酸性粒细胞主要是限制嗜碱性粒细胞和肥大细胞在速发性过敏反应中的作用和参与对蠕虫的免疫反应。

（1）嗜酸性粒细胞增多　常见于过敏性疾病（支气管哮喘等）、寄生虫病（蛔虫感染等）、皮肤病（湿疹等）、血液病、某些恶性肿瘤（慢性粒细胞白血病、肺癌等）、猩红热及肾上腺皮质功能减低症等。

（2）嗜酸性粒细胞减少　常见于伤寒、副伤寒初期，大手术、烧伤等应激状态，或长期应用肾上腺皮质激素后。

3. 嗜碱性粒细胞　嗜碱性粒细胞增多可见于慢性粒细胞白血病、嗜碱性粒细胞白血病、超敏反应、转移癌等。其减少一般无临床意义。

4. 淋巴细胞　淋巴细胞的主要作用是参与机体的免疫反应。

（1）淋巴细胞增多　正常情况下，婴儿和儿童时期的淋巴细胞较高，4～6 岁时淋巴细胞比例逐渐减低。淋巴细胞增多的病理意义如下。

1）感染性疾病：主要为病毒感染，如麻疹、风疹、水痘等感染，也可见于百日咳杆菌、结核分枝杆菌等感染。

2）肿瘤性疾病：急性和慢性淋巴细胞白血病、淋巴瘤等。

3）急性传染病的恢复期。

4）移植排斥反应：见于移植物抗宿主反应或移植物抗宿主病。

再生障碍性贫血、粒细胞减少症和粒细胞缺乏症时中性粒细胞减少，故淋巴细胞比例相对增高，但淋巴细胞的绝对值并不增高。

（2）淋巴细胞减少　淋巴细胞减少主要见于应用肾上腺糖皮质激素、抗淋巴细胞球蛋白等治疗，以及放射线损伤、免疫缺陷性疾病、丙种球蛋白缺乏症等。

5. 单核细胞　单核细胞来源于骨髓系干细胞，随血液循环进入组织后会变为吞噬细胞形成单核 - 吞噬系统，共同发挥诱导免疫反应，吞噬杀灭病原体。单核细胞减少一般无临床意义。婴幼儿及儿童可出现生理性增多，病理性增多见于：

（1）某些感染　如感染性心内膜炎、疟疾、黑热病、急性感染的恢复期等。

（2）某些血液病　如单核细胞白血病、骨髓增生异常综合征等。

（二）白细胞形态学变化

实验室除了可以计数白细胞数量，还可以通过显微镜观察白细胞形态的变化，对疾病的诊断和鉴别诊断也具有重要意义。

三、血小板计数

血小板是由骨髓造血组织中的巨核细胞产生，具有维持血管内皮完整以及黏附、聚集、释放、促凝和血块收缩等功能。血小板计数是止血、凝血检查最常用的筛选试验之一。

【参考区间】

血小板计数（125～350）$\times 10^9$/L。

【临床意义】

血小板减少是引起出血的常见原因，当血小板数量少于 125×10^9/L 时，为血小板减少。临床工作中，血小板计数为（20～50）$\times 10^9$/L 时，可有轻度出血或手术出血；低于 20×10^9/L，可有较严重出血；低于 5×10^9/L 时，可导致严重出血；高于 400×10^9/L 时，为血小板增多。

1. 血小板减少可见于

（1）血小板的生成障碍，如再生障碍性贫血、放射性损伤、急性白血病等。

（2）血小板破坏或消耗增多，如原发性血小板减少性紫癜、系统性红斑狼疮、恶性淋巴瘤、上呼吸道感染、风疹、弥漫性血管内凝血等。

（3）血小板分布异常，如脾大、血液稀释等。

2. 血小板增多　原发性增多见于骨髓增殖性疾病；反应性增多见于急性感染、急性溶血、急性失血、某些癌症患者。

四、网织红细胞计数

网织红细胞是晚幼红细胞脱核后的细胞，即未完全成熟的红细胞。网织红细胞是反映骨髓红系造血功能以及判断贫血和疗效的重要指标。

【参考区间】

血小板计数百分数 0.005～0.015；绝对数（24～84）$\times 10^9$/L。

【临床意义】

1. 反映骨髓造血功能状态　网织红细胞增多反映骨髓造血功能旺盛，常见于溶血性贫血、急性失血；网织红细胞减少反映骨髓造血功能减低，常见于再生障碍性贫血、急性白血病等。

2. 贫血疗效观察 缺铁性贫血、巨幼细胞贫血及某些贫血患者经补铁或维生素 B_{12} 及叶酸后，网织红细胞会增多。

五、红细胞沉降率测定

红细胞沉降率简称血沉，是指红细胞在一定条件下沉降的速率。测定时常以红细胞在第一小时末下沉的距离表示红细胞沉降的速度。

【参考区间】

红细胞沉降率男性 0 ~ 15mm/h；女性 0 ~ 20mm/h。

【临床意义】

不论男女其血沉值达 25mm/h 时，为轻度增快；达 50mm/h 时，为中度增快；大于 50mm/h，为重度增快。

1. 生理性增快 妊娠 3 个月以上血沉逐渐增快；60 岁以上的高龄者血沉也常增快。

2. 病理性增快

（1）各种炎症 急性细菌性炎症、风湿热及结核病的活动期。

（2）组织损伤及坏死 手术创伤或心肌梗死等损伤时血沉会增快。但心绞痛时血沉正常，临床上可用此作为鉴别依据。

（3）恶性肿瘤 增长迅速的恶性肿瘤血沉增快，而良性肿瘤血沉多正常。

（4）高球蛋白血症 各种原因导致的高球蛋白血症时，都可使血沉增快，如多发性骨髓瘤、系统性红斑狼疮等。

（5）贫血 贫血较轻时血沉多正常，若血红蛋白低于 90g/L 时，血沉可增快。贫血越严重，血沉增快越明显。

（6）其他 动脉粥样硬化、糖尿病、肾病综合征等血沉也可增快。

六、红细胞平均值测定

红细胞平均值测定包括平均红细胞容积（mean corpuscular volume，MCV），以飞升（fl）为单位；红细胞平均血红蛋白量（mean corpuscular hemoglobin，MCH），以皮克（pg）为单位；红细胞平均血红蛋白浓度（mean corpuscular hemoglobin concentration，MCHC）即每升红细胞平均所含血红蛋白的克数。

【参考区间】

平均红细胞容积 82 ~ 100fl；平均红细胞血红蛋白量 27 ~ 34pg；平均红细胞血红蛋白浓度 316 ~ 354g/L。

【临床意义】

贫血的形态学分类及病因见下表（表4-2）。

表4-2　贫血的形态学分类及病因

贫血类型	MCV（fl）	MCH（pg）	MCHC（g/L）	可能病因
正常细胞性贫血	82 ~ 100	27 ~ 34	316 ~ 354	再生障碍性贫血、急性失血性贫血、骨髓病性贫血（如白血病等）
大细胞性贫血	> 100	> 34	316 ~ 354	巨幼细胞贫血及恶性贫血
单纯小细胞性贫血	< 82	< 27	316 ~ 354	慢性感染、肝病、尿毒症、恶性肿瘤等所致的贫血
小细胞低色素性贫血	< 82	< 27	< 316	缺铁性贫血、珠蛋白生成障碍性贫血、铁粒幼细胞性贫血

第二节　排泄物、分泌物及体液检查

一、尿液检查

尿液是血液经过肾小球滤过、肾小管和集合管重吸收、排泌和离子交换后所产生的终末代谢产物。尿液的变化不仅可反映泌尿系统的疾病，还对其他系统疾病的诊断、治疗、预后判断及安全用药监测均有重要意义。

（一）标本的采集与保存

一般常规检查时，因晨尿浓度较高，易发现病理成分，因而送检以晨尿为好。门诊和急诊患者，随机留取尿液即可。标本收集及送检应注意使用清洁容器，每次 10mL 即可；成年女性留标本时，应避开月经期；为避免白带等分泌物混入，应留取中段尿送检。

化学定量检查时，如尿蛋白、尿糖、电解质等，容器加适当防腐剂（甲苯、甲醛等），应留 24 小时昼夜尿，记录尿量后送检。

细菌培养时，为防止污染，男性可用 1∶1000 苯扎溴铵清洗阴茎头（尿道口），女性用上述溶液清洗外阴。留取中段尿 10mL 于灭菌容器内，必要时进行导尿。

（二）一般性状检查

【参考区间】

正常人尿量为 1000 ~ 1500mL/24h。

【临床意义】

1. 多尿 尿量超过 2500mL/24h 为多尿。①生理性多尿：见于大量饮水或进食有利尿作用的食物（茶、咖啡）。②病理性多尿：见于糖尿病、尿崩症、慢性肾小球肾炎、慢性肾盂肾炎及精神性多尿等。

2. 少尿或无尿 尿量少于 400mL/24h（或 17mL/h）者，称为少尿；尿量少于 100mL/24h 者，称为无尿或尿闭。少尿或无尿原因有：①肾前性：各种原因所致的肾血流量减少，如休克、脱水、心力衰竭及肾动脉栓塞等。②肾性：各种肾实质性损害，如急性肾小球肾炎、急性肾衰竭少尿期及慢性肾衰竭终末期等。③肾后性：尿路梗阻如肿瘤、结石、尿道狭窄等，或因排尿功能障碍所致。

3. 颜色和透明度 新鲜尿为黄色或淡黄色、透明，可受食物、药物和尿量影响。病理性尿液外观改变如下。

（1）血尿 尿液内含有一定量的红细胞，称为血尿，可呈淡红色云雾状、洗肉水样或混有血凝块。每升尿液中含血量超过 1mL，即可出现淡红色，称为肉眼血尿。如尿液外观变化不明显，离心沉淀后镜检，红细胞＞3个/HP，称为镜下血尿。血尿多见于泌尿系统的炎症、结核、结石、肿瘤及出血性疾病等。

（2）血红蛋白尿及肌红蛋白尿 尿液呈浓茶色、红葡萄酒色或酱油色。血红蛋白尿主要见于严重的血管内溶血，如蚕豆病、恶性疟疾、血型不合的输血反应、阵发性睡眠性血红蛋白尿等。肌红蛋白尿常见于挤压综合征、缺血性肌坏死等。

（3）胆红素尿 为尿内含有大量结合胆红素所致，呈深黄色，振荡后泡沫亦呈黄色，见于肝细胞性黄疸及阻塞性黄疸。

（4）乳糜尿 呈乳白色，如含有较多的血液，称为乳糜血尿，见于丝虫病，少数因结核、肿瘤引起。

（5）脂肪尿 尿中出现脂肪小滴，见于骨折和肾病综合征等。

（6）脓尿和菌尿 尿内含有大量的脓细胞、炎性渗出物或细菌时，排出的新鲜尿即可混浊，见于泌尿系统感染，如肾盂肾炎、膀胱炎等。

（7）盐类结晶尿 一些盐类结晶可使新鲜尿液混浊。

4. 气味 正常尿液的气味来自尿内的挥发性酸。尿液久置后，尿素分解可出现氨臭味。尿液排出时即有氨味，提示膀胱炎、慢性尿潴留。糖尿病酮症酸中毒时尿呈烂苹果味，苯丙酮尿症者尿有鼠臭味。有机磷中毒者，尿带蒜臭味。此外，有些药物和食物（葱、蒜）也可使尿液散发特殊气味。

5. pH值 正常新鲜尿多呈弱酸性至中性反应，pH4.5 ~ 8.0（平均6.0），肉食为主者尿液偏酸性，素食（蔬菜、水果）为主者尿液偏碱性。尿液 pH 值受代谢情况影响。尿液酸度增高常见于酸中毒、高热、痛风、糖尿病等。尿液碱度增高常见于服用碳酸氢钠类药物、代谢性碱中毒、肾小管性酸中毒、呕吐等。

6. 比密 尿比密的高低，主要取决于肾小管的浓缩稀释功能，与尿内所含溶质（盐类、有机物）的浓度成正比，与尿量成反比。正常人在普通膳食情况下，尿比密波动在 1.015 ~ 1.025。若大量饮水尿比重可降低至 1.003 以下，晨尿一般 > 1.020，机体缺水时尿比密可高达 1.030 以上。尿比密病理性增高常见于急性肾小球肾炎、糖尿病、蛋白尿、失水等；尿比密减低常见于尿崩症（常 < 1.003）、慢性肾小球肾炎、肾衰竭和肾小管间质疾病等；若患者尿液比密固定，在 1.010 左右，称为等张尿，见于肾实质严重损害。

（三）化学检查

1. 尿蛋白 健康成人经尿排出的蛋白总量为 0 ~ 80mg/24h。当尿液用常规定性方法检查蛋白呈阳性或定量检查超过 120mg/24h 者，称为蛋白尿。

定性试验：阴性，定量试验：0 ~ 80mg/24h。

（1）生理性蛋白尿：泌尿系统无器质性病变，常见于剧烈运动、发热等，尿内暂时出现蛋白质，程度较轻，定性试验多不超过（+），持续时间短，诱因解除后消失，称为生理性蛋白尿。

（2）病理性蛋白尿

1）肾小球性蛋白尿：当肾小球毛细血管壁断裂或电荷屏障改变，使大量高、中、低分子量的蛋白漏出，超过肾小管重吸收能力而出现于终尿中，称为肾小球性蛋白尿。肾小球性蛋白尿常见于肾小球肾炎、肾病综合征等原发性肾小球损害性疾病，以及糖尿病、高血压、系统性红斑狼疮、妊娠高血压综合征等继发性肾小球损害性疾病。

肾小球性蛋白尿可分为以中小分子量尿蛋白为主的选择性蛋白尿和以大分子量尿蛋白为主的非选择性蛋白尿。判断蛋白尿有无选择性对肾脏病的诊断、治疗及估计预后有一定意义。

2）肾小管性蛋白尿：原尿中 95% 的蛋白主要在近曲小管被重吸收，由于炎症或中毒使肾近曲小管受损而对低分子量蛋白质重吸收的功能减退，所产生的蛋白尿，称为肾小管性蛋白尿。临床常见于间质性肾炎、中毒性肾病等。

3）混合性蛋白尿：肾脏病变同时累及肾小球和肾小管而产生的蛋白尿，称为混合性蛋白尿。混合性蛋白尿见于慢性肾小球肾炎、间质性肾炎，以及全身性疾病同时侵犯肾小球和肾小管，如糖尿病肾病、系统性红斑狼疮肾病等。

4）溢出性蛋白尿：肾脏滤过及重吸收的功能正常，但由于血液循环中出现大量低分子量蛋白质，如免疫球蛋白轻链、游离血红蛋白或肌红蛋白等，可经肾小球滤出，但肾小管不能将其全部重吸收，而随尿排出所致的蛋白尿，称为溢出性蛋白尿。溢出性蛋白尿见于多发性骨髓瘤、浆细胞病、溶血性贫血、挤压综合征、大面积心肌梗死等。

5）组织性蛋白尿：在尿液形成过程中，肾小管代谢产生的和肾组织破坏分解的蛋白质及炎症、药物刺激分泌的蛋白质，称为组织性蛋白尿。肾脏炎症、中毒时排出量增多。

6）假性蛋白尿：尿中混有大量血、脓、黏液等成分而导致蛋白定性试验阳性。不伴有肾本身的损害，治疗后容易恢复正常。假性蛋白尿见于肾以下泌尿道疾病，如膀胱炎、尿道炎、尿道出血及阴道分泌物掺入尿内等。

2. 尿葡萄糖　当血糖升高超过肾糖阈 8.89mmol/L（160mg/dL）或血糖正常而肾糖阈值降低时，尿糖定性检测尿糖呈阳性，称为糖尿。

尿糖定性试验阴性，定量为 0.56 ~ 5.0mmol/24h。

（1）血糖增高性糖尿　血糖增高性糖尿常见于糖尿病、Cushing 综合征、甲状腺功能亢进症、嗜铬细胞瘤等。

（2）血糖正常性糖尿　由于肾小管对葡萄糖的重吸收功能减退，肾糖阈值降低所致的糖尿，又称肾性糖尿。血糖正常性糖尿常见于家族性糖尿、新生儿糖尿、肾病综合征等。妊娠时，由于细胞外液容量增加，近曲小管的重吸收功能受到抑制，亦可使肾糖阈值下降而出现糖尿。

（3）暂时性糖尿　暂时性糖尿见于短时间内摄入大量糖，或静注大量葡萄糖后；也可见于颅脑外伤、急性脑血管疾病时，肾上腺素或胰高血糖素分泌过多或血糖中枢受到刺激，可出现暂时性高血糖和糖尿。

（4）非葡萄糖性糖尿　乳糖、半乳糖、果糖等进食过多，或肝硬化时对果糖、半乳糖的利用下降等情况，可出现果糖尿或半乳糖尿。哺乳期产生过多乳糖，可形成乳糖尿。

（5）假性糖尿　维生素 C、异烟肼、链霉素等还原性物质，可使班氏法检测尿糖定性试验出现假阳性反应；漂白粉、次氯酸等强氧化物质或尿比重过低可使试带法检测尿糖定性试验出现假阳性反应。

3. 尿酮体　酮体是脂肪代谢的中间产物，包括乙酰乙酸、β-羟丁酸和丙酮。当体内糖分解代谢不足时，脂肪分解活跃但氧化不完全可产生大量酮体，从尿中排出形成酮尿。

尿中酮体定性试验：阴性。

糖尿病酮症酸中毒时尿酮体呈强阳性反应，此时多伴有高糖血症和糖尿；高热、剧烈呕吐、腹泻、禁食等，亦可尿酮体阳性。

4. 尿隐血　当尿中存在有血红蛋白及肌红蛋白时，在尿中加入过氧化物和氧化性显色剂后，因血红蛋白及肌红蛋白中的血红素基团有过氧化物酶活性，可催化过氧化物释放新生态氧，使氧化显色剂显色，称为尿隐血试验阳性。

5. 尿胆红素与尿胆原　由于肝及胆道内外各种疾病引起胆红素代谢障碍，结合胆红素在血中潴留，部分从尿中排出为尿胆红素，结合胆红素排入肠道转化为尿胆原。

正常人尿胆红素定性阴性，定量 ≤ 2mg/L；尿胆原定性为阴性或弱阳性，定量≤ 10mg/L。

尿胆红素增高见于肝细胞性黄疸、阻塞性黄疸。尿胆原增高见于肝细胞性黄疸和溶血性黄疸，尿胆原减少见于阻塞性黄疸。

6. 尿亚硝酸盐　正常尿中有适量硝酸盐存在，某些细菌含有硝酸盐还原酶，可使硝酸盐还原为亚硝酸盐，使试剂呈粉红色。正常人尿亚硝酸盐定性试验一般为阴性。本试验主要用于对尿路感染的快速过筛，阳性提示尿路细菌感染。阳性率与细菌的种类有关，大肠埃希菌、假单胞杆菌和肺炎杆菌阳性率较高，沙门菌属和革兰阳性菌阳性率较低。

（四）显微镜检查

显微镜检查尿沉渣的各种有形成分，用于肾、尿路疾病的诊断。

（五）病原体检查

用无菌操作取清洁中段尿，做尿液直接涂片镜检，或细菌定量培养，或形态染色鉴定，可查见大肠杆菌或葡萄球菌（肾盂肾炎、膀胱炎）、结核杆菌（肾结核）、淋病球菌（淋病）等。尿液直接涂片若平均每个油镜视野＞1 个以上细菌为尿菌阳性。细菌定量培养菌落计数＞10^5/mL 为尿菌阳性；＜10^4/mL 为污染（假阳性）；在10^4 ～ 10^5/mL 者，应复查或结合临床判断。

二、粪便检查

正常粪便由已消化的和未消化的食物残渣、消化道分泌物、大量非致病菌和水分所组成。粪便检查对了解消化道及相关的肝、胆、胰腺等器官有无病变，判断胃肠、胰腺、肝胆系统的功能状况有重要价值。

（一）标本采集

1. 粪便标本应新鲜，盛器要洁净干燥，避免混入尿液等杂物，尽量选取病理（黏液、脓血）部分。

2. 对某些寄生虫及虫卵的初筛检测，应采取"三送三检"，因为许多肠道原虫和某些蠕虫卵都有周期性排出现象。

3. 粪便隐血检测，患者应素食 3 天，并禁服铁剂及维生素 C。

4. 无粪便而又必须检查时，可经肛门指诊或采便管获取粪便。

（二）一般性状检查

1. 量　健康成人大多每日排便 1 次，其量为 100 ～ 300g。

2. 颜色及性状　正常成人的粪便为棕黄色圆柱状软便，婴儿粪便呈金黄色。病理情况可见以下改变。

（1）水样或粥样稀便　常因肠蠕动亢进或肠黏膜分泌过多所致，见于各种感染性或非感染性腹泻，如急性胃肠炎、甲状腺功能亢进症等。大量黄绿色稀汁样便，并含有膜状物时见于伪膜性肠炎。艾滋病患者伴发肠道隐孢子虫感染时，可排出大量稀水样粪便。副溶血性弧菌食物中毒，排出洗肉水样便。出血坏死性肠炎排出红豆汤样便。

（2）米泔样便　呈白色淘米水样，含黏液片块，量大，见于霍乱、副霍乱患者。

（3）黏液脓样或黏液脓血便　常见于痢疾、溃疡性结肠炎、局限性肠炎、结肠或直肠癌等。黏液、脓、血的多少，取决于炎症的性质和程度。在阿米巴痢疾时，以血为主，呈暗红色果酱样；细菌性痢疾以黏液及脓为主。

（4）冻状便　呈粘冻状、膜状或纽带状，见于肠易激综合征，也可见于某些慢性菌痢的患者。

（5）鲜血便　多见于肠道下段出血（如直肠息肉、直肠癌、痔疮等）。痔疮时常在排便之后有鲜血滴落，而其他疾病则鲜血附着于粪便表面。

（6）柏油样便　色黑、质软、黏稠而富有光泽，宛如柏油，见于各种原因所致的上消化道出血。柏油便隐血试验阳性，可辅助鉴别。

（7）灰白色便（白陶土样便）　进入肠道的胆汁减少，因而在肠道形成的尿胆原减少，以致粪胆素相应减少所致，见于阻塞性黄疸。

（8）细条状便　由于直肠狭窄致粪便呈扁带状或细条状，多见于直肠癌。

（9）绿色粪便　乳儿粪便稀而带绿色或见有黄白色乳凝块均提示消化不良。

（10）羊粪样便　粪便干结坚硬呈圆球状或羊粪状，有时呈硬条状便，常因习惯性便秘，粪便在结肠内停留时间过久，水分被过度吸收所致，多见于老年人及经产妇排便无力者。

（11）乳凝块　乳儿粪便中见有黄白色乳凝块，亦可呈蛋花汤样便，见于婴儿消化不良、腹泻等。

3. 气味　正常粪便因含有蛋白质分解产物，如吲哚、粪臭素、硫醇、硫化氢等而有臭味；肉食者味浓，素食者味淡。慢性肠炎、胰腺疾病，尤以直肠癌溃烂继发感染时有恶臭；阿米巴痢疾时有特殊的腥臭；脂肪和碳水化合物消化或吸收不良时粪便呈酸臭味。

4. 寄生虫体　蛔虫、蛲虫、绦虫节片等较大虫体，肉眼即可分辨，钩虫体则需将粪便冲洗过滤后方易找到。

5. 结石　粪便中可见胆石、胰石、胃石、粪石等，最重要的是胆结石，一般需用铜筛淘洗后方易找到。

（三）显微镜检查

粪便的显微镜检查主要包括细胞、食物残渣及寄生虫等，对诊断肠道感染、寄生虫感染及消化功能不良具有重要意义。

（四）粪便隐血试验

当胃肠道少量出血时，红细胞被消化破坏，粪便外观无异常改变，肉眼和显微镜均不能证实的出血，称为隐血。隐血中血红蛋白的含铁血红素有催化过氧化物分解的作用，能催化试剂中的过氧化氢，分解释放新生态氧，氧化色原物质而显色，称为粪便隐血试验阳性。显色的深浅与血红蛋白的含量呈正相关。

【参考区间】

正常人为阴性。

【临床意义】

隐血试验对消化道出血鉴别有一定意义。消化性溃疡活动期，阳性率为40% ~ 70%；消化道恶性肿瘤，如胃癌、结肠癌，阳性率可达95%，呈持续性阳性；急性胃黏膜病变、肠结核、克罗恩病、溃疡性结肠炎、钩虫病及流行性出血热等，隐血试验均常为阳性。本试验对消化道出血的诊断及消化道肿瘤的普查、初筛和监测均有重要意义。

值得注意的是，服用铁剂、食用动物血或肝类、瘦肉及大量绿叶蔬菜时，可出现假阳性。口腔出血或消化道出血被咽下后，也可呈阳性反应，临床应加以鉴别。

（五）病原学检查

粪便中含有大量细菌，多为大肠杆菌、厌氧菌和肠球菌等正常菌群。产气杆菌、变形杆菌、绿脓杆菌多为过路菌，还有少量芽孢菌和酵母菌，这些细菌出现均无临床意义。肠道致病菌的检查主要靠培养分离与鉴定，但有时也作直接涂片检查，如粗筛霍乱弧菌，可做粪便悬滴和涂片染色检查。怀疑肠结核时行抗酸染色后查找其分支杆菌。粪便培养（普通培养、厌氧培养或结核培养）有助于确诊和菌种鉴定。

粪便的球菌与杆菌比例测定可用于诊断菌群失调及监测临床抗生素的应用。正常粪便菌群以杆菌为主，球菌∶杆菌 =1∶10。菌群紊乱时，球菌比例可增高，甚至出现真菌。

三、阴道分泌物检查

阴道分泌物称为"白带"，是女性生殖系统分泌液的总称，主要由宫颈腺体及前庭大腺分泌，部分由子宫内膜、阴道黏膜等分泌。正常情况下阴道内 pH 保持为 4.0 ~ 4.5，在此环境中只有阴道杆菌得以生存，形成阴道的自然防御功能。

（一）标本采集

阴道分泌物标本采集前 24 小时应无性交、盆浴、阴道检查、阴道灌洗和局部用药。根据不同的检测目的，采集不同部位的标本。常用生理盐水浸湿的棉拭子，自阴道深部或后穹隆、宫颈管口等处采集，用生理盐水直接涂片或用 95% 乙醇固定后送检。

（二）检查项目

1. 一般性状检查　正常阴道分泌物为乳白色或无色透明、略带腥味或无味的稀糊状，pH4.0 ~ 4.5。量的多少与雌激素水平高低和生殖器官充血程度有关。近排卵期白带量多，清澈透明、稀薄；排卵期 2 ~ 3 天后白带减少，混浊、黏稠；行经前量又增加，妊娠期白带量较多。生殖系统有炎症时，白带量增多，颜色、气味、质地均可异常。

2. 阴道清洁度检测　取阴道分泌物涂片后在高倍镜下观察，根据阴道杆菌、上皮细胞、白细胞（或脓细胞）和杂菌的多少来划分清洁度，见下表（表 4-3）。

表 4-3　阴道分泌物清洁度分度

清洁度	所见成分	临床意义
Ⅰ度	可见大量阴道杆菌及上皮细胞，白细胞 0 ~ 5 个 /HP，球菌无或极少	正常
Ⅱ度	有部分阴道杆菌及上皮细胞，白细胞 5 ~ 15 个 /HP，可见少量球菌	基本正常
Ⅲ度	少量阴道杆菌和上皮细胞，白细胞 15 ~ 30 个 /HP，可见脓细胞，球菌较多	提示阴道炎
Ⅳ度	无阴道杆菌，有少量上皮细胞，白细胞＞30 个 /HP，有大量球菌	较重的阴道炎

2. 病原学检测　病原学检测包括滴虫、真菌、阴道加德纳菌和性传播疾病的病原菌等。滴虫常用阴道分泌物生理盐水涂片观察，滴虫呈梨形且活动。在阴道防御能力降低时，可发生真菌性阴道炎，以白色念珠菌多见。

（三）临床意义

滴虫及化脓性阴道炎，白带多呈黄色或黄绿色，有臭味；念珠菌性阴道炎，白带呈豆腐渣或凝乳状小碎块。清洁度为Ⅲ ~ Ⅳ度时，常能检出病原菌。子宫颈癌，白带为血性，并有特殊臭味；癌症患者可检出肿瘤细胞。

四、前列腺液检查

（一）标本采集

通常用前列腺按摩法收集标本。

（二）一般性状检查

正常人前列腺按摩后，收集到的前列腺液（常混有精囊液）为数滴至2mL，淡乳白色、稀薄、半透明的弱酸性（pH6.3 ~ 6.5）液体。前列腺炎时，前列腺液减少，黄色混浊或呈脓性；前列腺癌、结核、结石时，前列腺液常呈不同程度的血性。

（三）显微镜检查

取前列腺液 1 滴涂片，非染色直接高倍镜观察为常用的方法。

1. 卵磷脂小体 正常前列腺液可见大小不一、圆形或卵圆形、满视野分布、有折光性的卵磷脂小体，略小于红细胞。前列腺炎时，卵磷脂小体常减少、分布不均或成堆积状。炎症严重时因巨噬细胞大量吞噬脂类，卵磷脂小体可消失。

2. 细胞 正常前列腺液内，红细胞 < 5 个 /HP，白细胞 < 10 个 /HP，上皮细胞少见。前列腺炎时，白细胞增多且可成堆出现，甚则出现大量脓细胞；上皮细胞亦大量出现，还可见到前列腺颗粒细胞（体积较大、吞噬卵磷脂小体的细胞）。红细胞增多常见于精囊炎、前列腺化脓性炎症、前列腺癌等病变，但应排除前列腺按摩过重导致的出血。在前列腺癌时，如见到体积较大、成堆出现、分化不一且畸形的可疑细胞，应将涂片作 Wright 染色或 H–E 染色以明确前列腺癌的诊断。

3. 淀粉样小体 在老年人较多出现，无临床意义。

4. 精子 在按摩前列腺时，精囊受到挤压而排出精子，无临床意义。

5. 滴虫 正常阴性，在滴虫性前列腺炎时可检查到。

（四）微生物学检查

微生物学检查可直接涂片或进行细菌培养。前列腺炎时，可找到细菌。临床以葡萄球菌最多见，其次是链球菌、大肠埃希杆菌和淋病奈瑟菌。前列腺结核时可找到结核杆菌，但如已确诊为生殖系统结核，则不宜再进行按摩，以免引起扩散。

第三节　肝脏疾病常用实验室检查

肝脏是人体内最大的腺体器官，实验室检查可以了解患者有无肝实质的损害及其程度，观察肝功能状态；诊断与鉴别诊断黄疸，探寻肝脏损害的病因；指导安全用药及大手术前的评估等。

一、蛋白质代谢检查

肝脏是蛋白质合成代谢和分解代谢的主要器官，除 γ 球蛋白外，几乎所有的血浆蛋白质均由肝脏合成分泌。当肝实质细胞受损、间质细胞增生时，γ 球蛋白的生成便增加。测定血白蛋白及其他各种蛋白质的含量或比例，可以了解肝脏在蛋白质代谢方面的功能。血清总蛋白（total protein, TP）包括白蛋白（albumin, A）和球蛋白（globulin, G）。白蛋白在体内完全由肝脏合成，半衰期为 15 ~ 19天；球蛋白由单核巨噬细胞系统合成和分泌，球蛋白与机体免疫功能及血浆黏度密切相关。

【参考区间】

正常人血清总蛋白 65 ~ 85g/L，白蛋白 44 ~ 55g/L，球蛋白 20 ~ 35g/L，A/G为（1.2 ~ 2.5）:1。

【临床意义】

1. 肝脏疾病

（1）急性或局灶性肝损害 急性或轻症肝损害时血清蛋白检查可无明显变化。急性重型肝炎患者可有 γ 球蛋白增加；亚急性重型肝炎患者，血清总蛋白可随病情加重而减少。

（2）慢性肝病 慢性肝炎、肝硬化、肝癌等慢性肝病常出现白蛋白减少、球蛋白增加、A/G 比值减低甚至倒置，并可随病情加重而愈见明显。血清总蛋白则因白蛋白减少、球蛋白增加的不同而表现为增加、正常或减低。白蛋白的含量高低与有功能的肝细胞数量及与肝病的治疗效果相关。低蛋白血症（白蛋白 < 25g/L）时，临床易出现水肿、腹腔积液和（或）胸腔积液。

2. 肝外因素 肾病综合征、大面积烧伤、急性大失血等可出现低蛋白血症；恶性淋巴瘤、慢性炎症、自身免疫性疾病、浆细胞病等可出现高球蛋白血症。

二、胆红素代谢检查

血清中总胆红素（total bilirubin, TB）由非结合胆红素（unconjugated bilirubin, UCB, 又称为游离胆红素）与结合胆红素（conjugated bilirubin, CB）组成。非结合胆红素在水中的溶解度低，不能通过肾小球由尿液排出；而结合胆红素，在水中的溶解度高，能通过肾小球由尿液排出，故尿中的胆红素是指结合胆红素。同时，肝脏中结合胆红素通过胆管进入肠道，经过一系列化学变化进而形成尿胆原，而尿胆原又可以在小肠被重吸收（肠肝循环）进入血液循环中，并且可以经肾小球由尿液排出。

（一）血清胆红素测定

【参考区间】

成人血清总胆红素 3.4 ~ 17.1μmol/L，结合胆红素 0 ~ 3.4μmol/L，非结合胆红素 0 ~ 13.7μmol/L。

【临床意义】

1. 判定黄疸及其程度 成人 TB17.1 ～ 34.2μmol/L，为隐性黄疸；TB34.2 ～ 171μmol/L 为轻度黄疸；TB171 ～ 342μmol/L 为中度黄疸；TB > 342μmol/L 为重度黄疸。

2. 鉴别黄疸的类型 ① TB、UCB 增高：见于溶血性黄疸，如溶血性贫血（蚕豆病、珠蛋白生成障碍性贫血）、新生儿黄疸等。② TB、CB、UCB 均增高：见于肝细胞性黄疸，如急性黄疸型肝炎、慢性肝炎、肝硬化等。③ TB、CB 增高：见于阻塞性黄疸，如胆石症、肝癌、胰头癌等。

（二）尿胆红素定性试验

【参考区间】

正常人尿胆红素定性阴性。

【临床意义】

肝细胞性黄疸时，尿胆红素中度增加；阻塞性黄疸时，尿胆红素明显增加；溶血性黄疸时，尿胆红素定性试验为阴性。另外，碱中毒时胆红素分泌增加，尿胆红素定性可阳性。

（三）尿胆原检查

【参考区间】

正常人尿胆原定性阴性或弱阳性。

【临床意义】

溶血性黄疸时明显升高；肝细胞性黄疸时，尿中尿胆原可增加；阻塞性黄疸时，尿胆原减少或缺如；其他如高热、心功能不全时，由于尿量减少，尿胆原的含量可相对增加；顽固性便秘时，从肠道排泄的粪胆原减少而自肠道回吸收的尿胆原增加，尿胆原的排出亦可增加。

胆红素代谢的常用检查对 3 种黄疸的鉴别见下表（表 4-4）。

表 4-4　健康人及 3 种黄疸实验室检查鉴别表

	血清胆红素定量（μmol/L）			尿液	
	总胆红素	非结合胆红素	结合胆红素	尿胆原	尿胆红素
健康人	3.4 ～ 17.1	0.0 ～ 13.7	0.0 ～ 3.4	阴性或弱阳性	（－）
溶血性黄疸	↑↑	↑↑	轻度↑或正常	强（＋）	（－）
阻塞性黄疸	↑↑	轻度↑或正常	↑↑	（－）	（＋）
肝细胞性黄疸	↑↑	↑	↑	（＋）或（－）	（＋）

三、肝脏病常用的血清酶检查

肝脏是含酶最丰富的器官,肝细胞中所含酶种类已知约有数百种,酶蛋白含量约占肝脏总蛋白含量的 2/3。在肝脏病变时,血清中可有几十种酶的活性发生明显变化,临床常用于疾病诊断的有如下几种:

(一)血清氨基转移酶测定

丙氨酸氨基转移酶(alanine aminotransferase,ALT)主要分布在肝脏,其次是骨骼肌、肾脏、心肌等组织中;天门冬氨酸氨基转移酶(aspartate aminotransferase,AST)主要分布在心肌,其次是肝脏、骨骼肌和肾脏等组织中。当肝细胞受损时,肝细胞膜通透性增加,胞浆内的 ALT 与 AST 释放入血浆,致使血清 ALT 与 AST 的酶活性升高。

【参考区间】

试剂中不含磷酸吡哆醛:成人男性 ALT9 ~ 50U/L,AST15 ~ 40U/L;成人女性 ALT7 ~ 40U/L,AST13 ~ 35U/L。

试剂中含磷酸吡哆醛:成人男性 ALT9 ~ 60U/L,AST15 ~ 45U/L;成人女性 ALT7 ~ 45U/L,AST13 ~ 40U/L。

【临床意义】

1. 肝脏疾病　各类型肝脏疾病 ALT、AST 及 ALT/AST 变化情况见下表(表 4-5)。

表 4-5　各类型肝脏疾病 ALT、AST 及 ALT/AST 变化情况表

肝脏疾病类型	ALT 与 AST 变化情况	ALT/AST 比值变化情况
急性病毒性肝炎	显著升高(可达正常上限的 20 ~ 50 倍甚至 100 倍)	> 1;急性重症肝炎时,ALT/AST < 1
慢性病毒性肝炎	轻度上升(100 ~ 200U)或正常	> 1;如出现比值< 1,提示慢性肝炎可能进入活动期
酒精性肝病	AST 显著升高,ALT 几近正常	< 1
肝硬化	转氨酶活性取决于肝细胞进行性坏死程度,终末期肝硬化转氨酶活性正常或降低。	通常< 1

2. 心肌梗死　急性心肌梗死后 6 ~ 8 小时,AST 增高,18 ~ 24 小时达高峰,升高程度与心肌坏死范围大小有关,4 ~ 5 天后恢复正常。

3. 其他疾病　如骨骼肌疾病、肺梗死、胰腺炎等亦可轻度升高。

（二）碱性磷酸酶

碱性磷酸酶（alkaline phosphatase，ALP）主要分布在肝脏、骨骼、肾、小肠及胎盘中，血清中的 ALP 主要来源于肝脏和成骨细胞，肝脏中的 ALP 主要分布在肝细胞的血窦侧和毛细胆管侧的微绒毛上，肝内及来自肝外的 ALP 经胆汁排入小肠。ALP 的测定常作为肝脏疾病的检查指标之一，在胆道阻塞时 ALP 排泄减少，亦可引起血清中 ALP 升高。

【参考区间】

成年男性 ALP 45 ～ 125U/L；成人女性 ALP 在 20 ～ 49 岁 35 ～ 100U/L，50 ～ 79 岁 50 ～ 135U/L。

【临床意义】

1. 生理性增加 ALP 生理性增加见于生长中的儿童及妇女妊娠中晚期。

2. 肝胆疾病 各种肝内、外胆管阻塞性疾病时，ALP 明显升高，与血清胆红素升高相平行。

3. 肝胆系统以外疾病 如纤维性骨炎、佝偻病、骨软化症、成骨细胞瘤及骨折愈合期等血清 ALP 亦升高。

（三）γ - 谷氨酰基转移酶

γ - 谷氨酰转移酶（γ-glutamyl transferase，γ-GT）存在于血清及除肌肉以外的所有细胞中，肾脏中含量最为丰富，但血清中 γ-GT 主要来自肝胆系统。γ-GT 在肝脏中广泛分布于肝细胞的毛细胆管一侧和整个胆管系统，因此当肝内合成亢进或胆汁排出受阻时，血清中 γ-GT 增高。

【参考区间】

男性 γ-GT 10 ～ 60U/L；女性 γ-GT 7 ～ 45U/L。

【临床意义】

1. 胆管阻塞性疾病 原发性胆汁性肝硬化、硬化性胆管炎等，可达正常水平的 5 ～ 30 倍；肝癌时可达参考区间上限的 10 倍以上。

2. 肝脏疾病 急性肝炎 γ-GT 呈中等度升高；慢性肝炎、肝硬化的非活动期，γ-GT 活性正常，若 γ-GT 持续升高，提示病变活动或病情恶化；急、慢性酒精性肝炎、药物性肝炎，γ-GT 可呈明显或中度以上升高，ALT 和 AST 仅轻度增高，甚至正常。

3. 其他疾病 脂肪肝、胰腺炎、胰腺肿瘤、前列腺肿瘤等 γ-GT 亦可轻度增加。

四、肝纤维化常用标志物检测

肝纤维化是各种原因引起的肝损害，尤其是慢性肝活动性损害的共同病理特点。肝纤维化常用标志物检测可以初步反映肝脏纤维化的情况，但肝纤维化诊断需经肝脏活检病理确诊。

五、病毒性肝炎标志物检测

病毒性肝炎是由多种类型肝炎病毒引起的以肝炎为主的全身性疾病。各型肝炎的抗原、抗体标志物及其核酸检测对疾病的诊断和鉴别诊断具有重要价值。

第四节　肾功能检查

肾功能检查的主要目的是了解肾脏功能有无损害及其程度、损害部位、动态观察病情，制订治疗方案及判断其预后。

一、肾小球功能检测

（一）血肌酐测定

血肌酐（creatinine，Cr）主要由肾小球滤过至原尿中，在控制外源性肌酐摄入的情况下，血中 Cr 浓度取决于肾小球的滤过能力，测定血中 Cr 浓度可反映肾小球的滤过功能。

【参考区间】

全血 Cr 为 88.4 ~ 176.8μmol/L；血清或血浆 Cr，男性 53 ~ 106μmol/L，女性 44 ~ 97μmol/L。

【临床意义】

1. 当肾小球受损早期或轻度损害时，血 Cr 可正常；只有当肾小球滤过功能下降至正常人的 1/3 时，血 Cr 才明显上升。血 Cr 升高的程度与慢性肾衰竭呈正相关：①肾衰竭代偿期，血 Cr < 178μmol/L。②肾衰竭失代偿期，血 Cr178 ~ 445μmol/L。③肾衰竭期，血 Cr > 445μmol/L。

2. 鉴别肾前性和肾实质性少尿。肾前少尿，如严重脱水、心衰等血 Cr 上升多不超过 200μmol/L；器质性肾衰竭血 Cr 常超过 200μmol/L。

3. 同时测定血 Cr 和尿素（Urea）临床意义更大，正常时 Urea/Cr（mg/dl 为单位）为 10∶1。器质性肾衰竭，血 Cr 和 Urea 同时升高，Urea/Cr ≤ 10∶1；肾前性少尿，Urea 增高而血 Cr 升高不明显，故 Urea/Cr > 10 : 1。

（二）内生肌酐清除率测定

单位时间内，肾脏把若干毫升血浆中的内生肌酐全部清除出去，称为内生肌酐清除率（endogenous creatinine clearance，Ccr）。

【参考区间】

成人（体表面积以 $1.73m^2$ 计）：80 ~ 120mL/（min·$1.73m^2$）或 109 ~ 140L/24h，老年人随年龄增长，有自然下降趋势。西咪替丁、甲苄嘧啶、长期限制剧烈运动均使 Ccr 下降。

【临床意义】

1. Ccr 是判断肾小球损害的敏感指标，能较早地反映肾小球滤过功能损害。

2. Ccr 可判断肾小球损害的程度：①肾功能不全代偿期，Ccr50 ~ 80mL/min。②肾功能不全失代偿期，Ccr20 ~ 50mL/min。③肾衰竭期（尿毒症早期），Ccr10 ~ 20mL/min。④尿毒症晚期（或肾衰终末期），Ccr < 10mL/min。

3. 指导治疗 Ccr < 30 ~ 40mL/min，应限制蛋白质摄入；Ccr ≤ 30mL/min，噻嗪类利尿剂（如氢氯噻嗪等）无效；Ccr ≤ 10mL/min，对袢利尿剂（如呋噻咪、依他尼酸等）无效，应透析治疗。此外，肾衰竭时，凡经肾脏代谢或排泄的药物，应根据 Ccr 降低程度来减少用药的剂量和 / 或用药的次数。

（三）血清尿素测定

尿素（blood urea nitrogen，BUN）是蛋白质代谢的最终产物，在肝脏合成。溶于血浆中的尿素，通过血液循环输送到肾脏，90% 经肾小球滤过而随尿排出，血中尿素在一定程度上反映肾小球滤过功能的变化。

【参考区间】

成人 BUN3.2 ~ 7.1mmol/L；婴儿、儿童 BUN1.8 ~ 6.5mmol/L。

【临床意义】

BUN 增高见于以下几种情况。

1. 肾前性因素 肾前性因素包括：①肾血流量不足：见于脱水、心功能不全、休克、水肿、腹水等疾病。②体内蛋白质分解增多：见于急性传染病、脓毒血症、上消化道出血、大面积烧伤、大手术后和甲状腺功能亢进症等。

2. 肾脏疾病 如慢性肾炎、肾动脉硬化症、严重肾盂肾炎、肾结核和肾肿瘤的晚期均可出现尿素升高。轻度肾功能受损时，尿素可无变化；当尿素升高时，表明 60% ~ 70% 的有效肾单位已受到损害，故尿素测定不是反映肾功能损害的早期指标。

血尿素增高的程度与肾功能损害严重性成正比，7.2mmol/L ＜ 血尿素 ＜ 9.0mmol/L 为代偿期；9.0mmol/L ＜ 血尿素 ＜ 20.0mmol/L 为失代偿期；血尿素 ＞ 20.0mmol/L 为衰竭期。故血清尿素对尿毒症的诊断及预后估计有重要意义，也作为肾衰竭透析充分性的指标之一。

3. 肾后性因素 尿路结石、前列腺肥大、泌尿生殖系统肿瘤等疾病，可引起尿路梗阻，造成肾小管内高压，肾小管内尿素逆扩散入血液，而使尿素升高。

二、肾小管功能测定

（一） α_1– 微球蛋白测定

α_1– 微球蛋白（ α_1–microglobulin， α_1–MG）为肝细胞和淋巴细胞产生的一种糖蛋白。血浆中 α_1–MG 可以游离或与 IgG、白蛋白结合的两种形式存在。游离 α_1–MG 可自由透过肾小球，但原尿中 α_1–MG 约 99.9% 被近曲小管上皮细胞以胞饮方式重吸收并分解，故仅微量从尿中排泄。

【参考区间】

成人尿 α_1–MG ＜ 15mg/24h，或 ＜ 10mg/g 肌酐；血清游离 α_1–MG 为 10 ~ 30mg/L。

【临床意义】

1. 近端肾小管功能损害 尿 α_1–MG 升高是反映各种原因包括肾移植后排斥反应所致早期近端肾小管功能损伤的特异、灵敏指标。与 β_2–MG 比较， α_1–MG 不受恶性肿瘤影响，酸性尿中不会出现假阴性，故更可靠。

2. 评估肾小球滤过功能 血清 α_1–MG 升高提示 GFR 降低所致的血潴留。其比血 Cr 和 β_2–MG 检测更灵敏，在 Ccr ＜ 100mL/min 时，血清 α_1–MG 即出现升高。血清和尿中 α_1–MG 均升高，表明肾小球滤过功能和肾小管重吸收功能均受损。

3. 其他 血清 α_1–MG 降低见于严重肝实质性病变所致生成减少，如重症肝炎、肝坏死等。

（二）视黄醇结合蛋白测定

视黄醇结合蛋白（retinol–binding protein，RBP）是视黄醇（维生素 A）转运蛋白，由肝细胞合成。当肾小管重吸收功能障碍时，尿中 RBP 浓度升高，血清 RBP 浓度下降。

【参考区间】

血清 RBP 约为 45mg/L，尿液约为（0.11±0.07）mg/L，男性高于女性，成人高于儿童。

【临床意义】

尿液 RBP 升高可见于早期近端肾小管损伤。血清 RBP 升高常见于肾小球滤过功能减退、肾功能衰竭。另外，RBP 可特异地反映机体的营养状态，血清 RBP 水平是一项诊断早期营养不良的灵敏指标。

（三）浓缩稀释试验

在日常饮食起居条件下，多次测定患者尿量与比密，来判断肾脏调节水平衡方面功能的试验，称为浓缩 - 稀释试验，又称莫氏试验，昼夜尿比密试验。

【参考区间】

成人 24 小时尿量 1000 ～ 2000mL，昼尿量 / 夜尿量（3 ～ 4）∶1，夜尿量＜ 750mL；尿液最高比密＞ 1.018，最高比密与最低比密之差＞ 0.009。

【临床意义】

1. 肾源性疾病：①原发性肾小球疾病，如急性肾小球肾炎时，病变在肾小球，肾小球滤过率降低，而肾小管重吸收功能相对正常，使尿量少而比密增加。慢性肾小球肾炎病变累及肾髓质时，可出现浓缩功能障碍，表现为尿量增多，夜尿量＞ 750mL 或 24 小时尿量＞ 2500mL，尿液最高比密＜ 1.018，最高比密与最低比密之差＜ 0.009。慢性肾炎晚期则出现尿比密固定在 1.010 左右的等张尿，表明肾小管重吸收功能很差。②肾小管病变、慢性肾盂肾炎时，因肾小管损害严重，患者常先有多尿、夜尿增多和尿液比密降低，晚期可发生尿比密低而固定。急性肾盂肾炎可出现一过性肾小管功能异常。

2. 本试验亦受肾外因素的影响，如高血压肾功能失代偿期等可出现多尿、夜尿增多及尿比密降低甚或固定。

三、血清尿酸测定

尿酸（uric acid，UA）为核蛋白和核酸中嘌呤的代谢产物，可自由透过肾小球，亦可经肾小管排泌，但进入原尿的尿酸 90% 左右在肾小管重吸收回到血液中。血尿酸浓度受肾小球滤过功能和肾小管重吸收功能的影响。

【参考区间】

成人尿酸酶偶联法：男性 150 ～ 416μmol/L，女性 89 ～ 357μmol/L。

【临床意义】

1. 血尿酸浓度升高　①肾小球滤过功能损伤：在反映早期肾小球滤过功能损伤上较血 Cr 和血尿素灵敏。②体内尿酸生成异常增多：常见于遗传性酶缺陷所致的原发性痛风，以及多种血液病、恶性肿瘤等因细胞大量破坏所致的继发性痛风。此外亦见于长期使用利尿剂及抗结核药吡嗪酰胺、慢性铅中毒、长期禁食者。

2. 血尿酸浓度降低　①各种原因致肾小管重吸收尿酸功能损害、尿中大量丢失。②肝功能严重损害尿酸生成减少，如 Fanconi 综合征、急性重型肝炎、肝豆状核变性等。③慢性镉中毒、使用磺胺及大剂量糖皮质激素、参与尿酸生成的黄嘌呤氧化酶、嘌呤核苷酸化酶先天性缺陷等。

四、血浆二氧化碳结合力测定

血浆二氧化碳结合力（carbon dioxide combining power，CO_2CP）是静脉血分离血浆后与 CO_2 分压为 40mmHg、O_2 分压为 100mmHg 的健康人肺泡气平衡后，测得的血浆中 HCO_3^- 所含 CO_2 的量。它间接反映了 $NaHCO_3$ 的浓度，受代谢和呼吸两方面因素的影响。

第五节　临床常用生物化学检查

一、糖代谢检查

（一）空腹血葡萄糖（FBG）测定

【参考区间】

成人血浆（清）FBG3.9 ~ 6.1mmol/L（70 ~ 110mg/dL）。

【临床意义】

FBG6.1 ~ 7.0mmol/L，称为空腹血糖过高（IFG）；FBG ≥ 7.0mmol/L，称为高糖血症；FBG > 9.0mmol/L 时，尿糖通常出现阳性；FBG < 2.8mmol/L，称为低糖血症；FBG < 1.7mmol/L 时，可出现低血糖性昏迷。

1. FBG 升高　生理性升高见于餐后 1 ~ 2 小时、高糖饮食、剧烈运动及情绪激动等，常为一过性。病理性增高主要见于：①糖尿病：为引起血糖升高的最常见原因，由胰岛素相对或绝对减少引起。餐后 8 小时血浆葡萄糖 ≥ 7.0mmol/L，可诊断为糖尿病。②其他内分泌疾病：如甲状腺功能亢进症、嗜铬细胞瘤、垂体前叶嗜酸性细胞腺瘤（巨人症或肢端肥大症）、肾上腺皮质功能亢进等。③应激性高血糖：如颅内高压、颅脑外伤、中枢神经系统感染、心肌梗死、大面积烧伤、急性脑血管病等。④肝源性高血糖：见于严重肝损害，葡萄糖不能转化为肝糖原储存，出现餐后高血糖。⑤其他：如应用噻嗪类利尿剂、妊娠呕吐、脱水、缺氧、麻醉等。

2. FBG 降低　生理性降低见于饥饿、长期剧烈运动、妊娠期等。病理性降低主要见于：①胰岛素增多性疾病：如胰岛细胞瘤或腺癌、胰岛素注射过量等。②缺乏抗胰岛素的激素：如生长激素、甲状腺激素、肾上腺皮质激素等。③肝糖原贮存缺乏的疾病：如重型肝炎、肝硬化、肝癌等严重肝病。④急性酒精中毒。⑤消耗性疾病，如严重营养不良、恶病质等。

（二）口服葡萄糖耐量试验

口服葡萄糖耐量试验（oral glucose tolerance test，OGTT）常用于了解和观察糖代谢功能是否健全，主要用于诊断不确定或血糖升高不明显的可疑糖尿病。对糖尿病的诊断有重要意义。

【参考区间】

口服法：FBG3.9 ~ 6.1mmol/L；负载后 0.5 ~ 1 小时血糖上升达高峰，一般为 7.8 ~ 9.0mmol/L，峰值应< 11.1mmol/L；2 小时≤ 7.8mmol/L；服糖后 3 小时后降至空腹水平。各次尿糖均为阴性。

【临床意义】

OGTT 是一种葡萄糖负荷试验，用于了解机体对葡萄糖代谢的调节能力，是糖尿病和低血糖症的重要诊断性试验。临床上主要用于诊断糖尿病、判断糖耐量异常（IGT）、鉴别尿糖和低糖血症，OGTT 还可用于胰岛素和 C– 肽释放试验。

1. 诊断糖尿病　具有下列一项者，即可诊断糖尿病。

（1）具有糖尿病症状，FPG ≥ 7.0mmol/L。

（2）OGTT2 小时血糖浓度≥ 11.1mmol/L。

（3）具有临床症状，随机血糖≥ 11.1mmol/L，且伴有尿糖阳性者。

2. 判断糖耐量减低（IGT）　FPG < 7.0mmol/L，2 小时血糖浓度为 7.8 ~ 11.1mmol/L，且血糖到达高峰的时间延长至 1 小时后，血糖恢复正常的时间延长至 2 ~ 3 小时后，同时伴有尿糖阳性者为 IGT，多见于 2 型糖尿病、肥胖症等。妊娠期糖尿病患者、甲状腺功能亢进症、分娩后 6 周进行 OGTT，多表现为 IGT。

（三）糖化血红蛋白检测

糖化血红蛋白（glycosylated hemoglobin，GHb）主要指血红蛋白 A₁（HbA₁）中的 HbA$_{1c}$，是血红蛋白（Hb）生成后以其 β 链末端氨基酸与葡萄糖类进行缩合反应而形成的酮氨化合物中含量最高的一种。

【参考区间】

GHbA$_1$5.0% ~ 8.0%；GHbA$_{1c}$4.0% ~ 6.0%

【临床意义】

1. 评价糖尿病控制情况 GHbA$_1$ 或 GHbA$_{1c}$ 值增高，提示近 2 ~ 3 个月的血糖控制不良，GHbA$_1$ 愈高，血糖水平愈高，病情愈重。故 GHbA$_1$ 的水平可作为糖尿病长期控制程度的监控指标。

2. 筛查糖尿病 GHbA$_1$ < 8%，可排除糖尿病；GHbA$_1$ > 9%，预测糖尿病的准确性为 78%，灵敏度为 68%，特异性为 94%；GHbA$_1$ > 10%，预测糖尿病的准确性为 89%，灵敏度为 48%，特异性为 99%。

3. 鉴别诊断 糖尿病性高血糖 GHb 增高，应激性高血糖 GHb 则正常。

二、脂代谢检测

（一）血清总胆固醇和胆固醇酯测定

总胆固醇（total cholesterol，TC）包括游离胆固醇（free cholesterol，FC）和胆固醇酯（cholesterol esterase，CE），前者占 25% ~ 40%，后者占 60% ~ 75%。

【参考区间】

TC < 5.20mmol/L，为理想范围；5.23 ~ 5.69mmol/L，为边缘升高；> 5.72mmol/L，为升高。

【临床意义】

TC 水平与年龄、性别、饮食及遗传等因素有关，常作为动脉粥样硬化的预防、发病预测、疗效观察的参考指标。TC 及 FC 增高是冠心病的危险因素之一，高 TC 者，动脉硬化、冠心病的发生率较高。肝细胞受损时，胆固醇酯化障碍，血中 CE 减少。

（二）血清甘油三酯测定

人体中贮存大量的甘油酯，其中 90% ~ 95% 为甘油三酯（triglyceride，TG），其主要功能是为细胞代谢提供能量。

【参考区间】

血清甘油三酯为 0.56 ~ 1.70mmol/L。

【临床意义】

TG 增高常见于冠心病、原发性高脂血症、动脉硬化症、肥胖症、阻塞性黄疸、糖尿病、严重贫血、肾病综合征、甲状腺功能减退症及长期饥饿或高脂饮食等。TG 降低可见于无 β – 脂蛋白血症等遗传性疾病。

（三）血清脂蛋白及载脂蛋白测定

【参考区间】

高密度脂蛋白 – 胆固醇（HDL–C）为 1.03 ~ 2.07mmol/L；> 1.04mmol/L，为合适水平；≤ 0.91mmol/L，为减低。

【临床意义】

HDL–C 具有抗动脉粥样硬化作用，与 TG 呈负相关，也与冠心病发病呈负相关。HDL–C ≤ 0.91mmol/L 为明显降低，多见于心脑血管病、糖尿病、肝炎、肝硬化等。但 HDL 并非越高越好，血中 HDL–C ≥ 2.6mmol/L 称为高 HDL 血症。

【参考区间】

低密度脂蛋白 – 胆固醇（LDL–C）：①≤ 3.12mmol/L，为合适水平。② 3.15 ~ 3.61mmol/L，为边缘水平。③> 3.64mmol/L，为升高。

【临床意义】

LDL–C 与冠心病发病呈正相关，是动脉粥样硬化的潜在危险因素之一。降低见于无 β – 脂蛋白血症、甲状腺功能亢进症、吸收不良症候群、恶性肿瘤、肝硬化等。

三、无机离子检查

（一）血清钾测定

【参考区间】

血清钾 3.5 ~ 5.3mmol/L。

【临床意义】

1. 血清钾增高 血清钾 > 5.3mmol/L 时，称为高钾血症（hyperkalemia），见于：①肾脏排钾减少，如急、慢性肾功能不全及肾上腺皮质功能减退等。②摄入或注射大量钾盐，输入大量库存血，超过肾脏排钾能力。③严重溶血或组织损伤，红细胞或组织内的钾大量释放入细胞外液。④组织缺氧或代谢性酸中毒时大量细胞内的钾转移至细胞外液。

2. 血清钾降低 血钾 < 3.5mmol/L 时，称为低钾血症（hypokalemia），见于：①钾盐摄入不足，如长期低钾饮食、禁食或厌食等。②钾丢失过多，如严重呕吐、腹泻或胃肠减压；应用排钾利尿剂及肾上腺皮质激素；肾上腺皮质功能亢进或醛固酮增多症。③钾在体内分布异常，如大量应用胰岛素、碱中毒、家族性周期性麻痹、甲状腺功能亢进时，钾向细胞内大量转移。

（二）血清钠测定

【参考区间】

血清钠 137 ~ 147mmol/L。

【临床意义】

血清钠 > 147mmol/L，并伴有血液渗透压过高者，称为高钠血症。血清钠 < 137mmol/L，称为低钠血症。

1. 血清钠增高 血清钠增高可因过多地输入含钠盐的溶液、肾上腺皮质功能亢进、垂体前叶肿瘤、原发性醛固酮增多症、脑外伤或急性脑血管病等所致；亦可因水分摄入不足或水分丢失过多引起。

2. 血清钠降低 血清钠降低见于钠丢失过多、细胞外液稀释、消耗性低钠等。

（三）血清氯化物测定

【参考区间】

血清氯化物 96 ~ 108mmol/L。

【临床意义】

1. 血清氯化物降低 血清氯含量 < 96mmol/L，称为低氯血症（hypochloremia），血清氯离子变化与钠离子基本呈平行关系，低钠血症常伴低氯血症。

2. 血清氯化物增高 血清氯含量 > 108mmol/L，称为高氯血症（hyperchloremia），见于过量补充 $NaCl$、$CaCl_2$、NH_4Cl 溶液，以及高钠血症性脱水、肾功能不全等。

（四）血清钙测定

【参考区间】

总钙 2.25 ~ 2.58mmol/L；离子钙 1.10 ~ 1.34mmol/L。

【临床意义】

1. 血清钙降低　血清总钙＜2.25mmol/L，称为低血钙症，临床较多见，见于钙摄入不足和吸收不良、成骨作用增加、钙吸收障碍等。

2. 血清钙增高　血清总钙＞2.58mmol/L，称为高血钙症，见于摄入钙过多及静脉用钙过量、溶骨作用增强、大量应用维生素D治疗等。

（五）血清无机磷测定

【参考区间】

血清无机磷 0.97 ~ 1.61mmol/L。

【临床意义】

1. 血清无机磷降低　血清无机磷降低见于摄入不足或吸收障碍、丢失过多、转入细胞内等。

2. 血清无机磷增高　血清无机磷增高见于磷排泄减少、吸收增加，以及磷从细胞内释出、多发性骨髓瘤及骨折愈合期。

（六）血清镁测定

【参考区间】

血清镁 0.75 ~ 1.02mmol/L。

【临床意义】

1. 血清镁增高　血清镁增高临床较少见，可因：①急慢性肾衰竭时镁排出减少。②内分泌疾病，如甲状腺功能减退症、甲状旁腺功能减退症、Addison病等。③多发性骨髓瘤、严重脱水等。④镁剂治疗过量等。

2. 血清镁降低　血清镁降低常见于：①摄入不足。②经消化道丢失过多。③经肾排出过多。④血液透析及腹膜透析使镁过多丢失等。

血镁降低常伴有低钾血症，此时单纯补钾无效，必须补镁才能纠正低钾血症。

四、血清铁及其代谢物测定

（一）血清铁测定

血清铁（serum iron，SI）测定反映游离状态铁的含量。

【参考区间】

男性 SI11 ~ 30μmol/L；女性 SI9 ~ 27μmol/L；儿童 SI9 ~ 22μmol/L。

【临床意义】

1. 血清铁增高 血清铁增高常见于溶血性贫血、再生障碍性贫血、巨幼细胞贫血及肝细胞损害（急性肝炎、中度慢性肝炎等），以及铅中毒、维生素 B₆ 缺乏、铜缺乏、慢性酒精中毒等铁利用降低。铁剂治疗时，血清铁亦升高。

2. 血清铁降低 血清铁降低常见于胃次全切除、长期腹泻等铁的摄入和吸收障碍、慢性失血和慢性感染继发的贫血等。

（二）血清总铁结合力检测

每升血清中的全部转铁蛋白所能结合的最大铁量（饱和铁），称为总铁结合力（total iron binding capacity，TIBC）。

【参考区间】

男性 TIBC50 ~ 77μmol/L；女性 TIBC54 ~ 77μmol/L。

【临床意义】

血清总铁增高见于慢性缺铁的早期、转铁蛋白合成增加等。血清总铁降低见于铁蛋白减少（如肝硬化等）、转铁蛋白丢失（如肾病综合征等）、转铁蛋白合成不足（如遗传性转铁蛋白缺乏症等），以及肿瘤、非缺铁性贫血、珠蛋白生成障碍性贫血、慢性感染等。

五、酶学检查

（一）淀粉酶测定

淀粉酶（amylase，AMS/AMY）主要来自胰腺和腮腺。淀粉酶检测的适应证包括：①急性胰腺炎的监测和排除（出现上腹部疼痛）。②慢性（复发性）胰腺炎。③胰管阻塞。④腹部不适、外科手术、厌食和食欲过盛等。⑤逆行胆胰管造影（ERCP）后的随访。⑥腮腺炎（流行性、乙醇中毒性）。

【参考区间】

①血液 AMS600 ~ 1200Somogyi U/L，30 ~ 220SI U/L。②尿液 AMS < 5000 Somogyi U/24h，6.5 ~ 48.1SI U/h。

【临床意义】

血液和尿液 AMS 变化可用于急性胰腺炎的诊断和急腹症的鉴别诊断。

AMS 活性增高主要见于以下情况。

1. 急性胰腺炎 发病后 6 ~ 12 小时血清 AMS 开始升高（亦有 12 小时后升高者），12 ~ 72 小时达高峰，3 ~ 5 天后恢复正常。如持续升高达数周，常提示胰腺炎有反复或有并发症发生。尿 AMS 于起病后 12 ~ 24 小时开始升高。

2. 其他 慢性胰腺炎时，血、尿 AMS 活性一般不增高，但如有急性发作则可有中等程度增高。

AMS 减低主要见于慢性胰腺炎、胰腺癌、肾衰竭晚期、巨淀粉酶血症尿液。

（二）脂肪酶测定

【参考区间】

比色法：脂肪酶< 79U/L；滴度法：脂肪酶< 1500U/L。

【临床意义】

LPS 主要用于急性胰腺炎的诊断和急腹症的鉴别诊断：①急性胰腺炎发病 4 ~ 8 小时内，血清 LPS 增高，24 小时达高峰，但与 AMS 比较升高较晚而持续时间长（10 ~ 15 天），故对急性胰腺炎后期诊断意义更大；血清 LPS 组织来源比 AMS 少，故对急性胰腺炎诊断的特异性优于 AMS，两者同时测定可使敏感性达 95%。②非胰腺炎的急腹症患者，其血清 AMS 升高而 LPS 正常。③慢性胰腺炎、空腹脏器穿孔、肠梗阻、腹膜炎，以及胆总管结石、胆总管癌、十二指肠溃疡患者血清 LPS 也可增高。④胰腺癌或胰腺结石所致的胰腺导管阻塞时，LPS 活性可减低。LPS 减低的程度与梗阻部位、梗阻程度和剩余胰腺组织的功能有关。LPS 活性减低也可见于胰腺囊性纤维化。

（三）血清肌酸激酶测定

肌酸激酶（creatine kinase，CK）主要存在于骨骼肌、心肌，其次存在于脑、平滑肌等细胞的胞质和线粒体中。

【参考区间】

酶偶联法：37℃时，男性 38 ~ 174U/L；女性 26 ~ 140U/L。

肌酸显色法：男性 15 ~ 163U/L；女性 3 ~ 135U/L。

连续监测法：男性 37 ~ 174U/L；女性 26 ~ 140U/L。

【临床意义】

1. 心脏疾病 ①急性心肌梗死（AMI）：发病后 3 ~ 8 小时开始增高，10 ~ 36 小时达高峰（可高达正常上限的 10 ~ 12 倍），72 ~ 96 小时后恢复正常，是 AMI 早期诊断的敏感指标之一，但诊断时应注意 CK 的时效性。在 AMI 病程中，如 CK 再次升高，往往说明心肌再次梗死。②病毒性心肌炎、心脏创伤（心脏手术、心导管等）：CK 活性也明显升高。

2. 肌肉疾病 各种肌肉疾病，如多发性肌炎、横纹肌溶解症、进行性肌营养不良等 CK 明显增高。

3. 溶栓治疗 AMI 溶栓治疗后出现再灌注情况可导致 CK 升高，使峰值提前。因此，CK 水平有助于判断溶栓后的再灌注情况，但不能早期判断再灌注。

（四）肌酸激酶同工酶测定

CK 分子含两个亚单位 M（肌型）和 B（脑型），由这两个亚单位组成三种 CK 的同工异构酶（同工酶），即 CK_1（CK-BB）、CK_2（CK-MB）、CK_3（CK-MM）。

【参考区间】

CK-MM 活性 94% ~ 96%；CK-MB 活性 < 5%；CK-BB 极少或无。

【临床意义】

1. CK-MB 主要来源于心肌，对 AMI 诊断的特异性和敏感性均很高，病后 3 ~ 6 小时即升高，9 ~ 30 小时达高峰，48 ~ 72 小时恢复正常水平。与 CK 比较，其高峰出现早，消失较快，用其诊断发病较长时间的 AMI 有困难，但对再发心肌梗死的诊断有重要价值。CK-MB 是目前诊断 AMI 最佳的血清酶学指标。其他心肌损害（如心肌炎）、骨骼肌病变（如多发性肌炎、挤压综合征等），CK-MB 水平亦可增高。

2. CK-MM 活性升高，是骨骼肌损伤的特异指标。

3. CK-BB 活性升高，见于缺氧性神经系统疾病（48 ~ 72 小时脑脊液内升高）；还见于肺、肠、胆囊、前列腺等部位的肿瘤，心脏创伤和手术、结缔组织病、休克、中毒等。

（五）乳酸脱氢酶及其同工酶测定

【参考区间】

乳酸脱氢酶（LDH）（速率法）：95 ~ 200U/L。

LDH 同工酶（琼脂糖凝胶电泳法）：LDH_1 为 14% ~ 26%，LDH_2 为 29% ~ 39%，LDH_3 为 20% ~ 26%，LDH_4 为 8% ~ 16%，LDH_5 为 6% ~ 16%。

【临床意义】

1. 肝脏疾病 急性肝炎、中度慢性肝炎、肝癌尤其是转移性肝癌时 LDH 显著升高。肝胆系统疾病中，LDH_5 增高是诊断肝细胞坏死的敏感指标，且 LDH_5 > LDH_4；但阻塞性黄疸时则 LDH_4 > LDH_5。

2. 心肌梗死 发病后 8 ~ 18 小时 LDH 开始升高，24 ~ 72 小时达高峰，6 ~ 10 日恢复正常。升高后恢复迟缓或病程中再次升高，提示梗死范围扩大或再梗死；急性心肌梗死早期，LDH_1 和 LDH_2 均增高，尤以 LDH_1 增高更早、更显著，表现为 $LDH_1 > LDH_2$。

3. 其他疾病 恶性肿瘤时，肿瘤增长速度与 LDH 增高程度有一定关系，如肿瘤扩散到肝脏往往伴有 LDH_4 和 LDH_5 增高。60% 的白血病患者 LDH 增高是以 LDH_3 和 LDH_4 为主；恶性贫血时，LDH 活性极度增高（原始巨幼红细胞生成和释放增加），以 LDH_1 明显增加为主，$LDH_1 > LDH_2$；骨骼肌损伤时，LDH_5 升高为主；肺梗死，LDH_3 升高为主；胰腺炎，LDH_3、LDH_4 升高为主；淋巴瘤、肌营养不良等，LDH 均可升高。

六、心脏疾病生物标志物检测

（一）肌钙蛋白测定

心肌肌钙蛋白（cardiac troponin，cTn），是横纹肌的结构蛋白，通过影响钙的代谢调节肌肉的收缩，由三个亚基组成：肌钙蛋白 T（原肌球蛋白结合亚基，TnT）、肌钙蛋白 I（抑制亚基，TnI）和肌钙蛋白 C（钙结合亚基，TnC）。TnT 与 TnI 是心肌细胞的特有成分。

【参考区间】

cTn0.02 ~ 0.13μg/L；cTn > 0.2μg/L 为诊断临界值；cTn > 0.5μg/L 可以诊断为急性心肌梗死。

【临床意义】

1. 急性心肌梗死（AMI） 血清 cTnT 和 cTnI 在 AMI 发病后均在 3 ~ 6 小时开始升高（3 ~ 6 小时升高占 60% ~ 80%，6 ~ 12 小时升高占 100%），10 ~ 24 小时达高峰，恢复正常时间 cTnT 为 10 ~ 15 天，cTnI 为 5 ~ 7 天。cTnT、cTnI 与肌酸激酶及其同工酶组合用于 AMI 诊断，是十分灵敏和特异性的指标。而且 cTn 在血中持续时间较长，有利于发现较长时间内的 AMI，但不易诊断病程中发生的再梗死，对监测溶栓治疗和诊断胸痛发生后 1 ~ 2 周内的亚急性心肌梗死和隐匿性心肌梗死有一定意义。

2. 不稳定型心绞痛 cTn 也常升高，提示有小范围心肌梗死的可能。

（二）肌红蛋白测定

【参考值】

血肌红蛋白（Mb）定性为阴性；定量酶联免疫吸附法测定（ELISA）为

50 ~ 85μg/L；放射免疫分析法测定（RIA）为 6 ~ 85μg/L；诊断临界值为＞75μg/L。

【临床意义】

1. 急性心肌梗死 AMI 发病后 30 分钟至 2 小时内 Mb 开始升高，6 小时内阳性 75%，5 ~ 12 小时达高峰，12 ~ 24 小时阳性 59%，18 ~ 30 小时恢复正常，其灵敏度为 50% ~ 59%，特异性为 77% ~ 95%，故可用于 AMI 的早期诊断。

2. 骨骼肌损伤、肌营养不良、多发性肌炎 Mb 亦升高，还见于肾衰竭、心力衰竭等。

3. 肌红蛋白尿症 肌红蛋白尿症主要见于遗传性肌红蛋白尿症、挤压综合征和某些病理性肌肉组织变形、炎症等。

（三）心力衰竭标志物（B 型心钠素）测定

心钠素（cardiac natriuretic peptides，cNP）是由心血管组织分泌的一种神经激素（活性多肽）。cNP 有三种，其中脑钠尿肽（brain natriuretic peptides，BNP）最稳定，被作为心衰的诊断指标。

【参考区间】

cNP1.5 ~ 9.0pmol/L；判断值＞ 22pmol/L（100ng/L）；NT-pro-BNP 为＜ 125ng/L。

【临床意义】

1. 正常人血清 / 血浆 BNP 水平极低，血 BNP 水平与年龄有关，老年人高于青年人。

2.BNP 主要用于诊断心力衰竭、监测病程进展、对疗效和预后进行评估，同时用于 AMI 患者在治疗后对其心室功能的恢复状况进行评估。当治疗有效时，BNP 水平可明显下降，BNP 水平的持续升高或持续不降低，通常提示患者的心衰未得到纠正或正进一步加重。

七、内分泌激素检查

（一）三碘甲状腺原氨酸测定

三碘甲状腺原氨酸（TT_3）是结合型 T_3 与游离型 T_3（FT_3）之和。

【参考区间】

$TT_3$1.6 ~ 3.0nmol/L。

【临床意义】

1. TT_3 是诊断甲亢的灵敏指标之一。对甲亢前期及治疗后复发患者，TT_3 测定较 TT_4 灵敏。

2. TT_3 是诊断 T_3 型甲亢的特异性指标。

3. 缺碘所致地方性甲状腺肿，血清 TT_3 水平升高。

4. 长期营养不良、禁食或肝硬化等患者血清 TT_3 降低。

5. 甲减时 TT_3 可减低，但由于甲状腺仍具有产生 T_3 的能力，所以 T_3 减低不明显，有时甚至轻度升高。因此，T_3 不是诊断甲减的灵敏指标。

（二）甲状腺素测定

甲状腺素（thyroxine）是含有四碘的甲腺原氨酸（T_4），甲状腺分泌的 T_4 多数与 TBG 结合，仅少数呈游离状态。结合型 T_4 与游离型 T_4（FT_4）之和称为总甲状腺素（TT_4）。T_4 不能进入外周组织细胞，只有转变为 FT_4 后才能进入组织细胞发挥其生理作用，故 FT_4 较 T_4 更有价值。

【参考区间】

$TT_4$65 ~ 155nmol/L。

【临床意义】

TT_4 是测定甲状腺功能的基本方法，对未经治疗的甲亢及甲减的诊断符合率均在 96% 以上。但受 TBG 浓度或结合力改变（如妊娠、哺乳、肝硬化、肾病综合征等）的影响。

1.T_4 增高　T_4 增高主要见于甲亢、先天性甲状腺素结合球蛋白增多症、原发性胆汁性肝硬化、甲状腺激素不敏感综合征、妊娠及口服避孕药或雌激素等。另外，TT_4 增高也可见于严重感染、心功能不全、肝脏疾病、肾脏疾病等。

2.T_4 减低　T_4 降低主要见于甲减、缺碘性甲状腺肿、慢性淋巴细胞性甲状腺炎、低甲状腺素结合球蛋白血症等。另外，T_4 降低也可见于甲亢的治疗过程中、糖尿病酮症酸中毒、恶性肿瘤、心力衰竭等。

（三）游离 T_3 和游离 T_4 测定

【参考区间】

游离 T_3（FT_3）6.0 ~ 11.4pmol/L；游离 T_4（FT_4）10.3 ~ 25.7pmol/L。

【临床意义】

FT_3 和 FT_4 不受 TBG 的影响，是诊断甲状腺功能的灵敏指标。灵敏度、特异性优于 TT_3 和 TT_4。早期或复发先兆甲亢时，FT_3 升高早于 FT_4；但 FT_3 对甲减的诊断价值不及 FT$_4$。

（四）促甲状腺激素测定

垂体前叶分泌促甲状腺激素（TSH），调节甲状腺激素的合成和分泌。TSH 受下丘脑的调节，血液循环中甲状腺激素也能反馈影响 TSH。

【参考区间】

TSH2 ~ 10mU/L。

【临床意义】

TSH 是诊断原发性和继发性甲状腺功能减退症的最重要的指标之一。FT$_3$、FT$_4$、TSH 是评价甲状腺功能的首选指标。甲状腺功能亢进时 TSH 降低，甲状腺功能减低时 TSH 增高。如 TSH 升高而 T$_3$、T$_4$ 正常可能为亚临床型甲减，TSH 降低而 T$_3$、T$_4$ 正常可能为亚临床型甲亢。

第六节　临床常用免疫学检查

一、血清免疫球蛋白检测

免疫球蛋白（immunoglobulin，Ig）是一类具有抗体活性的球蛋白，是机体特异性体液免疫反应的物质基础。

（一）血清正常免疫球蛋白检测

免疫电泳和超速离心分析，可将 Ig 分为 IgG、IgA、IgM、IgD 和 IgE 5 类。

【参考区间】

IgG 7.0 ~ 16.0g/L；IgA 0.7 ~ 3.5g/L；IgM 0.5 ~ 2.6g/L。

【临床意义】

1. Ig 降低　Ig 降低见于各类先天性和获得性体液免疫缺陷、联合免疫缺陷的患者及长期使用免疫抑制剂的患者。此时 5 种 Ig 均有降低。单一 IgA 降低常见于反复呼吸道感染者。

2. Ig 增高

（1）单克隆性增高　表现为某一种 Ig 增高而其他 Ig 不增高或可降低，主要见于免疫增殖性疾病。如原发性巨球蛋白血症时，表现为 IgM 单独明显增高；多发性骨髓瘤时可分别见到 IgG、IgA、IgD、IgE 增高，并据此分为 IgG 型、IgA 型、IgD 型和 IgE 型多发性骨髓瘤；过敏性皮炎、外源性哮喘及某些寄生虫感染可表现为 IgE 增高。

（2）多克隆性增高　表现为 IgG、IgA、IgM 均增高，常见于各种慢性感染、慢性肝病、肝癌、淋巴瘤，以及系统性红斑狼疮、类风湿关节炎等自身免疫性疾病。

（二）血清异常免疫球蛋白检测

M 蛋白（M protein）或称单克隆免疫球蛋白，是有浆细胞异常增生时所产生，具有相同结构和电泳迁移率的免疫球蛋白分子片段，一般不具有抗体活性。M 蛋白最初在多发性骨髓瘤患者血中发现。

【参考区间】

M 蛋白阴性。

【临床意义】

1. 血清中检测到 M 蛋白　血清中检测到 M 蛋白提示单克隆免疫球蛋白增殖病，见于：多发性骨髓瘤，占 M 蛋白血症的 35% ~ 65%，以 IgG 型最常见，其次为 IgA 型；IgD 和 IgE 型罕见。多发性骨髓瘤中约 50% 的患者尿中有本周蛋白（Bence-Jones protein，BJP），即免疫球蛋白轻链（κ 或 λ）存在。

（1）巨球蛋白血症　又称 Waldenstrom 病（由 Waldenstrom 所描述）。血液中存在大量的单克隆 IgM，80% 的 M 蛋白为 κ 轻链，20% 的 M 蛋白为 λ 轻链。

（2）重链病（heavy chain diseases，HCD）　M 蛋白的实质为免疫球蛋白重链合成异常增多。现已发现有 α 重链病、γ 重链病和 μ 重链病等。

（3）半分子病（half-molecule immunoglobulin disease）　由免疫球蛋白一条重链和一条轻链构成的半个 Ig 分子的单克隆蛋白片段异常增生而导致的疾病，现已发现有 IgA 类和 IgG 类半分子病。

（4）非霍奇金淋巴瘤　其血液中可发现 M 蛋白。

（5）良性 M 蛋白血症　是指血清或尿中存在单一免疫球蛋白或其片段，原因不明，长期观察未发现骨髓瘤或巨球蛋白血症证据。老年人中发现良性 M 蛋白血症者较多，应注意与多发性骨髓瘤相鉴别。

2. 尿本周蛋白测定　本周蛋白（Bence-Jones protein）的本质是免疫球蛋白轻链及其二聚体和四聚体。正常血清中及尿中含量很少（尿 4μg/mL，24 小时尿 < 2mg），增多主要见于骨髓瘤患者。

二、血清补体检测

补体（complement，C）是存在于人和脊椎动物体液中的一组具有酶原活性的、不耐热的大分子糖蛋白。补体可被抗原 – 抗体复合物或其他因素激活，激活后可以表现出复杂的生物效应，作为抗体作用的补充，既参与防御、免疫调控等正常免疫反应，也在某些疾病状态下参与对组织的免疫病理损伤。

（一）总补体溶血活性（CH_{50}）测定

【参考区间】

CH_{50} 50 ~ 100kU/mL。

【临床意义】

CH_{50} 主要反映补体经典激活途径（C1 ~ C9）活化的活化程度。

1. CH_{50} 增高　CH_{50} 增高见于各种急性炎症、组织损伤和某些恶性肿瘤，妊娠时亦可见升高。

2. CH_{50} 减低　CH_{50} 减低意义更大，首先见于补体成分大量消耗，如血清病、链球菌感染后肾小球肾炎、系统性红斑狼疮、自身免疫性溶血性贫血、类风湿关节炎及同种异体移植排斥反应等；其次见于补体大量丢失，如外伤、手术和大失血的患者；还可见于补体合成不足，如肝硬化、慢性肝炎和重型肝炎等。

（二）血清 C_3 测定

【参考区间】

血清 C_3 0.8 ~ 1.5g/L。

【临床意义】

1. C_3 增高　C_3 作为急性时相反应蛋白，在各种急性炎症、传染病早期、某些恶性肿瘤（以肝癌最明显）患者及排异反应时增高。

2. C_3 减低　C_3 减低可作为肾脏病的鉴别诊断：如 70% 以上的急性肾小球肾炎患者（病程 ≤ 6 周）血清 C_3 减少；85% 以上的链球菌感染后肾炎患者血清 C_3 下降，而病毒性肾炎患者则 85% 以上的病例血清 C_3 含量正常；78% 的狼疮性肾炎患者血清 C_3 减低，当治疗后病情转为稳定时 C_3 含量又恢复正常。

三、自身抗体检测

（一）类风湿因子检查

类风湿因子（rheumatoid factor，RF）是抗人 IgG 分子 Fc 片段上抗原决定簇的特异抗体，无种族特异性，主要存在于类风湿关节炎患者的血清和关节液中，易与变性的 IgG 的 Fc 段结合，形成抗原 - 抗体复合物。

【参考区间】

RF 乳胶凝集试验、浊度分析法、ELISA 法均为阴性。

【临床意义】

未经治疗的类风湿关节炎患者，RF 阳性率为 80%，且滴度常＞1∶160。临床上动态观察滴度变化，可作为病变活动及药物治疗后疗效的评价。

（二）抗核抗体测定

抗核抗体（anti-nuclear antibody，ANA）是以细胞的核成分为靶抗原的自身抗体的总称，无器官及种族特异性。

【参考区间】

间接免疫荧光法（IFA）为阴性，血清滴度＜1∶40。

【临床意义】

ANA 阳性主要见于系统性红斑狼疮（SLE）。未经治疗的 SLE 患者，ANA 阳性率可达 96%，但特异性较差。约有 6% 的正常人可呈弱阳性反应。类风湿关节炎、系统性硬化病、皮肌炎、干燥综合征、慢性肝炎等也可出现阳性反应，但滴度均较低。

（三）抗双链 DNA 抗体测定

抗双链 DNA 抗体（double stranded DNA antibody，dsDNA）的靶抗原是细胞核中的 DNA 的双股螺旋结构。

【参考区间】

dsDNA 阴性。

【临床意义】

抗 dsDNA 抗体对 SLE 的特异性较高，活动期阳性率达 70%～90%。其他疾病，如类风湿关节炎、慢性肝炎、干燥综合征等亦可出现阳性。

（四）抗甲状腺球蛋白抗体测定

甲状腺球蛋白（thyroid globulin，TG）是由甲状腺滤泡细胞合成的一种糖蛋白，抗 TG 抗体（anti-thyroglobulin antibody，ATG）主要是 IgG。

【参考区间】

抗 TG 抗体为阴性。

【临床意义】

ATG 阳性多见于慢性淋巴细胞性甲状腺炎及甲状腺功能亢进，较少见于甲状腺癌。亚急性甲状腺炎、重症肌无力、肝脏疾病、风湿性血管病、糖尿病等也可出现阳性。

四、肿瘤标志物检测

（一）血清甲胎蛋白测定

甲胎蛋白（alpha fetoprotein，AFP）是人胎儿发育早期血液中含有的一种特殊的糖蛋白，由胎儿肝细胞和卵黄囊合成。AFP 的生成量与胎儿肝脏或出生后的肝脏再生时分裂细胞数呈正相关，故认为 AFP 是诊断肝细胞癌的重要指标。

【参考区间】

血清 AFP < 25μg/L。

【临床意义】

1.原发性肝癌 AFP 是目前诊断肝细胞癌最特异的标志物之一，血清中 AFP > 300ng/mL 可作为原发性肝癌的诊断阈值。

2.病毒性肝炎、肝硬化 急性肝炎患者，当 ALT 开始下降、肝细胞转入修复期时 AFP 升高；重型肝炎时，若见 AFP 增高，则提示肝细胞再生。

3.妊娠 妊娠 3 ~ 4 个月后，AFP 上升，7 ~ 8 个月达高峰（< 400ng/mL），分娩后约 3 周即恢复正常。孕妇血清中 AFP 异常升高，有可能为胎儿神经管畸形。

4.其他 先天性胆管闭锁、生殖腺胚胎性肿瘤等，血中 AFP 也可增加。

（二）癌胚抗原（CEA）测定

癌胚抗原（carcinoembryonic antigen，CEA）是具有人类胚胎抗原决定簇的酸性糖蛋白，最初发现于成人结肠癌组织中。恶性肿瘤患者的血清中可发现 CEA 含量有异常升高，CEA 是一种广谱肿瘤标志物

【参考区间】

血清 CEA < 5μg/L。

【临床意义】

1.消化器官癌症的诊断 CEA 升高主要见于结肠癌、胃癌、胰腺癌等，但无特异性。

2. 鉴别原发性和转移性肝癌 原发性肝癌 CEA 升高者不超过 9%，而转移性肝癌 CEA 阳性率高达 90%，且绝对值明显增高。

3. 其他 肺癌、乳腺癌、膀胱癌、尿道癌、前列腺癌等 CEA 亦可增高。

（三）癌抗原 125 测定

癌抗原 125（cancer antigen 125，CA125）是大分子的多聚糖蛋白性肿瘤相关抗原，存在于卵巢肿瘤的上皮细胞内。

【参考区间】

血清 CA125 < 3.5 万 U/L。

【临床意义】

卵巢癌患者血清 CA125 水平明显升高，其阳性率可达 97%，故 CA125 对诊断卵巢癌有较大临床价值，尤其对观察治疗效果和判断复发较为灵敏。其他癌症，如宫颈癌、乳腺癌、胰腺癌、胆道癌、肝癌、胃癌、大肠癌、肺癌等也有一定的阳性反应。非恶性肿瘤，如良性卵巢瘤、子宫肌瘤、肝炎等患者血清 CA125 也会增高，但多数不超过 10 万 U/L。肝硬化失代偿期血清 CA125 明显增高。

（四）癌抗原 15-3 测定

癌抗原 15-3（cancer antigen15-3，CA15-3）是一种乳腺癌相关抗原，属糖蛋白，对乳腺癌的诊断及术后随访监测有一定的价值。

【参考区间】

血清 CA15-3 < 2.5 万 U/L。

【临床意义】

乳腺癌时 30% ~ 50% 的患者可见 CA15-3 明显升高，但在早期乳腺癌时，阳性仅为 20% ~ 30%。乳腺癌治疗后复发及乳腺癌转移后阳性率可达 80%。其他恶性肿瘤，如转移性卵巢癌、结肠癌、支气管肺癌、原发性肝癌等，CA15-3 也有不同程度的升高。妊娠妇女，血清 CA15-3 水平也可增高。

（五）前列腺特异抗原（PSA）及游离前列腺特异抗原（f-PSA）测定

前列腺特异抗原（prostate specific antigen，PSA）由前列腺上皮细胞分泌的丝氨酸蛋白酶。血清中总的 PSA（t-PSA）有 80% 以各种形式结合存在，称为复合 PSA（c-PSA）；20% 的 PSA 以未结合的形式存在，称为游离 PSA（f-PSA）。

【参考区间】

t–PSA ＜ 4.0μg/L；f–PSA ＜ 0.8μg/L；f–PSA/t–PSA 比值＞ 0.25。

【临床意义】

1. PSA 是前列腺组织特异性抗原，血清 t–PSA 升高＞ 4.0μg/L 诊断前列腺癌的阳性率为 50% ～ 80%。应用 f–PSA/t–PSA 比值测定更有诊断价值，当 f–PSA/t–PSA 比值＜ 10% 提示前列腺癌，当 f–PSA/t–PSA 比值＞ 25% 提示前列腺增生，其特异性达 90%，准确性＞ 80%。手术后 t–PSA 降至正常，若再次升高，应考虑肿瘤的复发与转移。

2. 约有 5% 的前列腺癌患者，t–PSA 在正常范围，但前列腺酸性磷酸酶（PAP）升高。因此，两者同时测定有利于前列腺癌的诊断准确性。另外，肾癌、膀胱癌、肾上腺癌、乳腺癌等 t–PSA 也有不同程度的升高。采血前进行导尿或前列腺按摩，也可导致 t–PSA 升高。

（六）糖链抗原 19–9（CA19–9）测定

糖链抗原 19–9（carbohydrate antigen19–9，CA19–9）又称胃肠癌相关抗原。

【参考区间】

血清 CA19–9 ＜ 3.7 万 U/L。

【临床意义】

1. 胰腺癌、胆囊癌、胆管壶腹癌时，血清 CA19–9 水平明显升高。
2. 胃癌、结肠癌、肝癌等也有一定的阳性率。

五、感染免疫检测

（一）链球菌溶血素 "O"（ASO）测定

【参考区间】

ASO 阴性。

【临床意义】

1. ASO 升高常见于 A 群溶血性链球菌感染及感染后免疫反应所致的疾病，如感染性心内膜炎及扁桃腺炎，风湿热、链球菌感染后急性肾小球肾炎等。由于正常人群中链球菌感染相当常见，故正常人血清中也可有一定量很少的 ASO。

2. ASO 在溶血性链球菌感染 1 周后开始升高，4 ～ 6 周达高峰，并可持续至病愈后数月到数年。故 ASO 增高，提示曾有溶血性链球菌感染，不一定是近期感染的指标。链球菌感染后 ASO 动态升高，且 C 反应蛋白（CRP）、血沉阳性，有利于风湿热的诊断。

3.确已感染溶血性链球菌，但 ASO 一直不见增高，可由于：①该溶血性链球菌不产生或产生很少量链球菌溶血素"O"，此时应检查与溶血性链球菌感染有关的其他抗体，如抗透明质酸酶、抗链球菌激酶等。②感染早期就应用大量抗生素或糖皮质激素。此种情况下，其他抗体也多不升高。

4.高胆固醇血症、巨球蛋白血症及多发性骨髓瘤患者，ASO 也可增高。

（二）肥达反应（WR）

【参考区间】

"O"凝集价＜1∶80；伤寒"H"凝集价＜1∶160；副伤寒 A、B、C 凝集价＜1∶80。

【临床意义】

1."O""H"均升高则伤寒感染的可能性大；均低于正常值，则患伤寒的可能性甚小。若"H"升高而"O"不升高，则有可能是预防接种或是非特异性的"回忆反应"。若"O"升高而"H"不升高，则可能是伤寒类感染的早期。

2.10% 的伤寒患者，肥达反应始终阴性。

（三）结核分枝杆菌抗体

【参考区间】

结核分枝杆菌抗体 ELISA：阴性。

【临床意义】

用血清学方法检测结核抗体，敏感性和特异性可达 90%，但结核患者体内抗体水平差异较大，低水平结核抗体常在结核菌素试验阳性的健康人中发现，有一定的假阳性，注意鉴别。

六、C 反应蛋白（CRP）测定

【参考区间】

CRP（速率散色比浊法）＜ 2.87mg/L。

【临床意义】

1.早期诊断某些疾病 各种急性化脓性炎症、菌血症、组织坏死、恶性肿瘤、结缔组织疾病等，血清 CRP 于病后数小时迅速升高。

2. 风湿热等疾病的动态观察 风湿热急性期或有活动性时，CRP 含量可高达 200mg/L，经治疗好转至无活动性时，CRP 含量逐渐降到正常。

3. 区分细菌感染与病毒感染 细菌感染时 CRP 含量常明显增多；病毒感染时 CRP 含量多属正常。

第五章　心电图检查

扫一扫看课件

　　心肌细胞可产生电激动，继而触发心脏机械性收缩反应以维持血液循环。这些在电激动过程中所产生的微小生物电流（心电）可经人体组织传导到体表。心电图机则是记录这些生理电信号的仪器。如将测量电极放置在人体的一定部位，连接心电图机，即可把每一心动周期的心脏电活动变化描记成连续的曲线图形，此即为心电图（electrocardiogram，ECG）。

　　心电图检查因具有无创、迅速、简便、价廉的优势，是诊断心律失常最常用的方法，亦是判断心肌缺血的首选无创检查方法。心电图检查还可提供心房、心室肥大的信息，协助诊断电解质紊乱（如血钾、血钙及血镁的过高或过低），观察某些药物对心脏的影响（如洋地黄、抗心律失常药物及部分对心肌有损害的药物等）。

　　心电图检查也有一定的局限性。心电图检查对某些心血管疾病诊断的敏感性不高，故心电图正常并不能完全排除心脏病变的存在。如瓣膜病及原发性高血压的早期，可能因病变未能达到一定程度，心电图可能无异常发现；而当双侧心室肥大时，因电力互相抵消心电图也可正常。有时临床上患者已有严重心力衰竭，而心电图检查结果可能正常或与心衰前相比并无改变。另外，许多心电图改变并无特异性，同样的心电图改变可见于多种心脏病，因此，需要结合临床及其他辅助检查积极进行病因诊断。

第一节　心电图的采集与测量

　　采集心电图的操作包括检查前准备、导联连接、心电图机操作等环节。采集一份完整、优质的心电图是有效分析心电图的先决条件。

一、心电图的导联

心电图采集时，将心电图的电极安放在统一规定的位置，并使其与心电图机的连接，这种固定的电路连接方式，称为心电图的导联（lead）。目前国际通用的导联体系为常规 12 导联体系，包括 6 个肢体导联与 6 个胸导联。肢体导联（limb leads）包括标准肢体导联（Ⅰ、Ⅱ、Ⅲ）和加压肢体导联（aVR、aVL、aVF）。标准肢体导联是双极肢体导联，反映两个探查电极之间的电位差。加压肢导联和胸导联均为单极导联，探查电极（正极）安放在肢体某一部位，负极和中心电端（0 电位）相连，反映探查电极与零电位之间的电位差，即探查电极处的实际电位。

由于各导联电路的选择装置都安装在心电图机内，操作时只要把电极安置妥当，导线连接正确，按动导联选择键，即可接通该导联的电路。心电图机上的导联电极一般均以固定颜色表示。肢体导联的电极呈平板状，常通过电极夹子固定于四肢远端肌肉较少的部位（腕关节屈侧上方及内踝上方约 3cm 处）。红色者接右上肢，黄色者接左上肢，绿（或蓝）色者接左下肢，黑色者接右下肢。务必使电极与皮肤接触严紧，以防干扰与基线飘移。胸导联的电极呈圆筒状，通过橡皮吸球吸附于胸前固定位置：V_1 置于胸骨右缘第四肋间；V_2 置于胸骨左缘第四肋间；V_3 置于 V_2 和 V_4 连线中点；V_4 置于左锁骨中线与第五肋间相交处；V_5 置于左腋前线与 V_4 在同一水平；V_6 置于左腋中线与 V_4 在同一水平。连接胸壁各点的电极从 $V_1 \sim V_6$ 分别为红、黄、绿、棕、黑、紫色。

6 个肢导联构成额面六轴体系，6 个肢体导联反映心脏在额面（上下、左右方位）的电位变化，如 Ⅰ、aVL 可反映心脏侧壁电位变化，Ⅱ、Ⅲ、aVF 可反映心脏下壁的电位变化。6 个胸导联构成横面六轴体系，反映心脏在横面（左右、前后方位）的电位变化。例如，V_1、V_2 导联反映右心室的电位变化（又称右胸导联）；V_3、V_4 导联反映室间隔及其附近的左、右心室的电位变化；V_5、V_6 导联反映左心室的电位变化（又称左胸导联）。

二、心电图各波段、间期

正常的心电活动始于窦房结，在兴奋心房的同时经结间束传导至房室结（激动在此延搁 0.05 ~ 0.07 秒），然后沿希氏束（又称房室束）、左右束支、浦肯野纤维顺序传导，直至兴奋心室肌。这种先后有序的电激动的传导，引起一系列的电位变化形成心电图上的相应波和段。用规范的方法测量各波段可获得系列数据，以此进行心电图判断。

心电图纸横向距离代表时间，用以计算各波和各间期的时间长短。常规心电图的纸速为 25mm/s 时每小格（1mm）代表 0.04 秒；心电图纸的纵向距离代表电压，用以计算各波振幅的高度和深度。当输入定准电压为 1mV 使曲线移位 10mm

时，每小格（1mm）代表 0.1mV。

1. P 波　反映左、右心房去极化过程的电位和时间变化。如果 P 波在 Ⅰ、Ⅱ、aVF、$V_3 \sim V_6$ 导联直立，aVR 导联倒置，称为"窦性 P 波"。窦性 P 波是激动起源于窦房结的标志。正常情况下，窦性 P 波规律发生，PP 间期基本匀齐，静息状态下窦性 P 波的频率为 60 ～ 100 次 / 分。P 波时限 ≤ 0.11 秒，肢体导联 P 波电压 < 0.25mV，胸导联 < 0.20mV。

2. PR 段　主要反映电激动通过房室交界区产生的微弱电位变化。

3. PR 间期　指自 P 波起点至 QRS 波群的起点的时间，反映激动从窦房结发出后经心房、房室交界、希氏束、束支及浦肯野纤维网传到心室肌所需要的时间，即自心房去极化开始至心室去极开始的时间，又称房室传导时间（atrioventricular conduction time）。正常情况下，凡激动经正常房室传导途径下传心室者，其房室传导时间不会短于 0.12 秒，且激动在房室交接区的生理延迟不超过 0.20 秒，故 PR 间期正常值为 0.12 ～ 0.20 秒。

4. QRS 波群　反映左、右心室去极化过程的电位和时间变化（图 5-1）。

QRS 波群在不同的个体或不同的导联可以呈现不同的形态。采用下列命名规则对不同形态的 QRS 波群加以命名，可以直观地表示 QRS 波群的各种形态：QRS 波群中第一个向上的波，称为 R 波；R 波之前向下的波，称为 Q 波；R 波之后向下的波，称为 S 波；S 波之后再出现的向上的波，称为 R′波；R′波之后再出现的向下的波，称为 S′波；如整个 QRS 波群完全向下者，称为 QS 波。心电图上 QRS 波群形态可为单相（如 R、QS 型）、双相（如 QR、qR、rS、Rs 型）或三相（如 qRs、rSR′型）。大、小写字母的表示，是根据各波振幅的大小（通常以 0.5mV 为界）而定。

正常情况下，aVR 导联的 QRS 波群主波向下，可呈 Qr、rS、rSr′或 QS 型。aVL 和 aVF 导联 QRS 波群形态多变，可呈 qR、qRs 或 Rs 型，也可呈 rS 型。Ⅱ导联常表现为 QRS 波群主波向上，Ⅰ、Ⅲ导联上 QRS 波群形态则随 QRS 平均电轴而变化。在胸导联中，正常人 $V_1 \sim V_5$，R 波逐渐增大，而 S 波逐渐变小。正常人除 aVR 导联可呈 Qr 或 QS 型外，其他导联 Q 波的振幅不得超过同导联 R 波的 1/4，时间不得超过 0.04s，而且无切迹。正常时 V_1、V_2 导联不应有 q 波，但可呈 QS 型，V_3 导联极少有 q 波，Ⅰ、aVL、V_5、V_6 导联常可见正常范围内的 q 波。

QRS 正常时限为 0.06 ～ 0.10s，提示引起心室兴奋的激动来源于希氏束分叉以上，并且在心室内的传导正常，此类 QRS 波又称为室上性 QRS 波。

正常 QRS 波的电压在各导联有一定的正常范围。$R_{aVR} < 0.5mV$，$R_{aVL} < 1.2mV$，$R_{aVF} < 2.0mV$；$R_{V5} < 2.5mV$，$R_{V1} < 1.0mV$，$R_{V5}+S_{V1} < 4.0/3.5mV$（男 / 女）。

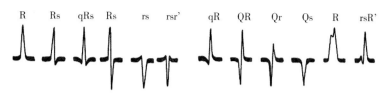

图5-1 QRS波群的命名

5. ST 段 反映左、右心室早期缓慢复极化过程的电位和时间变化。正常心电图 ST 段为一等电位线，无明显偏移。任何导联 ST 段压低不应超过 0.05mV。ST 段抬高在 V_1、V_2 导联不应超过 0.3mV，V_3 不应超过 0.5mV，其他导联不应超过 0.1mV。

6. T 波 反映左、右心室晚期快速复极化过程的电位和时间变化。T 波呈不对称的宽大而光滑的波，其前支较长、后支较短。T 波的方向与 QRS 波群的主波方向一致，在以 R 波为主的导联中，T 波不应低于同导联 R 波的 1/10。

7. QT 间期 从 QRS 波群的起点到 T 波终点的时间，反映左、右心室去极化与复极化全过程的时间。当心率60 ~ 100 次 / 分时，QT 间期的正常范围为0.32 ~ 0.44 秒。

8. U 波 U 波位于 T 波后 0.02 ~ 0.04 秒，T 波与 U 波之间有等电位线（T-U 段），但在病理情况下 U 波可与 T 波连接或融合，以至于不易与双向或有切迹的 T 波区别。U 波产生机制未完全明确，一般认为代表心室肌的后继电位，亦有人推测可能与心室乳头肌或心室中浦肯野纤维的复极有关。U 波电压应当低于同导联的 T 波。U 波＞ 0.1mV，就应怀疑升高，当 U ＞ T/2 时则肯定为升高。

三、心率的计算

测量 PP 或 RR 间距，以秒（s）为单位，被 60 除即可求出心率。若有心律不齐者，则需连续测量 5 ~ 10 个 RR 或 PP 间距，取其平均值，然后算出心率，即：心率（次 / 分）= 60/RR（或 PP）间距平均值（s）。

为简便起见，临床上经常测出 RR（或 PP）间距平均值后查表求得心率。

四、心电轴的测定

心室除极过程中全部瞬间综合向量进一步综合而成的总向量（平均心电向量），称为平均 QRS 心电轴（the mean QRS electrical axis of the heart），简称心电轴（cardiac electric axis）。这一立体向量在心电图中通常指它投影在额面上的心电轴，用额面平均心电轴与 I 导联轴正侧段所构成的夹角的度数，来标记心电轴的方向。

1.测定方法

（1）目测法 根据Ⅰ与Ⅲ导联QRS波群的主波方向，可估测心电轴的大致方位：若Ⅰ、Ⅲ导联QRS主波均向上，为心电轴不偏；若Ⅰ导联的主波向上，Ⅲ导联的主波向下，为电轴左偏；若Ⅰ导联的主波向下，Ⅲ导联的主波向上，则为电轴右偏；若Ⅰ、Ⅲ导联QRS主波均向下，则为不确定电轴（图5-2）。

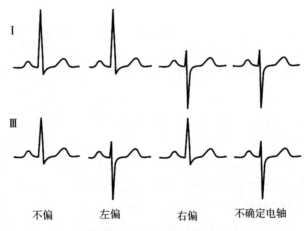

图5-2 心电轴的目测法

（2）振幅法 分别测算出Ⅰ、Ⅲ导联QRS波群振幅的代数和（R波为正，Q与S波为负），然后将其标记于Ⅰ、Ⅲ导联轴的相应位置，并由此分别做Ⅰ、Ⅲ导联轴的垂直线，两垂直线相交点与电偶中心点的连线，即为所求之心电轴。测出该连线与Ⅰ导联轴正侧段的夹角，即为心电轴的度数（图5-3）。

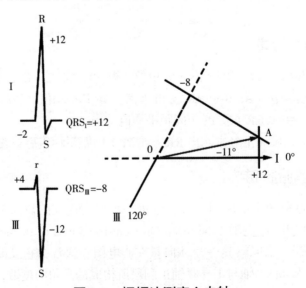

图5-3 振幅法测定心电轴

（3）查表法 较上述作图方法更为简便、准确的是根据计算出来的Ⅰ、Ⅲ导联QRS振幅的代数和直接查表，即得出心电轴的度数。此法为临床广泛使用。

2. 临床意义 心电轴的偏移一般与心脏在胸腔内的解剖位置、两侧心室的重量比、激动在心室内的传导状态以及年龄、体型等因素有关。正常心电轴在0°~+90°之间（世界卫生组织规定在—30°~+90°之间）。心电轴在+30°~+90°之间，表示电轴不偏。0°~+30°为电轴轻度左偏，0°~—30°为中度电轴左

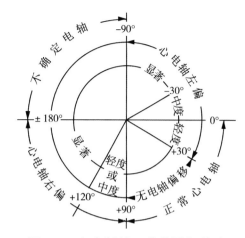

图5-4 心电轴的正常范围与偏移

偏，—30°~—90°为电轴显著左偏。+90°~+120°为电轴轻度或中度右偏，+120°~+180°为电轴显著右偏。—90°~—180°既往称为极度电轴右偏，近年被定义为不确定性电轴（indeterminate axis）（图5-4）。

心电轴轻度右偏，不一定是病态，可见于正常婴幼儿、垂位心脏、肺气肿和轻度右心室肥大。心电轴显著右偏，多为病态，可见于左束支后分支传导阻滞、右心室肥大，也可见于左心室起源的室速、广泛心肌梗死等。

心电轴轻度或中度左偏，不一定是病态，可见于妊娠、肥胖、腹水、横位心脏和轻度左心室肥大。心电轴显著左偏，多为病态，见于左束支前分支传导阻滞、左心室肥大，也可见于右心室起源的室速等。

五、钟向转位

常胸导联，V_1、V_2导联多呈rS型，R/S < 1，R_{V1} < 1.0mV。右心室肥大时可见V_1的R波增高；V_5、V_6导联以R波为主（可呈qR、Rs、qRs或R型），R/S > 1，R_{V5} < 2.5mV。左心室肥大患者可见左胸导联R波增高。V_3、V_4导联呈RS型，R/S接近于1，称为过渡区波形。正常成人胸导联自V_1至V_5，R波逐渐增大，而S波逐渐变小（图5-5），但一般R_{V6} > R_{V5}。若过渡区（V_3、V_4导联）图形（RS型）出现于V_5、V_6导联，右心室波形出现在过渡区，提示心脏沿长轴发生顺钟向转位（从心尖往上看），此时右心室向前、向左旋转；若过渡区图形出现于V_1、V_2导联，左心室波形出现在过渡区，提示心脏沿长轴发生逆钟向转位，此时左心室向前、向右旋转（图5-5）。顺钟向转位可见于右心室肥大，逆钟向转位可见于左心室肥大。

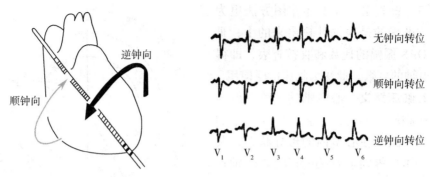

图5-5　心脏沿长轴转位示意图

第二节　心房及心室肥大

一、心房异常

正常 P 波在多数导联呈钝圆形，可有轻微切迹，但双峰间距 < 0.04 秒，正常 P 波时限 ≤ 0.11 秒；振幅在肢体导联 < 0.25mV，胸导联 < 0.20mV。P 波形态、电压、时限异常时提示心房异常。

（一）右心房异常

右心房异常的心电图特征为（图 5-6 ）。

1. P 波电压增高。肢体导联上电压 ≥ 0.25mV，在 Ⅱ、Ⅲ、aVF 导联明显；在胸前导联 V_1、V_2 上 P 波电压 ≥ 0.15mV，如 P 波呈双向时，其振幅的算术和 ≥ 0.20mV 或 IPI > 0.03 mm·s。

2. P 波形态高尖，在下壁导联尤为突出。

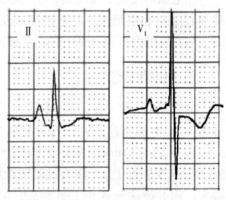

图5-6　右心房异常

3. P 波电轴右偏超过 75°。

4. 在 QRS 波群低电压的情况下，P 波高尖且振幅 > 同导联 R 波的 1/2 即可诊断。

引起右心房异常的病因，常见于肺源性心脏病、肺动脉狭窄，因此高尖的 P 波，传统称为"肺型 P 波"（pulmonary P wave）；也可见于法洛四联症、房间隔缺损等先天性心脏病，或三尖瓣病变。

（二）左心房异常

左心房异常的心电图特征（图5-7）。

1. P波增宽，时限 ≥ 0.12 秒，呈前低后高双峰型，峰间距 ≥ 0.04 秒，以Ⅰ、Ⅱ、aVL、V_4 ~ V_6 导联明显。

2. V_1 导联上 Ptf_{V1} ≤ — 0.04mm · s，即 P 波终末部的负向波变深、变宽。

3. P波电轴左偏，在 — 30° ~ — 45°。

另外，P 波时间延长，但 PR 间期无改变，故 PR 段相对缩短，致使 P/PR 段

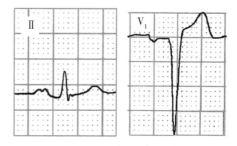

图5-7 左心房异常

比值（Macruz 指数）增大，往往 > 1.6，这一标准有一定的参考价值。

上述 P 波改变最早被发现于二尖瓣狭窄的患者，故旧称其为"二尖瓣型 P 波（mitral P wave）"。左心房扩大是常见的左心房异常的原因。P 波异常如出现在左心疾病的患者则往往提示左房负荷增加，左室舒张末压增加和左心功能不全。此外，P 波异常还可以见于房内结间束传导阻滞等。单纯依靠心电图难以进行上述的病因鉴别，因此需结合临床其他资料加以判断。

（三）双侧心房异常

双侧心房异常时，心电图可兼见左心房异常和右心房异常的表现。双侧心房异常的心电图特点如下（图5-8）。

1. Ⅱ、Ⅲ、aVF 导联 P 波振幅 ≥ 0.25mV，P 波时间 ≥ 0.12 秒。

2. V_1 导联 P 波呈双向，起始部分高而尖 ≥ 0.15mV，终末部分宽而深，$PtfV_1$ ≤ — 0.04mm · s。

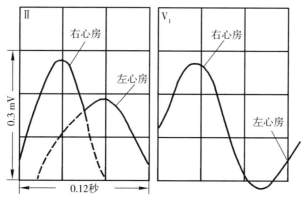

图5-8 双心房异常

双心房异常几乎均见于严重器质性心脏病和风心病联合瓣膜病变、左向右分流的先心病并发肺动脉高压等患者。

二、心室肥大

心电图诊断心室肥大存在局限性，需结合其他临床资料综合分析判断。

（一）左心室肥大

左心室肥大（left ventricular hypertrophy，LVH）的心电图特征为（图5-9）。

1. QRS波群电压增高：①胸导联：R_{V5} 或 R_{V6} > 2.5mV，R_{V5} 或 R_{V6} + S_{V1} > 3.5mV（女）或 4.0mV（男）。②肢体导联：R_I > 1.5mV，R_{II} > 2.5mV，R_{aVL} ≥ 1.2mV，R_{aVF} > 2.0mV。③Cornell电压标准：R_{aVL}+S_{V3} > 2.0mV（女）或 2.8mV（男）。

2. 额面QRS电轴左偏，一般不超过 − 30°。

3. QRS波群时限延长，一般不超过0.11秒，V_5 或 V_6 导联R峰时间延长 ≥ 0.05秒。

4. ST-T异常：在R波为主的导联（如 V_5 或 V_6），ST段下斜型压低 ≥ 0.05mV，T波低平、双向或倒置；而以S波为主的导联（如 V_1）T波反而直立。

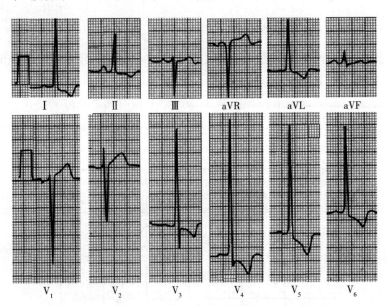

图5-9　左心室肥大伴继发性ST-T改变

上述特征中，以左室电压增高为左心室肥大心电图诊断不可缺少的条件。其他项可作为辅助指标。符合上述特征的指标越多，超过正常的范围越大，则诊断的准确性越高。仅有左室电压增高的表现者，称为左室高电压；符合左心室高电压且有 ST-T 改变者称为"左心室肥大继发性 ST-T 异常",旧称"左心室肥大伴劳损"。

左心室肥大常见于高血压性心脏病、二尖瓣关闭不全、主动脉瓣狭窄或关闭不全、心肌病、冠心病等。

(二)右心室肥大

正常右心室壁只为左心室壁厚度的 1/3,只有右心室肥大(right ventricular hypertrophy,RVH)达到相当程度时,心电图才会有特征性改变(图 5-10)。

1. 心电轴右偏 $\geq$ +90°,重症可 > 110°。

2. QRS 波群电压增高:R_{V1} 或 R_{V3R} > 1.0mV,R_{aVR} > 0.5mV,R_{V1} + S_{V5} > 1.05mV(重症 > 1.2mV)。

3. QRS 波群形态改变:V_1 导联 R 波振幅增大,R/S > 1,呈 R 型或 Rs 型,重度右室肥大可使 V_1 导联呈 qR 型(除外心肌梗死),V_5 导联 R/S < 1 或 S 波加深。aVR 导联以 R 波为主,R/q 或 R/S > 1,V_1 或 V_{3R} 导联呈 RS、rSR′、R 或 qR 型。

4. 继发性 ST-T 改变:V_1、V_2 或 V_{3R} 导联 ST 段压低 > 0.05mV,T 波低平、双向或 T 波倒置。

5. V_1 导联的 R 峰时间 > 0.035 秒,但 QRS 波群时间并不延长。

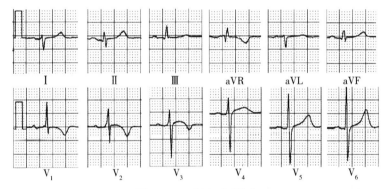

图5-10 右心室肥大

另外,右心室肥大的患者常合并右心房异常 P 波。上述指标中,QRS 波群电压增高和形态改变及电轴右偏是诊断右心室肥大的可靠条件,其他各项仅具参考意义。心电图对诊断明显的右心室肥大准确性较好,但敏感性较差。

右心室肥大常见于慢性阻塞性肺疾病、二尖瓣狭窄、肺动脉狭窄、动脉导管未闭、房间隔缺损、室间隔缺损等。

（三）双侧心室肥大

双侧心室肥大（biventricular hypertrophy）的心电图表现可有以下三种。

1. 大致正常心电图表现 因双侧心室电压同时增高，而增加的除极向量方向相反，互相抵消，心电图大致正常。

2. 左心室或右心室肥大图形表现 一侧心室肥大显著，而另一侧心室肥大的图形被掩盖，单独表现出左心室或右心室肥大的心电图图形。

3. 双侧心室肥大心电图表现

（1）在诊断左心室肥大的基础上，具有下列一项或几项：① QRS 心电轴右偏。② V_1 有高 R 波，R/S > 1。③ R_{aVR} > 0.5mV 并除外左前分支阻滞。④ V_5、V_6 导联深 S 波。

（2）在诊断右室肥大的基础上，具有下列一项或几项：① QRS 电轴左偏。② V_5、V_6 导联出现高 R 波，室壁激动时间延长，ST 段下降及 T 波倒置。③ V_3 导联 R+S > 6.0mV，R 波与 S 波振幅大致相等。

双侧心室肥大多见于风湿性心脏病二尖瓣狭窄伴关闭不全、二尖瓣及主动脉瓣联合瓣膜病、某些先天性心脏病（如室间隔缺损、动脉导管未闭）、心肌病等。

第三节　心肌缺血与心肌梗死

心肌的血供来源于冠状动脉。当冠状动脉血流量相对或绝对减少而不能满足心肌代谢需要称为心肌缺血，此时心肌消耗其糖原储备进行无氧代谢。如果心肌缺血时间过长，心肌细胞糖原储备完全耗尽，心肌发生不可逆的损害，则导致心肌坏死。冠状动脉粥样硬化导致的冠状动脉管腔狭窄或阻塞，或（和）冠状动脉痉挛是造成心肌缺血（myocardial ischemia）和心肌梗死（myocardial infarction）的主要原因。心电图是临床诊断心肌缺血和梗死常用检查。

一、心肌缺血及坏死的基本图形

如果冠状动脉发生闭塞，随着时间的推移会在面对缺血区的导联心电图上先后出现缺血、损伤、坏死 3 种类型的基本图形。

（一）缺血型 T 波改变

心内膜下缺血时，面对缺血区的导联出现双支对称的"高耸 T 波（towering T wave）"（图 5-11）。若发生心外膜下缺血（或透壁性缺血），面对缺血区的导联出现"T 波倒置"。倒置 T 波尖深，双支对称，称为"冠状 T 波（coronary T wave）"。

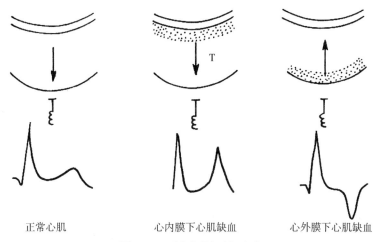

| 正常心肌 | 心内膜下心肌缺血 | 心外膜下心肌缺血 |

图5-11 缺血型T波改变

（二）损伤型 ST 段移位

随着心肌缺血时间延长、程度加重，将进一步发生心肌损伤（myocardial injury）。心内膜下心肌损伤时，面对损伤区的两个或两个以上的相邻导联的 ST 段呈下斜型或水平型下降；心外膜下心肌损伤时（包括透壁性心肌缺血）面对损伤区两个或两个以上的相邻导联出现 ST 段呈损伤型抬高（图 5-12）。

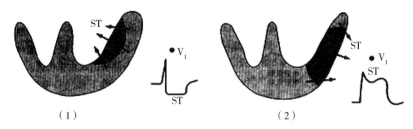

（1）心内膜下心肌损伤 ST 向量指向受累心脏内层和心腔，对应导联记录到 ST 段下移
（2）缺血累及外层心室（透壁或心外膜下心肌）ST 向量指向心腔外，对应导联 ST 段抬高

图5-12 损伤型ST段移位

ST 段压低在任何导联不应超过 0.05mV。心肌缺血发作时，原有 ST 段压低者，在原有基础上再压低 ≥ 0.10mV。原有 ST 段抬高者，ST 段可暂时回到基线，或压低 ≥ 0.10mV。压低的 ST 段与 R 波顶点的垂线形成的夹角等于 90°者，称为水平型 ST 段压低；夹角大于 90°者，称为下斜型 ST 段压低。ST 水平型压低及下斜型压低对诊断心肌缺血有较大的临床意义。ST 段抬高的标准目前说法不一，一般认为相邻导联新发 ST 段 J 点抬高在 V$_2$、V$_3$ 导联男性 ≥ 0.2mV，女性 ≥ 0.15mV，和/或其他导联 ≥ 0.1mV 为异常（图 5-13）。

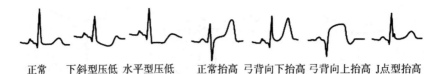

正常　　下斜型压低 水平型压低　　正常抬高 弓背向下抬高 弓背向上抬高 J点型抬高

图5-13　ST段移位的各种形态

（三）坏死型Q波

持久的缺血使心肌细胞在损伤的基础上进一步发生变性、坏死。心电图主要表现为面向坏死区的导联出现病理性Q波（时间 ≥ 0.03秒，振幅 ≥ 1/4R）或QS型，往往同时伴有R波振幅降低，甚至R波消失而呈QS型（图5-14）。出现Q波的导联反映了心肌梗死的部位。一般来说，Q波的宽度和深度代表了心肌坏死的范围和深度，出现Q波的导联越多，心肌坏死的范围越广。

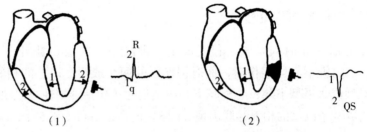

（1）　　　　　　　　　　　　　　　　（2）

（1）正常心肌除极顺序：室间隔向量1产生q波，左右心室综合除极向量2产生R波
（2）心肌坏死区域外电极只能记录相反的除极向量

图5-14　坏死性Q波的产生机制

二、心肌梗死

心肌梗死是在冠状动脉粥样硬化基础上，发生冠状动脉血供急剧减少或中断，使相应心肌严重而持久缺血导致的心肌坏死。急性心肌梗死根据ST段是否抬高分为ST段抬高型心肌梗死（ST-segment elevation myocardial infarction，STEMI）和非ST段抬高型心肌梗死（non-ST-segment elevation myocardial infarction，NSTEMI）。ST段抬高型心肌梗死是指2个或2个以上相邻导联出现ST段抬高；非ST段抬高型心肌梗死是指心电图上只有ST段压低和（或）T波倒置或无ST-T异常。

（一）ST段抬高型心肌梗死

1. ST段抬高型心肌梗死的图形特点　发生心肌梗死后，随着时间推移在心电图上可先后出现缺血型T波改变、损伤型ST段移位和坏死型Q波改变三种类型的图形而呈现心肌梗死特征性的改变。此三种类型的心电图改变常综合反映在面对梗死室壁的导联上，而在背离梗死区的导联上，则表现为大致相反的图形，一般称为"对应性改变"。

当冠状动脉的一个较大分支突然发生了阻塞时，受损的心肌中心处将发生坏死，坏死外周心肌损伤较轻，呈损伤型改变；再靠外边的心肌，由于四周侧支循环供给了一部分血液，受损更轻，呈现缺血改变。因此，如果在一份心电图上看到缺血型、损伤型、坏死型特征的综合图形，则心肌梗死诊断基本成立（图5-15）。

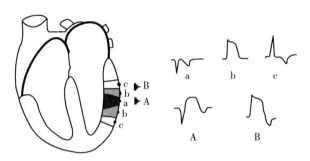

a 为直接置于中心坏死区心外膜处的电极及记录到的坏死图形
b 为直接置于严重损伤区心外膜处的电极及记录到的损伤图形
c 为直接置于外周较轻的缺血区心外膜处的电极及记录到的缺血图形
A 位于坏死区中心的体表电极记录到的缺血和损伤、坏死图形
B 位于坏死区周围的体表电极记录到的缺血、损伤图形

图5-15 急性ST段抬高型心肌梗死心电图特点

2. ST 段抬高型心肌梗死的演变规律 心肌梗死的心电图图形除了具有特征性的改变之外，其演变也具有一定的规律性。随访观察心电图的演变过程，对心肌梗死的诊断及其病情的估计具有重要意义。典型的 ST 段抬高型心肌梗死有其特有的演变规律。根据临床、病理及其他特征，心肌梗死可分为进展期、急性期、愈合期和陈旧期四个时期（图 5-16）。

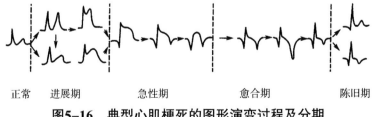

正常　　进展期　　　　急性期　　　　　愈合期　　　　陈旧期
图5-16 典型心肌梗死的图形演变过程及分期

（1）进展期 见于急性心肌梗死发生后数分钟或数小时内，主要表现为缺血性 T 波及损伤性 ST 段的图形演变。心电图特点为：①T 波高耸。②ST 段斜行上升。③尚未出现坏死性 Q 波。④有时可见急性损伤性阻滞：R 峰时间

≥ 0.045 秒，R 波升支可有切迹。

（2）急性期　此期开始于梗死后数小时或数日，可持续 6 小时至 7 天。此期坏死型 Q 波、损伤型 ST 段抬高和缺血型 T 波倒置可同时并存及演变。以病理性 Q 波或 QS 波出现为进入急性期的特征。心电图特点为：①病理性 Q 波或 QS 波。②ST 段逐渐升高呈弓背型，并可与 T 波融合成单向曲线，继而 ST 段向等电位线逐渐下降。③T 波由直立逐渐演变为对称性倒置。

（3）愈合期　发生于梗死后 7 ~ 28 天，主要是坏死（Q 波）及缺血（T 波）图形，以 ST 段恢复至基线为进入愈合期的特征。此期主要演变为缺血型倒置 T 波的动态变化。心电图特点为：①抬高的 ST 段基本恢复至基线。②T 波的动态变化：逐渐加深，又逐渐变浅，直到恢复正常或趋于恒定不变的 T 波倒置。③坏死型 Q 波持续存在。

（4）陈旧期　梗死发生后数月或数年，主要是坏死的图形，以异常图形稳定不变为进入陈旧期的标志。心电图特点为：①恒定的 Q 波或 QS 波。②ST 段与 T 波恢复正常或 T 波倒置（或低平）不再变化。

由于近年来临床溶栓及冠脉介入手术的开展，闭塞的冠状动脉及时再通，大大缩短了各期的进程，并可使其心电图表现不再呈现上述典型演变过程。

3. 心肌梗死的定位诊断　心肌梗死的部位主要根据心电图坏死型图形（异常 Q 波）出现于哪些导联而做出判断。在急性心肌梗死早期，尚未出现坏死型 Q 波时，心肌梗死的部位可根据 ST 段抬高或压低，以及 T 波异常（增高或深倒置）出现的导联来判定。由于发生心肌梗死的部位多与冠状动脉分支的供血区域相关。因此，根据心电图确定的梗死部位大致可以确定梗死相关的血管病变（表 5–1）。

表 5–1　心肌梗死部位与相关动脉

部位	对应导联	供应血管
前间隔	V_1、V_2、（V_3）	左前降支
前壁	（V_2）、V_3、V_4、（V_5）	左前降支
广泛前壁	V_1、V_2、V_3、V_4、V_5、V_6	左前降支
侧壁	Ⅰ、aVL、V_5、V_6	左前降支的对角支或左回旋支
正后壁	V_7、V_8、V_9	左回旋支或右冠
下壁	Ⅱ、Ⅲ、aVF	右冠或左回旋支
右室	（V_1）、V_{3R}、V_{4R}、V_{5R}	右冠

临床上单纯右心室梗死（right ventricular infarction）很少见，右心室梗死往往合并左室下、后壁梗死。由于常规的十二导联心电图不能提供右心室梗死的依据，因此对急性下壁或下后壁心肌梗死应常规做 V_3R ~ V_6R 导联检查，其中任一导联 ST 段抬高 > 0.1mV 均提示右心室梗死，尤以 V_4R 导联更有价值。出现 ST

段抬高的导联越多，诊断右心室梗死的特异性越高。如果 V$_1$ 导联 ST 段抬高而 V$_2$ 导联 ST 段不抬高或压低，也提示右心室梗死。同时应注意发现临床右心功能不全的体征与血流动力学障碍。

（二）非 ST 段抬高型心肌梗死

非 ST 段抬高型心肌梗死是指 STEMI 以外的所有心肌梗死，较常见于急性心内膜下心肌梗死、小灶性心肌梗死等。患者可有长时间的胸痛，伴有心肌酶及 TNI 的阳性，而心电图上无明显 ST 段抬高或虽有抬高而未达标准，心电图通常表现为只有 ST 段压低和 / 或 T 波倒置或无 ST–T 异常（图 5–17）。

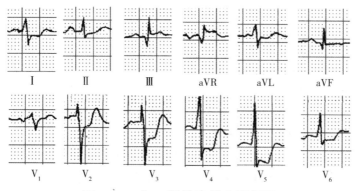

图5-17 非ST段抬高性心肌梗死

三、心绞痛

（一）劳力型心绞痛

稳定型心绞痛（stable angina pectoris）是在严重的固定狭窄基础上由于心肌耗氧量增加而产生的心内膜下心肌缺血。此类患者的静息心电图多表现为正常，部分患者可能有轻度 ST 段下移，T 波低平、双向或倒置，提示此类患者已存在心肌慢性供血不足。心绞痛发作时心电图可出现：面对缺血区的导联上出现 ST 段下移，可呈水平型或下斜型压低 ≥ 0.1mV，或在原有的基础上进一步下移达 0.1mV 以上。发作为一过性（持续时间常在 1 分钟以上，多为 3 ~ 5 分钟，一般不超过 30 分钟），随着缺血缓解心电图恢复正常或缺血发作前状态。ST 段下移的幅度和持续的时间常反映心肌缺血的程度。T 波改变在反映心肌缺血的特异性方面不如 ST 段明显，与平时心电图进行比较，如有明显差别，也具有诊断意义。

（二）变异性心绞痛

变异型心绞痛（variant angina pectoris）多为冠状动脉痉挛引起，发作常与体力活动和情绪波动无关，心绞痛疼痛的程度较一般心绞痛剧烈，持续时间较久，往往在夜晚、凌晨或白天的同一时间发作。心电图表现为：①ST 段抬高的同时往往伴有对应导联 ST 段压低的改变，ST 段抬高有时呈单向曲线，但发作后可恢复正常。②T 波增高相当常见，发作时 T 波可由原来低平变为直立，严重者可见在 ST 段抬高的同时，T 波高尖，有时 T 波增高更为显著。可能伴有 QRS 波改变（R 波增高、变宽及 S 波幅度减小）、U 波倒置及一过性室性心律失常或房室传导阻滞。

四、慢性冠状动脉供血不足

慢性冠状动脉供血不足通常是严重、多支、弥漫性冠状动脉供血不足，同时又有丰富的侧支循环形成，使心脏处于长期的慢性缺血过程中。此类患者平时多无典型的心绞痛发作，心电图改变也是长期的、相对稳定的异常变化。

慢性冠状动脉供血不足引起的慢性心肌缺血主要是心内膜下心肌缺血，心电图约有 2/3 呈现 ST-T 异常改变：ST 呈缺血型（水平型或下垂型）压低 ≥ 0.05mV，或近似缺血型压低＞0.075mV，以缺血型压低较有诊断意义。T 波主要表现为低平（在以 R 波为主的导联上，T 波振幅＜1/10 同导联 R 波振幅）、双向（尤其是先负后正）或倒置而呈现"冠状 T 波"。

上述慢性冠状动脉供血不足的心电图改变是非特异性的，且具有易变性，其 ST-T 改变时有时无、时轻时重，故须追踪观察、前后对比。同时应结合患者年龄、血压、血脂、血糖及其他辅助检查资料，全面分析，并排除其他原因所致的 ST-T 类似改变，方能做出正确诊断。

值得注意的是，ST-T 改变只是非特异性心肌复极异常的共同表现。除冠心病外，其他心血管疾病（如心肌病、心肌炎、瓣膜病、心包炎等）及许多心电异常（如显性预激综合征、束支阻滞、室性心律失常、室性起搏心律等）也可出现 ST-T 改变。低钾、高钾等电解质紊乱、药物（洋地黄、奎尼丁等）及自主神经调节障碍也可影响 ST-T。因此在根据 ST-T 改变做出"心肌缺血"或"冠状动脉供血不足"的心电图诊断前，必须结合临床资料进行鉴别诊断。

第四节　窦性心律失常

一、窦性心动过速

成人窦性心律的频率＞100 次 / 分时，称为窦性心动过速（sinus tachycardia），心电图表现为（图 5-18）。

1. 窦性 P 波在 I 、 II 、aVF、$V_4 \sim V_6$ 导联直立，aVR 导联倒置。

2. 窦性 P 波规律发生，P 波频率多在 100 ～ 160 次 / 分之间（PP 或 RR 间期 < 0.60 秒 ）。

3. 有时可伴有继发性 ST-T 改变。

临床意义：①生理性：正常人在运动、精神紧张、饮茶、饮酒时。②病理性：常见于发热、甲状腺功能亢进、贫血、失血、心力衰竭等。③药物性：阿托品、肾上腺素等药物作用。

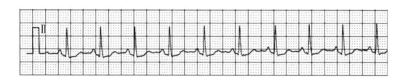

图5-18 窦性心动过速

二、窦性心动过缓

成人窦性心律的频率< 60 次 / 分时，称为窦性心动过缓（sinus bradycardia），心电图表现为（图 5-19 ）。

1. 窦性 P 波在 I 、 II 、aVF、$V_4 \sim V_6$ 导联直立，aVR 导联倒置。

2. 窦性 P 波规律发生，频率在 60 次 / 分以下（PP 或 RR 间期> 1 秒），通常不低于 40 次 / 分。

临床意义：①生理性：正常人安静及睡眠时、老年人及运动员。②病理性：窦房结功能障碍、颅内压增高、阻塞性黄疸、甲状腺功能减退症等。③药物性：β 受体阻滞剂、洋地黄、钙通道拮抗剂、胺碘酮等药物作用。

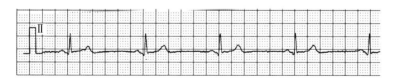

图5-19 窦性心动过缓

三、窦性心律不齐

窦性心律的起源未变，但节律显著不匀齐，称为窦性心律不齐（sinus arrhythmia）。窦性心律不齐常与窦性心动过缓同时存在。心电图表现为（图 5-20 ）。

1. 窦性 P 波在 I 、 II 、aVF、$V_4 \sim V_6$ 导联直立，aVR 导联倒置。

2. 在一次心电图记录中，最长的 P-P 间距与最短的 P-P 间距之差> 0.12 秒。

临床意义：如果窦性心律在吸气时频率加快，呼气时减慢，屏气时心律不齐消失称为呼吸性窦性心律不齐，属于生理现象，常见于青少年及自主神经功能不稳定者。如果屏气后窦性心律不齐仍然存在，称为非呼吸性窦性心律不齐，其原因考虑为窦房结自律性强度不断变化，多见于器质性心脏病患者。

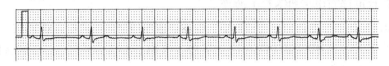

图5-20　窦性心律不齐

四、窦性停搏

窦房结在一段时间内暂时停止发放冲动，导致心房和心室活动相应停止的现象，称为窦性停搏（Sinus arrest），亦称窦性静止。在心电图上表现为（图5-21）。

1. 在规则的 P-P 间距规则的心电图记录中，突然出现一个或多个显著延长的P-P 间距。

2. 长 P-P 间距与基本的窦性 P-P 间距之间无整倍数关系。

3. 较长时间的窦性停搏后可出现窦性心律，也可出现房室交界性逸搏或室性逸搏。长时间的窦性停搏若无逸搏出现，则可致长时间心脏停顿，患者可出现头晕、昏厥甚至导致阿 – 斯综合征（Adams-Stokes syndrome）发作。

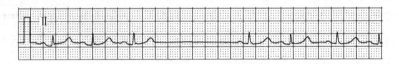

图5-21　窦性停搏

窦性停搏可由迷走神经张力过高、洋地黄与胺碘酮等药物作用，以及高血钾、心肌炎、心肌病、冠心病等引起，是病态窦房结综合征（sick sinus syndrome，SSS）的主要表现之一。

第五节　期前收缩

期前收缩（premature beats）是指起源于窦房结以外的异位起搏点提前发出的激动所引起的一次（或两次）心脏搏动，又称过早搏动。期前收缩常发生在窦性心律中，也可发生在心房颤动或其他异位心律的基础上，是临床常见的心律失常。根据异位搏动发生的部位，可分为窦性（包括窦房交界性）、房性、交界性及室性四大类。临床常见房性、交界性、室性三种期前收缩（又称房性早搏、室性早搏、交界性早搏），窦性期前收缩极为罕见。

异位搏动与其前窦性搏动之间的时距称为配对间期（coupling interval），又称联律间期，反映期前收缩的提前程度，也是判断单源、多源性期前收缩和并行心律等的重要依据。某些频发的期前收缩可见一定的配对规律，每个窦性心搏后均跟着一个期前收缩，连续发生 3 次或 3 次以上，称为二联律（bigeminy）；每 2 个窦性心搏后出现 1 次期前收缩或 1 个窦性心搏后出现 2 次期前收缩，连续发生 3 次或 3 次以上，称为三联律（trigeminy）。1 个窦性心搏后出现 2 次期前收缩，称为成对的期前收缩（couplets of premature complexes）。

提前出现的异位搏动代替了一个正常窦性搏动，其后出现一个较正常心动周期为长的间歇，称代偿间歇（compensatory pause）。在基础心律为心房颤动的情况时，期前收缩后面较长的间歇称为"类代偿间歇"。

根据期前收缩出现的频率，可分为偶发（≤ 5 次 / 分钟）和频发（≥ 6 次 / 分钟）。

期前收缩常由如下原因引起：①功能性：可见于正常人、自主神经功能失调患者、精神紧张、疲劳、吸烟、饮酒、喝咖啡等。②器质性心脏病：如风心病、冠心病、肺心病、心肌病、二尖瓣脱垂等患者。③药物性：应用洋地黄、奎尼丁、三环抗抑郁药等。④其他：甲状腺功能亢进症、电解质紊乱（如低血钾）、缺氧、麻醉、手术、心脏的直接机械刺激（如心导管检查、心脏手术等）。偶发期前收缩或发生多年而无其他临床表现者，大多无重要意义。影响其预后重要的因素还在于患者有无器质性心脏病基础及其类型。如急性心肌梗死时的室性期前收缩可发展为室速或室颤而导致原发性心脏骤停。发生于风湿性心脏病、甲状腺功能亢进症及冠心病的频发、多源性房性期前收缩常常是心房颤动的先兆。

一、室性期前收缩

起源于束支分叉以下的异位起搏点所引起的期前收缩，称为室性期前收缩（premature ventricular beat），心电图表现为（图 5-22）。

1. 提前出现的、宽大畸形的 QRS 波群，时限通常 ≥ 0.12 秒，其前无相关 P 或 P′波。室性期前收缩在心室内的除极顺序与正常明显不同，且在心室内的传导缓慢，故 QRS 波群形态宽大畸形。由于激动起源于心室，故首先出现 QRS-T 波群，其前无相关 P 或 P′波。室性异位激动很少能逆传至心房，如偶然逆传至心房，逆行 P 波（P′）位于 QRS 波群之后。

2. T 波方向与 QRS 波群的主波方向相反。由于除极异常导致复极障碍，故 ST 段与 T 波呈继发性改变，T 波与主波方向相反。

3. 有完全性代偿间歇，即期前收缩前后的两个窦性 P 波间距等于正常 PP 间距的两倍。室性异位起搏点距窦房结远，且激动逆向传导困难，因而提早发生的室性异位激动很难逆传到心房并侵入窦房结，故窦房结仍按其固有节律发放激动，从而形成完全性代偿间歇。

在某些情况下，室性早搏可呈多种表现，如间位性室早、单源性 / 多源性室早、并行收缩型室早、"R′ on T"型室早等，有其各自的临床意义。

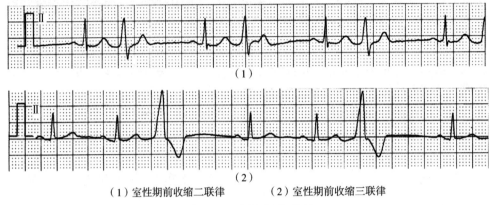

（1）

（2）

（1）室性期前收缩二联律　　　　　（2）室性期前收缩三联律

图5-22　室性期前收缩

二、房性期前收缩

起源于除窦房结外的心房任何部位的期前收缩，称为房性期前收缩（premature atrial beat），其心电图表现为（图 5-23）。

1. 提前出现的异位 P′波，其形态与窦性 P 波不同。

2. 房性期前收缩如果能正常下传，表现为房性 P′波后随室上性 QRS 波群，P′R 间期 ≥ 0.12 秒。

3. 代偿间歇多不完全。

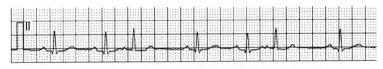

图5-23　房性期前收缩三联律

有时，房性早搏并不能正常下传，可表现为差异传导或者不传导，其心电图表现有其特殊性。在同一导联中，如果房性早搏的 P′波形态不一，联律间期不等，则称为多源性房性早搏，往往是心房颤动的先兆。

三、交界性期前收缩

起源于房室交界区（房室结与希氏束）的期前收缩，称为交界性期前收缩（premature junctional beat），心电图表现为（图 5-24）。

1. 提早出现室上性 QRS 波群。

2.逆行 P 波。逆行 P′波方向和正常窦性 P 波相反,表示激动起源于房室交界区或心房下部。逆行 P 波与 QRS 波群的关系取决于激动传入心房、心室时的速度。激动先上传至心房,则 P′在 QRS 波群之前,P′R 间期< 0.12s;激动先下传至心室,则 P′在 QRS 波群之后,R-P′间期< 0.20 秒;激动同时传至心房与心室,心房与心室同时除极,则 P′可被 QRS 波群掩盖。

3.大多为完全性代偿间歇。

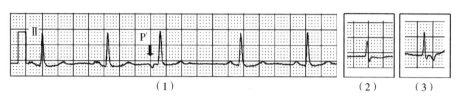

（1）交界性早搏,P′波在 QRS 波群前,P′-QRS < 0.12s

（2）P′波隐藏在 QRS 波群中

（3）P′波在 QRS 波群后

图5-24　交界性期前收缩

第六节　异位心律

一、扑动与颤动

(一) 心房扑动

心房扑动（atrial flutter）,简称房扑（atrial flutter）,其心电图特点为（图5-25）。

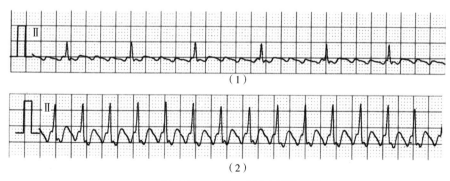

（1）4:1房室传导　　（2）2:1房室传导

图5-25　心房扑动

1. P 波消失，代之以间距匀齐、波形一致、连续呈锯齿状的心房扑动波（F 波），F 波间无等电位线，频率为 250 ~ 350 次 / 分，在 Ⅱ、Ⅲ、aVF 导联上明显。

2. 心室节律可规则也可不规则。房扑的房室传导比例以 2∶1 或 4∶1 多见。房室传导的比例固定时，心室律规则。房室传导比例不固定时，心室律不规则。

3. QRS 波群形态和时限一般正常，也可因室内差异性传导而增宽。

心房扑动绝大多数见于心脏有显著病变者，如风湿性心脏病、冠心病、高血压性心脏病、甲状腺功能亢进症等，少见于无器质性心脏病者，也常见于房颤用奎尼丁、胺碘酮或普鲁卡因胺治疗过程中。

（二）心房颤动

心房颤动（atrial fibrillation）简称房颤，心房颤动可以是阵发性或持续性。心电图特点为（图 5-26）。

1. P 波消失，代之以一系列大小不等、间距不均、形态各异的心房颤动波（f 波），其频率为 350 ~ 600 次 / 分，通常在 V_1 导联最清楚，其次为 Ⅱ、Ⅲ、aVF 导联。

2. RR 间距绝对不匀齐，即心室律完全不规则。

3. QRS 形态正常或因室内异传导而增宽畸形。

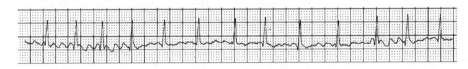

图5-26　心房颤动

心房颤动绝大多数见于器质性心脏病变，以往以风湿性心瓣膜病最常见，其中以二尖瓣狭窄占首位，也可见于高血压性心脏病、冠心病、甲状腺功能亢进症、慢性缩窄性心包炎、洋地黄中毒等。少数病例有阵发性或持续性房颤而无器质性心脏病的证据，临床称为孤立性心房颤动。心房颤动的危害在于：①心室搏动极不匀齐而引起心悸、乏力等症状。②心房失去协调一致的收缩，使左室舒张末期容量及心排血量明显减少，可诱发或加重心力衰竭。③长期的心房颤动还可导致心房内附壁血栓形成，血栓脱落往往造成动脉栓塞尤其是脑栓塞。

（三）心室扑动与心室颤动

心室颤动（ventricular fibrillation，Vf）是室性快速异位心律最后、最严重的阶段，为猝死最常见的原因，往往是心脏停搏前的短暂征象。心室扑动（ventricular flutter，VF）是室性心动过速与室颤之间的过渡型，往往是室颤的前奏，故临床一旦出现室扑就需按室颤紧急抢救。

1. 心室扑动 心室扑动常为一过性，如未能及时恢复正常，便会迅速转为心室颤动。心电图表现为：QRS-T 波群消失，代之以连续、快速而相对规则的大振幅的波形，不能将 QRS 波与 ST 段及 T 波区分，形态类似正弦波，频率为 150 ～ 250 次/分。

2. 心室颤动 心室颤动的心电图表现为（图 5-27）：QRS-T 波群完全消失，代之以形状不一、大小不等、极不规则的低小波，频率为 250 ～ 500 次/分。最初的颤动波常较粗大，以后逐渐变小，如抢救无效最终将变为等电位线，提示心脏电活动停止。

心室扑动发生时，心室肌可能有快而微弱的收缩，但心脏实际已基本失去泵血功能；心室颤动时则心室肌发生更快而不协调的乱颤，致心脏泵血功能完全丧失，患者迅即出现意识丧失、心音及大动脉搏动消失、血压测不到、全身抽搐、呼吸停止，抢救不及时则迅速死亡。心室颤动常见于冠心病尤其是急性冠脉综合征，以及其他器质性心脏病，也可见于触电、药物中毒、严重酸碱平衡失调和电解质紊乱等。各种器质性心脏病与其他疾病临终前循环衰竭所发生的心室颤动，称为继发性室颤，一般难以逆转。而突然意外地发生于无循环衰竭基础的原发性室颤，经及时而积极的抢救则可能恢复。

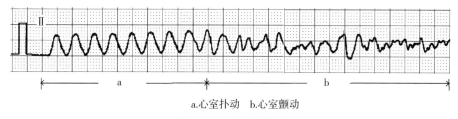

a.心室扑动　b.心室颤动

图5-27　心室颤动

二、异位性心动过速

异位性心动过速（ectopic tachycardia）是指异位节律兴奋点兴奋性增高或折返激动引起的快速异位心律，也有小部分心动过速和触发活动有关。临床常根据心动过速发作时的 QRS 波形态，简单地将心动过速分为窄 QRS 波心动过速和宽 QRS 波心动过速。在 QRS 波时限 ≤ 0.10 秒的窄 QRS 波心动过速中，大约 95% 为室上性心动过速（包括房性心动过速及房室交界性）。在 QRS 波群时间 ≥ 0.12 秒的宽 QRS 波心动过速中最常见的是室性心动过速（占 70% ～ 80%）。

（一）室上性心动过速

室上性心动过速的心电图表现为（图 5-28）。

1. 心动过速发作时 QRS 波频率大多数为 150 ～ 250 次/分。

2. 节律一般绝对规则。

3. QRS 波群形态基本正常（伴心室内差异性传导或原有束支阻滞时 QRS 波

群增宽）。

4. ST-T 可无变化，或呈继发性 ST 段下移和 T 波倒置。

室上性心动过速在心电图上的表现可相当于期前收缩的连续状态（期前收缩连续发生 3 次或 3 次以上）。室上性心动过速的心电图上如能确定房性 P'波存在，且 P'-R 间期 ≥ 0.12 秒，可称为房性心动过速（atrial tachycardia）。如在 QRS 波之前或之后发现逆行 P 波（有时重叠于 QRS 中不可见），则可诊断为交界性心动过速（junctional tachycardia）。由于在心率很快时，房性 P 波或逆行 P 波往往重叠于其他波形中难以分辨，故常统称为室上性心动过速。

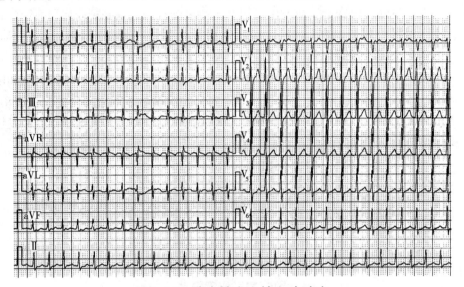

图5-28 阵发性室上性心动过速

部分正常人房室结内存在双径路，也有部分正常人在正常房室传导系统以外存在先天性房室附加通道（简称旁路），这两种情况在一定的条件下，可使激动在其中发生折返，导致室上性心动过速，分别被称为房室结折返性心动过速（atrial-ventricular nodal reentry tachycardia，AVNRT）及房室折返性心动过速（atrial-ventricular reentry tachycardia，AVRT）。AVNRT 及 AVRT 常见于心脏无器质性病变的患者，多由于情绪波动、精神紧张、过分疲劳、烟酒过度等诱发。

自律性增高引起的心动过速则多见于器质性心脏病患者如风湿性心脏病、冠心病、慢性肺源性心脏病、甲状腺功能亢进症等，亦常见于急性感染、缺氧、低血钾和洋地黄中毒。同一导联中如异位 P'波呈多种形态（至少 3 种），P'-R 间期 > 0.12 秒，且多变，心房率 > 100 次 / 分，有时伴有不同程度的房室传导阻滞，则称为多源性紊乱性房性心动过速。常由多源房性期前收缩发展而来，并为心房颤动的前奏，可见于肺源性心脏病和洋地黄中毒。

（二）室性心动过速

3 个或 3 个以上室性期前收缩连续出现，频率大于 100 次 / 分，即为室性心动过速（ventricular tachycardia VT），简称室速。室性心动过速的发生机制与心室自律性增高、折返激动、后除极及触发活动有关。其心电图表现如下（图 5-29）。

1. 相当于一系列连续的室性期前收缩（连续 3 次或 3 次以上），频率多为 100 ~ 250 次 / 分，R-R 大致相等，节律可略有不齐。

2. QRS 波群畸形、增宽，时间 ≥ 0.12 秒，T 波方向与 QRS 主波方向相反。

3. 有时可见房室分离。如能发现窦性 P 波，则窦性 P 波的频率比 QRS 波群的频率明显缓慢，P 波与 QRS 波群之间无固定关系。这是由于室性心动过速时，异位起搏点的频率较窦性频率快，窦性激动下传到心室常遇到心室的不应期，使窦房结只能控制心房而心室则由室性异位起搏点控制，从而形成房室分离（atrioventricular dissociation）。如能确定此房室分离现象，可明确室性心动过速的诊断。但在具体心电图上，可能由于 P 波被 QRS 波群掩盖而不易发现这一诊断条件。

4. 偶可发生心室夺获（ventricular capture）或室性融合波（ventricular fusion beat）。出现心室夺获或室性融合波，是判断室性心动过速可靠的依据。心室夺获是指从心房传下来的激动（常为窦性激动），偶可落在心室的反应期引起的正常形态的 QRS 波群，心电图表现为形态正常的 QRS 波群提早出现，其前有相关的 P 波。如果心室夺获时室性异位激动又几乎同时激动心室的另一部分，则产生室性融合波（又称不完全性心室夺获），心电图表现为 QRS 波群提早出现，其前有相关的 P 波，QRS 波群形态介于心室夺获与室性异位 QRS 波群。

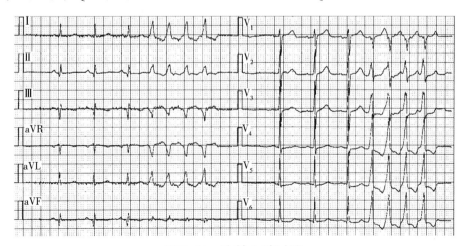

图5-29　室性心动过速

室速持续时间 < 30 秒且自发终止者，称为非持续性室速（nonsustained ventricular tachycardia）；室速持续时间 > 30 秒，或虽未到 30 秒但已导致严重血流动力学障碍者，称为持续性室速（sustained ventricular tachycardia）。QRS 波群形态单一者，称为单形性室速（monomorphic ventricular tachycardia）。QRS 波群呈多种形态者，称为多形性室速（polymorphic ventricular tachycardia）。尖端扭转型室速（torsade de pointes，TDP）是一种特殊类型的多形性室速，其 QRS 波群围绕基线上下扭转，伴有 QT 间期延长（图 5-30）。临床上常表现为反复发作阿-斯综合征，其治疗与一般室性心动过速不同，故应予以重视。

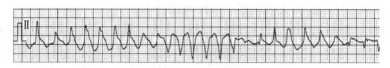

图5-30　尖端扭转型室速

室性心动过速绝大多数发生于器质性心脏病患者，最常见于冠心病，也可见于其他心脏病、代谢障碍、药物毒性及先天性 QT 间期延长综合征等，偶可见于无心脏病者。有基础器质性心脏病、室速频率快、多形性室速、持续性室速、QT 间期延长者，常伴有严重的血流动力学障碍，预后亦较差。室速如诱发室颤，将立即危及患者生命。

三、逸搏与逸搏节律

当高位起搏点激动停止或延缓发放冲动或者冲动传导受阻时，作为一种保护性措施，低位起搏点代之发出一个或一串冲动。如果低位起搏点仅发生 1～2 个称为逸搏（escape beat），连续 3 个或 3 个以上逸搏形成的节律称为逸搏心律（escape rhythm）。逸搏按发生部位可分为房性、房室交界性和室性逸搏，其 QRS 波群的特点与相应的期前收缩相似，两者的区别是期前收缩属于提前发生，为主动节律，而逸搏则在长间歇后出现，属被动节律。临床上以房室交界性逸搏最为多见，室性逸搏次之，房性逸搏较少见。

（一）交界性逸搏与交界性逸搏节律

交界性逸搏是最常见的逸搏心律，常见于窦性停搏及三度房室传导阻滞。其心电图特点为：长间歇后出现一个 QRS 波群，QRS 呈室上性，其形态与窦性 QRS 波群相同或略有差别。连续出现 3 次或 3 次以上的交界性逸搏，称为交界性逸搏，逸搏频率为 40～60 次 / 分，节律规则。

（二）室性逸搏与室性逸搏节律

室性逸搏多见于双结（窦房结及房室结）病变或发生于束支水平的三度房室传导阻滞。其心电图特点为：长间歇后出现一个 QRS 波群，其 QRS 波群宽大畸形。连续出现 3 次或 3 次以上的室性逸搏，称为室性逸搏心律，频率 20～40 次 /

分，节律缓慢而规则，亦可不规则。

第七节 房室传导阻滞

心脏任何部位的心肌不应期延长所引起的激动传导延缓或阻断，统称为心脏阻滞（heart block）。根据其发生部位的不同，分为窦房传导阻滞、房内传导阻滞、房室传导阻滞和室内传导阻滞；按阻滞程度可分为一度（传导延缓）、二度（部分激动传导发生中断）和三度（传导完全中断）。本节详细介绍房室传导阻滞。

房室传导阻滞（atrioventricular block，AVB）是临床上常见的心脏传导阻滞，可发生在不同水平。房室结和希氏束（常统称为房室交界区）是常见的阻滞部位。阻滞部位愈低，潜在节律点的稳定性愈差，危险性也就愈大。

一度和二度Ⅰ型房室传导阻滞偶见于正常人迷走神经张力过高或无明显心脏病的老年人，较多见于风湿性心脏病、病毒性心肌炎、急性感染、房间隔缺损、缺氧、高血钾，以及洋地黄、奎尼丁、β受体阻滞剂等药物作用，多为功能性或病变位于房室结或希氏束近端，较少引起临床症状，预后较好。二度Ⅱ型及以上者则多为器质性损害，常见于冠心病、心肌病，也可以是先天性的或原发性传导系统退行性改变，病变多在希氏束远端及其以下，预后较差，临床常有明显症状如头晕、心悸，甚至出现阿-斯综合征（Adams-Stokes syndrome）发作。房室传导阻滞可以是暂时性的，也可以是永久性的。发生于一些急性或可逆情况（如急性感染、电解质紊乱、药物毒性反应等）的房室传导阻滞，往往是暂时的，当相应的病因去除后可逐渐恢复正常。而扩张型心肌病、原发性传导系统退行性变及其他慢性器质性心脏病所导致者，常是不可逆的、永久性的，患者往往症状明显，甚至有猝死的危险，常需要安装人工心脏起搏器。

一、一度房室传导阻滞

由于房室传导组织某个部位的相对不应期延长，引起房室间的传导延缓，但每次心房激动仍能传入心室。心电图表现为（图 5-31）。

1. 窦性 P 波规则出现，每个窦性 P 波后都有 QRS 波。

2. PR 间期延长：PR 间期 ≥ 0.21 秒（老年人 > 0.22 秒）；或 PR 间期超出对应年龄和心率的最高值；或在心率未变的情况下 PR 间期较前一次的心电图延长 0.04 秒以上。

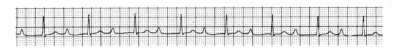

图5-31 一度房室传导阻滞

二、二度房室传导阻滞

房室传导组织病变区域的不应期延长，致使心房激动的一部分落在不应期内而不能传入心室，形成心电图上部分 P 波后面 QRS 波群的脱漏现象。通常用心房和心室激动次数的比例来表示房室之间的传导情况，如 3∶2 房室传导，表示 3 次心房激动只有 2 次传入心室，有 1 次未能下传。根据心电图的不同表现，二度房室传导阻滞通常分为两型：二度Ⅰ型和二度Ⅱ型，前者常见。

（一）二度Ⅰ型房室传导阻滞

二度Ⅰ型房室传导阻滞又称莫氏Ⅰ型或文氏型传导阻滞，由房室交界区的文氏现象导致。典型文氏型传导阻滞的心电图表现为（图5-32）。

1. 窦性 P 波规则出现。

2. 房室传导的文氏现象及周期：PR 间期呈进行性延长（但 PR 间期的增量逐渐减少），直至出现一次心室漏搏，其后 PR 间期又恢复为最短，再逐渐延长，直至再次出现心室漏搏。此现象周而复始形成文氏周期。房室传导比例常为 3∶2、4∶3、5∶4 等。

3. R-R 间距渐短突长。

4. 心室漏搏所致的最长 R-R 间歇，短于任何两个最短的 R-R 间距之和。

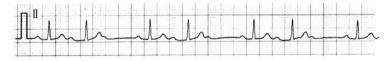

图5-32 二度Ⅰ型房室传导阻滞（3∶2房室传导）

（二）二度Ⅱ型房室传导阻滞

二度Ⅱ型房室传导阻滞又称莫氏Ⅱ型房室传导阻滞，此型房室传导系统的阻滞部位较低，大多在房室束分叉以下。房室传导系统绝对不应期延长，而相对不应期正常（少数延长），对心房传来的激动只能以"完全能或完全不能"的方式进行传导，出现 PR 间期恒定而周期性 QRS 脱漏。心电图表现为（图5-33）。

1. 窦性 P 波规则出现。

2. PR 间期恒定（正常范围或延长）。

3. QRS 波群呈周期性或不定期性地成比例地脱漏。房室传导比例常为 3∶2、4∶3 等。

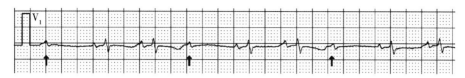

图5-33　二度Ⅱ型房室传导阻滞（3∶2房室传导）

固定的 2∶1 房室传导阻滞是二度房室传导阻滞的一个特殊类型，无法根据 P-R 间期的变化来区分Ⅰ型或Ⅱ型（图 5-34）。房室传导比例呈 3∶1 或 3∶1 以上（连续 2 个或 2 个以上 P 波后面无 QRS 波群）者，又称高度房室传导阻滞。其房室传导比例以 4∶1、6∶1、8∶1 多见，而 3∶1、5∶1、7∶1 少见（图 5-35）。

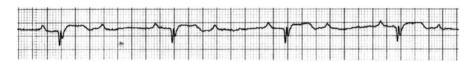

图5-34　二度房室传导阻滞（2∶1房室传导）

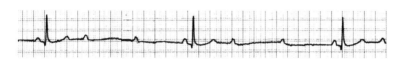

图5-35　高度房室传导阻滞

三、三度房室传导阻滞

房室传导组织的绝对不应期极度延长，以致所有室上性激动都落在此绝对不应期内而不能下传心室，称为三度房室传导阻滞，又称完全性房室传导阻滞。心电图表现为（图 5-36）。

（一）房室分离

来自房室交界区以上的激动完全不能通过阻滞部位，心房与心室分别由两个起搏点控制，心房由窦房结或房性异位点控制，心室则由房室交界区或心室的潜在节律点控制。P 波与 QRS 波群各自独立，互不相关，呈现完全性房室分离（complete atrioventricular dissociation）。

（二）逸搏心律

QRS 波群的形态和时间主要取决于逸搏部位，以交界性逸搏心律为多见。如出现室性逸搏心律，往往提示发生阻滞的部位较低。

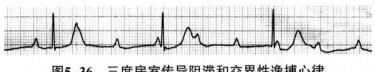

图5-36 三度房室传导阻滞和交界性逸搏心律

第八节 电解质及药物影响

电解质紊乱是指血清电解质浓度的变化超出正常范围。这种变化会影响心肌的除极、复极及电激动的传导。如血钾异常、血钙及血镁异常时，心电图有相应的变化。但是，心电图改变与血清电解质水平并不完全一致。如同时存在多种电解质紊乱时，相互之间的影响可能加重或抵消心电图改变，因此心电图改变必须结合临床表现和实验室检查进行判断。

部分药物，如洋地黄、抗心律失常药物及部分对心肌有损害的药物等，也可以影响心肌的除极、复极及电激动的传导，或者直接损伤心肌，从而表现心电图异常。

第九节 其他心电学检查

一、动态心电图

动态心电图（ambulatory electrocardiography，AECG；dynamic electrocardiography，DCG）是指连续记录24小时或更长时间的心电图。该项检查首先由美国学者Holter于20世纪60年代初期应用于临床，故又称Holter监测。动态心电图已成为临床上广泛使用的无创性心血管病诊断手段之一。

动态心电图适用于：①评定患者心悸、气促、头昏、晕厥、胸痛等症状的性质。②对心律失常进行定性和定量分析，对心律失常患者进行危险性评估。③心肌缺血的诊断和评价，是发现无症状心肌缺血的重要手段。④心肌缺血及心律失常药物疗效的评价。⑤心脏病患者预后的评价。⑥选择安装起搏器的适应证，评定起搏器的功能，检测与起搏器有关的心律失常。⑦用于医学科学研究和流行病学调查。

动态心电图属于回顾性分析，并不能了解患者即刻的心电变化。由于导联的限制，尚不能反映某些异常心电改变的全貌。对于心脏房室大小的判断、束支传导阻滞、预激综合征的识别以及心肌梗死的诊断和定位等，仍需要依靠常规12导联心电图检查。

二、心电图运动负荷试验

心电图运动负荷试验（ECG exercise test）是一项通过观察患者在运动负荷的心电图变化，来判断患者是否存在冠状动脉供血不足的试验。其中，平板运动试验应用最广泛，但需要把握相应的适应证及禁忌证。

平板运动试验的阳性标准为：①运动中出现典型的心绞痛。②运动中心电图出现 ST 段下斜型或水平型下移 ≥ 0.1mV，持续时间大于 1 分钟。少数患者运动试验中出现 ST 段抬高 ≥ 0.1mV。如果运动前患者心电图有病理性 Q 波，此 ST 段抬高多为室壁运动异常所致。如果运动前患者心电图正常，运动中出现 ST 段抬高提示有透壁性心肌缺血，多为某一冠状动脉主干或近段存在严重狭窄，或冠状动脉痉挛所致。

在评价运动试验结果时，应特别注意不能将心电图运动试验阳性与冠心病的诊断混为一谈，心电图运动试验假阳性者为数不少，尤其见于女性。另一方面运动心电图阴性者不能肯定排除冠心病，应结合临床其他资料进行综合判断。

第六章 病历书写

扫一扫看课件

　　病历是医务人员在医疗活动中形成的文字、符号、图表、影像、切片等临床资料总和，包括门（急）诊病历和住院病历。病历形式有电子文档病历、电子病历和手写病历。

一、病历书写的重要性

　　1.病历记载了疾病的发生、发展、转归和诊疗全过程，是临床医生确立诊断、抉择治疗和制定预防措施的科学依据，也是医疗质量和学术水平的反映。

　　2.病历是临床实践的客观记录，可为临床科研和临床教学提供可靠资料。

　　3.病历是健康档案和医疗保险的资料与依据，也是医院管理的统计源。

　　4.病历是涉及医疗纠纷及诉讼的法律依据。根据《医疗事故处理条例》，病历是医疗事故、职业病、交通事故、工伤鉴定的主要依据。

二、病历书写的基本要求

　　1.严肃认真，客观如实　以严谨的作风和科学的态度书写病历，实事求是地反映病情和诊疗经过，不能臆断和虚构病历。

　　2.系统完整，条理清楚　将搜集到的资料进行综合分析，系统、完整地记录。各项、各次记录要依次注明记录时间。

　　3.语言规范，描述准确　病历书写应当使用中文，通用的外文缩写。无正式中文译名的症状、体征、疾病名称、药物名称等可以使用外文。病历书写应规范使用医学术语，描述精练、准确，语句通顺、标点正确，并要运用规范的汉语和汉字书写，避免使用俗语或俚语。度量衡单位一律采用中华人民共和国法定计量单位。

　　4.字迹清晰，切忌涂改　病历记录一定要做到字迹清晰，不可潦草或涂改。

记录结束时须签全名并易于辨认。凡修改和补充之处，应用红色墨水笔书写并签全名。病历书写过程中出现错字时，应当用双线划在错字上，保留原记录清楚、可辨，并注明修改时间，修改人签名。不得采用刮、粘、涂等方法掩盖或去除原来的字迹。

三、病历书写的格式和内容

1. 门（急）诊病历书写内容及要求　门（急）诊病历首页内容应当包括患者姓名、性别、出生年月日、民族、婚姻状况、职业、工作单位、住址、药物过敏史、身份证号及门诊病历编号等项目。门（急）诊病历记录分为初诊病历记录和复诊病历记录。

初诊病历记录包括就诊时间、科别、主诉、现病史、既往史、阳性体征、必要的阴性体征和辅助检查结果、诊断及治疗意见医生签名等。复诊病历重点记录病情变化和治疗效果，并对初步诊断和处理提出进一步的意见。急诊病历就诊时间应具体到分钟。门（急）诊病历记录应由接诊医生在患者就诊时及时完成。

急诊留观记录是急诊患者因病情需要留院观察期间的记录，重点记录观察期间病情变化和诊疗措施，记录简明扼要，并注明患者去向。抢救危重患者时，应当书写抢救记录。

2. 住院病历书写内容及要求　住院病历内容包括住院病案首页、入院记录、病程记录、手术同意书、麻醉同意书、输血治疗知情同意书、特殊检查（特殊治疗）同意书、病危（重）通知书、医嘱单、辅助检查报告单、体温单、医学影像检查资料、病理资料等。

完整住院病历的格式和内容。

（1）一般项目　包括姓名、性别、年龄、婚姻、民族、职业、籍贯、住址、工作单位、入院日期、记录日期、病史陈述者（应注明与患者的关系）及可靠程度。

（2）病史

1）主诉：迫使患者就诊的最主要的症状（或体征）及持续时间。如主诉多于一项则按发生的先后次序列出，并记录每个症状的持续时间。

2）现病史：围绕主诉，详细记录从发病至就诊时的全过程，包括发病时间、起病情况及原因或诱因、主要症状特点、伴随症状、病情进展情况、诊治经历和结果，以及发病以来患者的精神、睡眠、食欲、大小便、体重等一般情况；还应记录与目前疾病有重要关系的伴发疾病。

3）既往史：患者既往健康状况、疾病史、预防接种史、传染病史、外伤史、手术外伤史、输血史、食物或药物过敏史及系统回顾。

4）个人史：简要记录患者的出生地及长期居留地、生活习惯、饮食、嗜好、居住环境、精神状态、常用药物、职业与工作条件，以及有无工业毒物、粉尘、放射性物质接触史、冶游史等。

5）婚姻史：记录婚姻情况、结婚年龄、配偶健康状况、子女状况、夫妻关系及性生活情况等。

6）月经及生育史：记录月经初潮年龄、月经周期和经期天数、末次月经时间或闭经年龄等情况，记录格式如下。

$$初潮年龄 = \frac{行经期（天）}{月经周期（天）} \times 末次月经时间或绝经年龄$$

记录经血的量和颜色，有无血块、经期症状（痛经等）、白带情况。

生育史按下列顺序写明足月分娩数、早产数、自然或人工流产数、存活数，并记录计划生育措施。

7）家族史：直系亲属的健康状况、疾病或死亡原因，有无与患者类似的疾病、家族性遗传性疾病及传染性疾病等。

（3）体格检查

体温 ℃　脉搏 次/分　呼吸 次/分　血压 / mmHg（ /kPa）体重 kg

一般状况：发育、营养、体位、步态、面容与表情、神志意识、检查能否合作等。

皮肤、黏膜：颜色、温度、湿度、弹性、毛发，有无水肿、皮下出血、皮疹、皮下结节或肿块、蜘蛛痣、肝掌、溃疡、瘢痕等，并明确记录其部位、大小及形态。

淋巴结：全身或局部浅表淋巴结有无肿大及其部位、大小、数目、压痛、硬度、活动度或粘连情况，局部皮肤有无红肿、波动、瘘管和瘢痕等。

头部及其器官

头颅：大小、形状，有无肿块、压痛、瘢痕，头发（量、色泽、分布）。

眼：眉毛（脱落、稀疏）、睫毛（倒睫）、眼睑（水肿、下垂、运动状况）、眼球（凸出、凹陷、运动状况、震颤、斜视）、结膜（充血、水肿、苍白、出血、滤泡）、巩膜（黄染）、角膜（混浊、云翳、白斑、软化、溃疡、瘢痕、反射、色素环）、瞳孔（大小、形态、对称性、对光反射及调节和聚合反射）。

耳：有无畸形、分泌物、乳突压痛等，听力。

鼻：有无畸形、鼻翼扇动、阻塞、分泌物、出血、鼻窦压痛；鼻中隔是否偏曲或穿孔。

口腔：气味、有无张口呼吸、唇（畸形、颜色、疱疹、皲裂、溃疡、色素沉着）、牙齿（龋齿、缺牙、义齿、残根、斑釉齿）、牙龈（色泽、肿胀、溃疡、溢脓、出血、铅线）、舌（形态、舌质、舌苔、溃疡、运动、震颤、偏斜）、颊黏膜（发疹、出血点、溃疡、色素沉着）、扁桃体（大小、充血、分泌物、假膜）、咽

（色泽、分泌物、反射、腭垂位置）、喉（发音清晰、嘶哑、喘鸣、失音）。

颈部

颈部是否对称，有无强直、颈静脉怒张、肝-颈静脉回流征、颈动脉或颈静脉异常搏动，气管位置，甲状腺（大小、硬度、压痛、结节、震颤、血管杂音）。

胸部

胸廓对称、畸形、局部隆起或塌陷、压痛、异常搏动；乳房（大小、乳头，有无红肿、压痛、肿块和分泌物）；胸壁有无静脉曲张、皮下气肿等。

肺脏

视诊：呼吸运动（两侧对比）、呼吸频率、节律、深度，肋间隙增宽或变窄。

触诊：呼吸活动度、语颤（两侧对比）、胸膜摩擦感、皮下捻发感。

叩诊：叩诊音（清音、过清音、浊音、实音、鼓音及其部位）、肺下界及肺下界移动度。

听诊：呼吸音（性质、强弱、异常呼吸音及其部位），有无干、湿性啰音和胸膜摩擦音，语音传导（增强、减弱或消失）。

心脏

视诊：心前区是否隆起，心尖搏动或心脏搏动的位置、范围及强度。

触诊：心尖搏动的位置、强度，有无震颤（部位、期间）、心包摩擦感。

叩诊：心脏左、右浊音界，可用左、右第2、3、4、5肋间距前正中线的距离（cm）表示，并注明左锁骨中线至前正中线的距离（cm）。

听诊：心率、心律、心音［强度、心音分裂、额外心音、肺动脉瓣第二音（P_2）与主动脉瓣第二音（A_2）的比较］、杂音（部位、性质、收缩期或舒张期，连续性、强度、传导方向以及与运动、体位和呼吸的关系）、心包摩擦音等。

血管

桡动脉：脉率、节律（规则、不规则、脉搏短绌）、有无奇脉或交替脉、搏动强度、动脉壁的弹性和紧张度。

周围血管征：有无毛细血管搏动征、枪击音、水冲脉、动脉异常搏动等。

腹部

视诊：呼吸运动，腹围，形状（对称、平坦、膨隆、凹陷），静脉曲张（及其血流方向），皮疹、色素沉着、条纹、瘢痕，脐，疝和局部隆起（器官或包块）的部位、大小、轮廓，腹部体毛，胃肠蠕动波、上腹部搏动。

触诊：腹壁紧张度，有无压痛、反跳痛、液波震颤、包块（部位、大小、形态、硬度、压痛、搏动、移动度、表面情况）。

肝脏：大小，质地，表面及边缘情况，有无结节、压痛、搏动等。

胆囊：大小，形态，有无压痛，墨菲征。

脾脏：大小，质地，表面及边缘，移动度，有无压痛及摩擦感。

肾脏：大小，形状，硬度，移动度，有无压痛。

膀胱：膨胀与否，肾及输尿管压痛点。

叩诊：肝浊音界，有无肝区叩击痛、移动性浊音、高度鼓音、肾区叩击痛。

听诊：肠鸣音（正常、增强、减弱或消失、金属音），有无振水音及血管杂音。

肛门、直肠

有无痔、肛裂、脱肛、肛瘘。直肠指诊有无狭窄、包块、压痛、出血，以及括约肌紧张度；前列腺大小、硬度、有无结节及压痛。

外生殖器

根据病情需要做相应的检查。

男性：包皮、阴囊、睾丸、附睾、精索状况，有无发育畸形、包茎、鞘膜积液。

女性：检查时须有女医护人员在场，有特殊情况时可请妇产科医生检查，包括外生殖器（阴毛、大小阴唇、阴蒂、阴阜）和内外生殖器（阴道、子宫、输卵管、卵巢）。

脊柱

活动度，有无畸形（侧凸、前凸、后凸）、压痛和叩击痛。

四肢

有无畸形、杵状指（趾）、静脉曲张、骨折，关节有无红肿、疼痛、压痛、积液、脱臼、活动度受限、畸形、强直，有无水肿、肌肉萎缩、肢体瘫痪或肌张力变化。

神经反射

浅反射、深反射，有无病理反射及脑膜刺激征。必要时做运动、感觉及神经系统其他检查。

专科情况

外科、耳鼻咽喉科、眼科、妇产科、口腔科、介入放射科、神经精神科等专科，需写外科情况、妇科检查。主要记录与本专科有关的体征，前面体格检查中的相应项目不必重复书写，只写"见某科情况"。

（4）辅助检查　指入院前或入院后24小时内所做的与本次疾病相关的主要实验室和器械检查及其结果。应分类按检查时间顺序记录检查结果，如系在其他医疗机构所做检查，应当写明该机构名称及检查号。

（5）病历摘要　把病史、体格检查、实验室及其他检查等主要阳性体征和具有重要鉴别意义的资料，进行综合、整理、概述，揭示诊断的依据，字数以不超过300字为宜。

（6）诊断　诊断名称应确切，主次分清，顺序排列，主要疾病在前，次要疾病在后，并发症列于有关主病之后，伴发病排列在最后。

入院记录由住院医生书写，其格式基本同住院病历。区别在于除主诉、现病史外，既往史、个人史、月经生育史、家族史、体格检查简明扼要外，可省略系统回顾、病历摘要。

第七章　诊断步骤与临床思维

扫一扫看课件

第一节　诊断步骤

一、调查研究和搜集资料

调查研究和搜集资料包括问诊搜集病史、体格检查发现有价值的阳性与阴性体征、实验室及其他检查搜集相关资料。

1. 问诊　问诊了解疾病的发生发展与演变规律、症状的特征、症状之间的关系，对疾病的诊断有重要作用。完整而详尽的病史大约可解决近半数的诊断问题，如慢性支气管炎、支气管哮喘、心绞痛、癫痫等，而且能为后续的检查提供线索。

2. 体格检查　在获得病史的基础上进行全面、系统的体格检查，发现有价值的阳性与阴性体征。体征是病理的反映，体格检查结合问诊可解决大多数诊断问题。如既往有高血压病史，近来出现心悸的患者，体格检查发现心尖搏动向左下移位，则可确立高血压心脏病，左室肥大。

3. 实验室及辅助检查　在获得病史和体格检查资料，形成一定诊断意向的基础上，选择必要的实验室及辅助检查来协助诊断、评估病情。

临床资料是建立诊断的依据，所以调查研究、搜集资料，要遵循客观性、完整性、系统性原则，这"三性"原则是获得正确诊断的前提。

二、综合分析和提出诊断

一些单纯的疾病，病情简单、直观，临床表现往往能直接提示诊断，如急性扁桃体炎、带状疱疹。一些复杂的疾病，由于疾病表现复杂，有个体差异，有异病同症，有同病异症。要完全揭示疾病的本质就必须将所得的临床资料进行归纳整理、分析评价，抓住主要的临床问题，进行排除诊断或鉴别诊断。如主要的临床问题是：劳累性呼吸困难伴全心扩大，而无瓣膜及负荷异常，则需考虑扩张型心肌病，而扩张型心肌病需通过排除其他心脏病和特异性心肌病而做出确诊。如主要的临床问题是哮喘，考虑支气管哮喘诊断时需与其他有哮喘样发作的疾病鉴别。

三、反复实践和验证诊断

由于疾病的复杂性、多样性、动态性、不确定性，医学的有限性及临床工作的紧迫性，对疾病的诊断常不是一次就能完成的，诊断是否正确还需在临床实践中加以验证。

第二节　临床思维

临床实践与科学思维构成临床思维的两大要素。没有临床实践，科学思维是无源之水，无本之末；而没有科学思维指导的临床实践则是盲目的。

一、临床思维哲学

1. 现象与本质　疾病的临床表现，属于事物的现象，疾病的病理及病理生理改变，属于事物的本质，这就是疾病的现象与本质。诊断疾病时，应思外揣内，透过现象看本质，如肺部干啰音是气道狭窄的临床表现，而气道狭窄是产生干啰音的病理基础。各种症状、体征，各项检查结果与疾病病理及病理生理的联系，是诊断疾病的最基本的临床思维。

2. 主要表现与次要表现　有时疾病的临床表现和过程往往比较复杂，临床资料较多，涉及多个系统。在纷繁复杂的临床表现中必须分清哪些是主要的，哪些是次要的；哪些是原发的，哪些是继发的；哪些是直接的，哪些是间接的。厘清各种临床表现之间的关系。

3. 共性与个性　共性即不同疾病出现同一表现，而个性即不同疾病的同一表现又各有其临床特点。如心脏病、肾脏病、肝脏病及营养不良都可能出现同一症状——水肿。心性水肿常以下垂性水肿伴体循环静脉压增高为特征；肾性水肿则以先出现于皮下疏松组织如眼睑等处为特征；肝性水肿以腹水伴门静脉高压为特征；营养不良性水肿则以低蛋白血症为特征。这些不同疾病的水肿特点即为个性。医生熟悉共性才能想到可能产生该临床表现的各种疾病，抓住个性方能进行鉴别诊断。

4. 典型与不典型　典型与不典型是相对的，所谓典型表现只是由于较常见，为临床医生所熟知而已，不典型表现只是由于相对特殊少见而已。

5. 局部与整体　局部与整体是相互联系、相互影响的。局部的异常可以是全身性疾病临床表现的一部分，要能见微知著；全身性的表现又可由局部疾病引起，要能从纷繁复杂的临床问题中，抓住本质。

二、临床诊断原则

1. 实事求是原则　实事求是原则是总原则，它要求从客观实际出发，尊重客观规律，不要主观臆断。搜集临床资料，应注意客观性、真实性；解释临床现象，应符合疾病的客观规律。

2. 一元论原则　当疾病有多种临床表现时，抓住主要表现，最好能用一个主要疾病合理解释患者的各种临床表现，尽量不要"看图说话"罗列若干疾病诊断。当然，如遇到不能解释的现象，则应实事求是，重新全面考虑，不要勉强用一个疾病来加以解释。

3. 优先考虑常见病、多发病原则　这一原则符合概率分布的基本原理。当几种疾病的可能性都存在时，要首先考虑常见病、多发病，再考虑少见病、罕见病。同样的道理，应考虑当时当地流行的传染病与地方病。当然，当少见疾病的诊断条件充分时，这时就应遵循实事求是原则。

4. 优先考虑器质性疾病的原则　当器质性疾病与功能性疾病的鉴别存在困难时应优先考虑器质性疾病。在没有充分根据可排除器质性疾病前，不要轻易做出功能性疾病的诊断。但也应实事求是，警惕不要把功能性疾病误诊为器质性疾病。

5. 优先考虑可治愈性疾病的原则　当诊断不明确时，可治愈性疾病和不可治愈性疾病的诊断均有可能性时，应首先考虑可治愈性疾病。但这并不意味可以忽略不可治或预后不良疾病的诊断。

6. 简化思维程序原则　医生在获得临床资料后，根据医学知识与临床经验，抓住疾病的主要表现及规律，形成一定的诊断意向，逐一鉴别、逐一排除，在最小范围内选择最大可能的诊断。

7. 以患者为整体原则　人是一个整体，人与社会、自然是一个整体。生物、心理、社会医学模式要求临床医生分析临床问题，除要考虑病因、病理生理等生物因素外，还应考虑年龄、性别、家庭、文化程度、生活环境、工作情况、心理状态、宗教信仰等社会因素。不能只见"病"不见"患者"。

8. 循证医学原则　20 世纪 80 年代以来，循证医学（evidence based medicine，EBM）对临床医学产生了重大影响。运用循证医学的基本原理，认真、明智、慎重地应用当前有关这些诊断方法的最佳证据，保证相关诊断性试验能为患者做出正确诊断。

第三节 诊断内容和书写

一、诊断内容

诊断内容包括病因诊断、病理形态诊断、病理生理诊断、并发症诊断和伴发疾病。

1. 病因诊断 病因诊断明确致病原因，体现疾病的性质，最能反映疾病的发生、发展、转归和预后，对疾病的治疗和预防都有决定性的意义。如风湿性心瓣膜病、病毒性心肌炎、肺结核、有机磷中毒、新型隐球菌脑膜炎等。有些疾病的病因目前还不十分明确，临床诊断时只能用"原发"来表示，如原发性高血压、原发性痛风等。

2. 病理形态诊断 病理形态诊断也称病理解剖诊断，对疾病的病变部位、性质及组织结构改变做出诊断，如二尖瓣关闭不全、肝硬化、缩窄性心包炎等。

3. 病理生理诊断 病理生理诊断反映疾病引起的机体功能或生理改变，如心功能不全、心律失常、肝性脑病、肾衰竭等。

4. 疾病的分型与分期 不少疾病有不同的临床类型和病期，其治疗及预后有差异，如钩端螺旋体病有流感伤寒型、黄疸出血型、肺出血型、脑膜脑炎型等不同临床类型；肝硬化有肝功能代偿期与失代偿期。

5. 并发症诊断 并发症是指原发疾病的进一步发展引起机体、脏器损害，出现了虽然与主要疾病性质不同，但发病机制有因果关系的病变，如胃溃疡并发穿孔、急性心肌梗死并发乳头肌功能不全。

6. 伴发疾病诊断 伴发疾病是指与主要诊断的疾病同时存在，但在发病机制上又不相关的疾病，伴发病对机体和主要疾病可能产生影响。

有时疾病暂时难以做出完整的诊断、未查明病因的，应根据疾病的病理和（或）功能改变，做出病理形态诊断和（或）病理生理诊断，如心包积液、肾衰竭。对于一时查不清病因，也难以做出病理形态和病理生理诊断的疾病，可以主诉的原因待诊作为临时诊断，如"腹部肿块原因待诊""血尿原因待诊"等。对于待诊病例应尽可能根据临床资料的分析和综合，提出一些可能的诊断病名或待排除的疾病，以反映诊断的倾向性，如血尿原因待诊：①肾结核。②泌尿系统肿瘤待排除。

二、诊断书写要求

1. 病名要规范准确 疾病诊断的病名书写要规范、完整、准确，不要省略修饰词和限定词，疾病的部位要写具体，如脑膜炎、泌尿系结石、心肌梗死都属笼统的诊断。

2. 选择好第一诊断　当患者存在一种以上的疾病时，对患者健康影响最大或威胁患者生命的疾病是主要疾病，应作为第一诊断。

3. 诊断要完整　诊断应尽可能体现疾病的病因、性质、部位、病理形态、功能状态及患者的全面健康状况。与主诉和现病症完全无关的疾病也应记录，以示其存在。

4. 注意诊断顺序　一般是主要的、急性的、原发的、本科的疾病排列在前；次要的、慢性的、继发的、他科的疾病列在后面。

三、临床诊断举例

诊断：1. 冠状动脉粥样硬化性心脏病　　　　（病因诊断）

　　　　急性前壁心肌梗死　　　　　　　　（病理解剖诊断）

　　　　心功能Ⅱ级　　　　　　　　　　　（病理生理诊断）

　　　　室性早搏

　　　2. 胆囊结石　　　　　　　　　　　　（伴发疾病诊断）

第二部分

临床常用诊疗技术

第八章　胸膜腔穿刺术

扫一扫看课件

一、目的

1. 诊断目的　抽取少量胸腔内液体标本检测，以明确胸腔积液的性质及病因。

2. 治疗目的　抽出胸腔内液体，促进肺复张；胸膜腔内给药，达到治疗作用。

二、适应证

1. 胸腔积液需要明确诊断。

2. 大量胸腔积液产生呼吸困难等压迫症状，抽出液体促进肺复张，缓解症状。

3. 胸膜腔内给药。

三、禁忌证

对有凝血功能障碍或重症血小板减少者应慎用，必要时可补充一定量的凝血因子或血小板，使血液的出凝血功能得到部分纠正后，再行胸腔穿刺。

四、操作前准备

1. 材料准备

（1）胸腔穿刺包　内含弯盘2个、尾部连接乳胶管的16号和18号胸腔穿刺针各1根、中弯止血钳4把、洞巾1块、巾钳2把、棉球10个、纱布2块、小消毒杯2个、标本留置小瓶5个。

（2）消毒用品　0.5%碘伏（或2.5%碘酊和75%酒精）。

（3）麻醉药物 2% 利多卡因 5 ~ 10mL。

（4）其他 5mL 和 50mL 注射器各 1 个、500mL 标本容器 2 个、胶布 1 卷、1000mL 量筒或量杯 1 个、有靠背的座椅 1 个、抢救车、无菌手套 2 副、甲紫溶液（做标记用）。

2. 患者准备

（1）核对患者信息。

（2）向患者解释胸腔穿刺的目的、操作过程、可能的风险，签署知情同意书。

（3）测量生命体征（心率、血压、呼吸），心肺听诊。

（4）阅读胸片等辅助检查报告。

（5）再次确认患者是否有相关禁忌证。询问患者刻下有无特殊不适、有无出凝血障碍病史、有无药物过敏史（利多卡因）。有严重凝血功能障碍者需输血浆或相应凝血因子，纠正后再实施。过敏体质者需行利多卡因皮试，阴性者方可实施。

（6）告知需要配合的事项，如操作过程中避免剧烈咳嗽，保持体位，如有头晕、心悸、气促等不适及时报告。

五、操作步骤

1. 体位 患者常规取直立坐位，上身略前倾，两前臂合抱或将前胸靠在床头桌上，以使肋间隙能够充分暴露。卧床患者可以采取半坐卧位，患侧略向健侧转，患侧前臂上举置于枕部，便于显露穿刺部位。

2. 穿刺点

（1）常用穿刺点 常用穿刺点包括：①腋前线第 5 肋间。②腋中线第 6 ~ 7 肋间。③腋后线第 7 ~ 8 肋间 / 肩胛线第 7 ~ 9 肋间。

（2）穿刺点选择 穿刺点选择主要是根据患者胸液的范围而定，穿刺前须再次确认病变位于左侧还是右侧。一般通过叩诊结合 X 线胸片确定穿刺部位，必要时通过超声检查来进一步确定穿刺点及穿刺深度，甚至在 B 超引导下完成穿刺。

（3）注意事项 穿刺点应避开局部皮肤感染灶，确定后用甲紫液标记穿刺点。

3. 消毒铺巾

（1）常规皮肤消毒：戴无菌帽子、口罩，洗手。用 0.5% 碘伏以穿刺点为中心向周边环形扩展消毒皮肤 2 ~ 3 次，直径不小于 15cm，后一次的范围当比前一次小（或用 2.5% 碘酊以穿刺点为中心，向周边环形扩展消毒至少 15cm；以75% 酒精自中心向四周脱碘 2 次）。

（2）打开并检查无菌包：检查无菌包消毒日期和有效期，打开无菌包。

（3）戴无菌手套。

（4）铺巾：无菌孔巾中心对准穿刺点，助手协助将无菌巾上方以胶布或巾钳固定于患者衣服上。

（5）检查器械用具：确认穿刺管路的通畅性与气密性。

4. 麻醉

（1）注射器抽取 2% 利多卡因 5mL（助手协助）。

（2）一手食指、中指固定穿刺处皮肤，另一手持针在穿刺点局部皮下注射形成一个皮丘（直径 5 ~ 10mm）。

（3）将注射器垂直于皮肤表面，沿肋骨上缘缓缓刺入。间断负压回抽，如无液体或鲜血吸出，则注射麻醉药逐层浸润麻醉各层组织，直至胸膜。

（4）如有液体吸出，则提示进入胸腔，记录进针长度，作为下一步穿刺大概需要的进针深度；如有鲜血吸出且体外凝集，则提示损伤血管，应拔针、压迫，待平稳后更换穿刺部位或方向再穿（有时患者胸壁或胸膜很厚，5mL 注射器配套的针头长度不够，难以达到胸腔积液的部位，回吸无法吸出液体，需更换较长的胸腔穿刺针，才可达到积液部位，抽得积液）。

5. 穿刺

（1）准备 取 16 号或 18 号胸腔穿刺针，尾部连接一个乳胶管，用止血钳夹闭乳胶管，根据麻醉时记录的进针深度，在穿刺针上估算出穿刺达到此深度后，留在胸部皮肤外的穿刺针长度。

（2）穿刺 沿麻醉区域所在肋间的肋骨上缘，垂直于皮肤，缓缓刺入穿刺针，达到预定穿刺深度或有落空感后，停止穿刺。用止血钳紧贴皮肤固定穿刺针。

（3）回吸 将乳胶管连接 50mL 注射器，松开夹闭乳胶管的止血钳，负压回抽注射器，如抽得与麻醉过程中颜色一致的液体时，标志穿刺针已进入胸腔。如不成功，适当改变穿刺针的深度与角度，回吸直到有液体吸出为止。

6. 抽液

（1）当穿刺针回吸到液体后，使用与穿刺针导管连接的 50mL 注射器抽取胸腔积液。第一次抽得的液体应先留取标本，分别装入各个标本小瓶内。

（2）当每次注射器吸满需排空时，助手需先用止血钳夹闭乳胶管，摘下注射器，排空注射器，再连接乳胶管，打开止血钳，循环操作，抽吸液体。注意各个连接点要连接紧密，防止漏气产生气胸。

（3）如果是诊断性穿刺，则抽得 50 ~ 100mL 液体，留取标本后即完成操作。如果是治疗性穿刺，则需进一步抽出胸腔内积液，但胸腔积液引流速度不能过快，首次一般不超过 600mL，以后每次引流的液体量应小于 1000mL。

7. 拔针

（1）拔除穿刺针，局部消毒，压迫片刻，无菌敷料覆盖，胶布固定。

（2）嘱患者平卧休息，测量生命体征。

8. 穿刺后观察

（1）症状上注意　有无气促、胸痛、头晕、心悸、咳泡沫痰。

（2）体征上注意　有无面色苍白、呼吸音减弱、血压下降。

（3）注意事项　必要时可行胸部 X 线检查以评价胸腔残余积液量和排除气胸。

9. 标本处理及物品整理　记录标本量与性质，将标本分类并标记，然后据临床需要进行相应检查，如常规、生化、酶学、细菌学及细胞病理学检查等。

10. 穿刺后胸腔积液的处理　胸腔积液消毒保留 30 分钟后，倒入医疗污物渠道。穿刺针、注射器等锐器须放入医疗锐器收集箱。其余物品投入医疗废物垃圾袋。

六、并发症的预防及处理

1. 胸膜反应　穿刺中患者出现头晕、气促、心悸、面色苍白、血压下降。停止操作，平卧，皮下注射 0.1% 肾上腺素 0.3 ~ 0.5mL。

2. 气胸　气胸可由以下原因引起：穿刺过深伤及肺；抽液过程中患者咳嗽，使肺膨胀，被穿刺针刺伤；在更换注射器或拔除穿刺针时气体漏入胸腔。少量气胸观察即可，大量时需要放置闭式引流管。如果患者是机械通气，气胸可能会继续发展，甚至成为张力性气胸，应注意观察，必要时放置胸腔闭式引流管。

3. 复张性肺水肿　胸腔积液引流速度不能过快，每次引流液体量应小于 500 ~ 1000mL。如果引流量太大，会导致受压肺泡快速复张，引起复张性肺水肿，表现为气促、咳泡沫痰。治疗以限制入量、利尿为主。酌情使用糖皮质激素。

4. 腹腔脏器损伤　穿刺部位选择过低，有损伤腹腔脏器的危险，故尽量避免在肩胛下角线第 9 肋间和腋后线第 8 肋间以下进行穿刺。

5. 血胸　一般情况下，穿刺过程中损伤肺、肋间血管多数可以自行止血，不需要特殊处理。但偶有损伤膈肌血管或较大血管、凝血功能差的患者可引起活动性出血，出现低血压、出血性休克，需要输血、输液、闭式引流，甚至开胸探查止血。

6. 其他并发症　包括咳嗽、疼痛、局部皮肤红肿感染，对症处理即可。

第九章　腹腔穿刺术

扫一扫看课件

一、目的

1. 诊断目的

（1）抽取腹水标本检测，以明确腹腔积液病因。

（2）疑有内出血，如脾破裂、异位妊娠等。

2. 治疗目的

（1）大量腹水解除压迫症状。

（2）腹腔内给药。

二、适应证

1. 腹腔积液性质不明，协助诊断。

2. 大量腹水引起严重腹胀、胸闷、气促、少尿等症状。

3. 腹腔内注入药物。

4. 腹水回输治疗。

5. 人工气腹。

三、禁忌证

1. 躁动不能合作。

2. 肝性脑病前期（相对禁忌证）及肝性脑病。

3. 电解质严重紊乱。

4. 腹膜炎广泛粘连。

5. 泌尿生殖系棘球蚴病。

6. 巨大卵巢囊肿。

7. 明显出血倾向。

8. 妊娠中后期。

9. 肠麻痹、腹部胀气明显。

四、操作前准备

1. 材料准备

（1）腹腔穿刺包　弯盘1个、止血钳2把、组织镊1把、消毒碗1个、消毒杯2个、腹腔穿刺针（针尾连接橡皮管的8号或9号针头）1个、无菌洞巾、纱布2～3块、棉球、无菌试管数支（留送常规、生化、细菌、病理标本等，必要时加抗凝剂）。如需放腹水时准备引流袋1个（由助手打开外包装，术者戴无菌手套后放入穿刺包内）。

（2）常规消毒用品　0.5%碘伏（或2.5%碘酊和75%酒精）。

（3）麻醉药物　2%利多卡因5～10mL。

（4）其他　5mL和50mL注射器各1个、500mL标本容器2个、胶布1卷、1000mL量筒或量杯1个、抢救车、无菌手套2副、皮尺、多头腹带。如需腹腔内注药，准备所需药物。

2. 患者准备

（1）核对患者信息。

（2）向患者解释腹腔穿刺的目的、操作过程、可能的风险，签署知情同意书。

（3）嘱患者排尿，以免穿刺时损伤膀胱。

（4）再次确认患者是否有相关禁忌证。询问患者有无特殊不适、有无出凝血障碍病史、有无药物过敏史（利多卡因）。有严重凝血功能障碍者需输血浆或相应凝血因子，纠正后再实施。过敏体质者需行利多卡因皮试，阴性者方可实施。

（5）穿刺前应测量体重、腹围、血压、脉搏和腹部检查（视触叩听）。

五、操作步骤

1. 体位　根据病情可选用平卧位、半卧位或稍左侧卧位。腹压高的患者如需放腹水，则需在背部铺好腹带。

2. 穿刺点　常用穿刺点包括：①一般取左下腹部脐与左髂前上棘连线中外1/3交点处。此处不易伤及腹壁下动脉。②脐与耻骨联合连线中点上方1.0cm，偏左或偏右1.5cm处。此处无重要器官且易愈合。③少量腹水患者取侧卧位，取脐水平线与腋前线或腋中线交点。此处常用于诊断性穿刺。

术前行腹部体格检查，叩诊移动性浊音，再次确认有腹水。包裹性积液需在B超定位后穿刺。

3. 消毒铺巾

（1）常规皮肤消毒：戴无菌帽子、口罩，洗手。用 0.5% 碘伏以穿刺点为中心向周边环形扩展消毒皮肤 2 ~ 3 次，直径不小于 15cm，后一次的范围当比前一次小（或用 2.5% 碘酊以穿刺点为中心，向周边环形扩展消毒至少 15cm；以 75% 酒精自中心向四周脱碘两次）。

（2）检查无菌包：检查无菌包消毒日期和有效期，打开无菌包。

（3）戴无菌手套。

（4）铺巾：无菌孔巾中心对准穿刺点，助手协助将无菌巾上方以胶布或巾钳固定于患者衣服上。

（5）检查器械用具：确认穿刺管路的通畅性与气密性。

4. 麻醉

（1）注射器抽取 2% 利多卡因 5mL（助手协助）。

（2）一手食指、中指固定穿刺处皮肤，另一手持针在穿刺点局部皮下注射形成一个皮丘（直径 5 ~ 10mm）。

（3）沿皮下、肌肉、腹膜等逐层局部浸润麻醉。麻醉过程中应坚持先抽吸后注药的原则，以防注入血管内。

5. 穿刺　术者左手固定穿刺处皮肤，右手持腹腔穿刺针经麻醉路径逐步刺入腹壁，待感到针尖抵抗突然消失时，表示针尖已穿过腹膜壁层，即可抽取和引流腹水。当患者腹水量大、腹压高时，应采取移行进针的方法（皮肤与腹膜的穿刺点不在同一直线上），以防止穿刺后穿刺点渗液。

6. 抽液　诊断性穿刺可直接用 20mL 或 50mL 无菌注射器和 7 号针头进行穿刺。大量放液时可用针尾连接橡皮管的 8 号或 9 号针头，助手用消毒止血钳固定针尖并夹持橡皮管（一次性腹腔穿刺包的橡皮管末端带有夹子，可代替止血钳来夹持橡皮管）。在放腹水时若流出不畅，可将穿刺针稍做移动或变换体位。

放腹水的速度和量：放腹水的速度不应该过快，以防腹压骤然降低、内脏血管扩张而发生血压下降甚至休克等现象。一般每次放腹水的量不超过 3000 ~ 6000mL；肝硬化患者第一次放腹水不要超过 3000mL。

术中注意观察患者有无头晕、恶心、心悸、气短、脉率增快、面色苍白等症状，并注意保暖。

7. 拔针　放液结束后拔出穿刺针，局部消毒，盖上消毒纱布，以手指压迫数分钟，再用胶布固定。如有腹水漏出，可用蝶形胶布或火棉胶粘贴。腹压高的患者在穿刺后需用腹带加压包扎。

8. 穿刺后的观察　术后测量患者血压、脉搏，测量腹围。交代患者注意事项，术后当天保持穿刺点干燥，嘱患者尽量保持使穿刺点朝上的体位。

9. 标本处理及物品整理　记录标本量与性质，将标本分类并标记，然后据临床需要进行相应检查，如常规、生化、酶学、细菌学及细胞病理学检查等。

穿刺后腹水的处理：腹水消毒保留 30 分钟后，倒入医疗污物渠道。穿刺针、注射器等锐器须放入医疗锐器收集箱。其余物品投入医疗废物垃圾袋。

六、并发症的预防及处理

1. 肝性脑病和电解质紊乱 术前了解患者有无相关病史。放液速度不宜过快，放液量要控制，一次不要超过 3000mL。出现症状时停止抽液，按照肝性脑病处理，并维持酸碱、电解质平衡。

2. 出血、损伤周围脏器 术前要复核患者的凝血功能。操作动作规范、轻柔，熟悉穿刺点，避开腹部血管。

3. 感染 严格按照腹腔穿刺的无菌操作，感染发生后根据病情适当应用抗生素。

4. 休克 由于腹膜反应或腹压骤然降低，内脏血管扩张而发生血压下降，表现为头晕恶心、心悸、气促、脉率增快、面色苍白。注意控制放液的速度，出现症状立即停止操作，进行适当处理（如补液、吸氧、使用肾上腺素等）。

第十章 腰椎穿刺术

扫一扫看课件

一、目的

1. 诊断目的

（1）检查脑脊液的性质，辅助诊断中枢系统疾病（感染、脑血管疾病、肿瘤等）。

（2）测定颅内压力，确定有无椎管阻塞。

2. 治疗目的　鞘内注射药物。

二、适应证

1. 在下列情况下需进行脑脊液分析以协助诊断：脑膜炎、脑炎、蛛网膜下腔出血、淋巴瘤、脑膜转移性肿瘤、吉兰 – 巴雷综合征、脊髓炎及其他情况。

2. 脑脊液压力及脑脊液动力学检查。

3. 脊髓造影时注射造影剂。

4. 注射抗肿瘤药、镇痛药及抗生素。

三、禁忌证

1. 颅内压增高，有脑疝形成的征兆，尤其是后颅窝占位性病变。眼底检查可见明显视盘水肿。

2. 硬膜外脓肿。

3. 颅底骨折脑脊液漏。

4. 全身情况：凝血功能障碍；休克、衰竭或濒危状态。

5. 局部情况：腰椎畸形或骨质破坏；穿刺点附近感染。

四、操作前准备

1. 材料准备

（1）消毒腰椎穿刺包 内含弯盘、腰椎穿刺针、洞巾、小消毒杯、纱布、标本容器。

（2）消毒物品 0.5% 碘伏（或 2.5% 碘酊和 75% 酒精）。

（3）麻醉药品 2% 利多卡因 5 ~ 10mL。

（4）其他用品 5mL 注射器 1 个、一次性测压管、纱布、胶布无菌手套。

2. 患者准备

（1）核对患者信息。

（2）向患者交代腰椎穿刺的目的、操作过程和可能的风险，签署知情同意书。

（3）测量生命体征（心率、血压、呼吸）；检查眼底，判断是否存在眼底水肿。

（4）医生阅读患者头颅脊髓的 CT、MRI 等。

（5）医生再次确认患者是否有相关禁忌证，询问患者刻下有无特殊不适、有无出凝血障碍病史、有无药物过敏史（利多卡因）。有严重凝血功能障碍者需输血浆或相应凝血因子，纠正后再实施。过敏体质者需行利多卡因皮试，阴性者方可实施。

五、操作步骤

1. 体位 患者侧卧，靠近床沿，背部与床面垂直，头向前，胸部屈曲，双手抱膝，使其紧贴腹部。这种体位使脊柱尽量后突以增宽脊椎间隙。对于肥胖、关节炎或脊柱侧弯的患者也可取坐位进行腰椎穿刺。

2. 确定穿刺点 一般以双侧髂嵴最高点连线与后正中线交汇处为穿刺点（相当于 L3、L4 椎间隙），有时也可在上一或下一腰椎间隙穿刺。

3. 消毒铺巾

（1）常规皮肤消毒：戴无菌帽子、口罩，洗手。用 0.5% 碘伏以穿刺点为中心向周边环形扩展消毒皮肤 2 ~ 3 次，覆盖数个椎间隙，后一次的范围当比前一次小（或用 2.5% 碘酊以穿刺点为中心，向周边环形扩展消毒至少 15cm；以 75% 酒精自中心向四周脱碘 2 次）。

（2）检查无菌包：检查无菌包消毒日期和有效期，打开无菌包。

（3）戴无菌手套。

（4）铺巾：无菌孔巾中心对准穿刺点，助手协助将无菌巾上方以胶布或巾钳固定于患者衣服上。

（5）检查器具：确认穿刺针通畅，针芯配套。

4. 麻醉

（1）注射器抽取 2% 利多卡因 5mL（助手协助）。

（2）一手食指、中指固定穿刺处皮肤，另一手持针在 L3、L4 椎间隙皮下注射利多卡因，产生皮丘（直径 5 ~ 10mm）。

（3）自皮肤至椎间韧带做逐层浸润麻醉。麻醉过程中应坚持先抽吸后注药的原则，以防注入血管内。

5. 穿刺

（1）用左手固定穿刺点皮肤，右手持穿刺针，垂直背部刺入皮丘。

（2）缓慢进针。推进时穿刺针尾端向患者足侧偏斜 30° ~ 45°。腰椎穿刺针的针尖斜面应平行于患者身体长轴，以避免损伤硬脊膜纤维，可减少腰椎穿刺后头痛。

（3）当针头穿过韧带（棘上韧带、棘间韧带、黄韧带）与硬脊膜时，可感到阻力突然消失（落空感）。一般成人进针深度为 4 ~ 6cm，儿童为 2 ~ 4cm。

（4）缓慢拔出穿刺针针芯，可见脑脊液流出。没有经验的术者可反复拔出针芯看是否有脑脊液流出。每次推进时先将针芯插入。拔针芯时要缓慢，以防脑脊液迅速流出，造成脑疝。如果没有脑脊液流出，可轻轻旋转穿刺针；如仍无脑脊液流出，可注射 1mL 空气，但不要注射盐水或蒸馏水。

6. 测压　脑脊液流出后，接测压管测压。测压时，颈部及躯干伸直，全身肌肉松弛，呼吸均匀。如能见到测压管中液平面随呼吸上下波动即可测压。正常初压为 70 ~ 180mmH$_2$O 或 40 ~ 50 滴 / 分（侧卧位）。压力增高见于患者紧张、蛛网膜下腔出血、感染、占位性病变；压力减低见于脑脊液循环受阻或穿刺针针头仅部分在蛛网膜下腔。

7. 压力动力学试验　脊髓病中疑有椎管阻塞时可做压力动力学试验。

（1）压腹试验　由助手用拳头或手掌持续压迫患者腹部 20 秒，这使得腹部深层静脉受压，导致脊髓静脉丛淤滞，从而引起脊髓蛛网膜下腔压力增高。可见脑脊液压力迅速上升，解除压迫后压力迅速下降至原水平。提示穿刺针完全在蛛网膜下腔内，可进一步做压颈试验。如果压腹试验时，脑脊液在测压管中液平不上升或上升十分缓慢，说明穿刺针不在蛛网膜下腔或蛛网膜下腔阻塞。

（2）压颈试验　由于正常脑和脊髓的蛛网膜下腔是相通的，故由助手压迫患者一侧颈静脉约 10 秒时，颅内静脉压升高，可导致脑脊液回流受阻，从而颅内压迅速上升，表现为测压管中脑脊液压力立即升高一倍左右，解除压力 10 ~ 20秒后压力恢复到初压水平，则称为该侧动力试验阴性，表示蛛网膜下腔通畅。若压迫颈静脉后脑脊液压力不上升或压力缓慢上升、放松后缓慢下降，称为动力试验阳性，表示穿刺部位以上的蛛网膜下腔完全或部分阻塞。试验时，先压迫一侧颈静脉，然后再压迫另一侧，最后同时按压双侧颈静脉。凡有颅内压升高者禁止行此试验。

8. 留取脑脊液标本 撤去测压管，收集脑脊液标本 2 ~ 5mL 送检。标本留取顺序如下：①第一管进行细菌学检查：革兰染色、真菌染色及培养。②第二管化验糖及蛋白，如怀疑多发性硬化，可化验寡克隆区带及髓鞘碱性蛋白质。③第三管进行细胞计数及分类。④第四管根据患者情况进行特异性化验：如怀疑神经梅毒应检测性病研究实验室抗原（VDRL）或梅毒螺旋体颗粒凝集试验（TPPA）、快速血浆反应素环状卡片试验（RPR）；如怀疑结核性脑膜炎或单纯疱疹性脑炎应进行 PCR 检测；如怀疑隐球菌感染，应进行墨汁染色。

9. 鞘内给药 如进行鞘内给药，应先放出等量脑脊液，然后再等量置换药液注入。

10. 拔针

（1）拔除穿刺针，局部消毒，压迫片刻，无菌敷料覆盖，胶布固定。

（2）嘱患者去枕平卧 4 ~ 6 小时，多饮水，预防腰椎穿刺后头痛。

11. 穿刺后观察 注意有无头痛、呕吐、肢体感觉障碍等症状，注意生命体征。

12. 标本处理及物品整理 穿刺针、注射器等锐器须放入医疗锐器收集箱。其余物品投入医疗废物垃圾袋。

六、并发症的预防及处理

1. 腰椎穿刺后头痛 腰椎穿刺后头痛是最常见的腰椎穿刺并发症，见于穿刺后 24 小时。患者卧位时头痛消失，坐位时头痛加剧，多为枕部跳痛，可持续一周。病因可能是穿刺点渗出或脑组织牵拉、移位。腰椎穿刺后嘱患者平卧 6 小时，多饮水，尽量用细的穿刺针，穿刺针的针尖斜面与患者身体长轴平行有助于预防腰椎穿刺后头痛。

2. 马尾及脊髓圆锥损伤 马尾及脊髓圆锥损伤少见。腰椎穿刺中如果突然出现感觉异常（如下肢麻木或疼痛）应立即停止穿刺。

3. 小脑或延髓下疝 腰椎穿刺过程中或穿刺后发生脑疝非常少见，多见于高颅压患者，及早发现则可以治疗。

4. 蛛网膜下腔或硬膜下出血 蛛网膜下腔或硬膜下出血见于正在进行抗凝治疗或存在凝血障碍的患者，可导致瘫痪。

第十一章　骨髓穿刺术

扫一扫看课件

一、目的

1.通过骨髓细胞增生程度、细胞组成及其形态学变化、细胞遗传学（染色体）、分子生物学（基因）、造血干细胞培养、寄生虫和细菌学等检查协助临床诊断。

2.观察疗效和判断预后。

3.为骨髓移植提供骨髓。

二、适应证

1.各类血液病的诊断。

2.判断全身肿瘤性疾病是否有骨髓侵犯或转移。

3.协助诊断原因不明的肝、脾、淋巴结肿大及某些发热原因未明者。

4.某些传染病或寄生虫病需要骨髓细菌培养或涂片寻找病原体，如伤寒杆菌的骨髓培养及骨髓涂片寻找疟原虫、利杜小体。

5.诊断某些代谢性疾病，如戈谢（Gaucher）病的骨髓 Gaucher 细胞。

6.观察血液病及其他骨髓侵犯疾病的治疗反应和判断预后。

7.骨髓移植时采集足量的骨髓。

三、禁忌证

1.血友病及有严重凝血功能障碍者，当骨髓检查并非唯一确诊手段时，不宜进行此种检查，以免引起局部严重迟发性出血。

2.骨髓穿刺局部皮肤有感染。

四、操作前准备

1.材料准备

（1）骨髓穿刺包　内含骨髓穿刺针1个、无菌盘1个、镊子1把、洞巾1个、纱布2块、棉球若干。

（2）消毒用品　0.5%碘伏（或2.5%碘酊和75%酒精）。

（3）麻醉药物　2%利多卡因5～10mL。

（4）其他　一次性注射器2个（2mL或5mL1个、10mL或20mL1个）、无菌手套2副、干净玻片6～8张和1张好的推片、抗凝管数个（其中1个为EDTA抗凝，用于融合基因检测，其余均为肝素抗凝）。

2.患者准备

（1）核对患者信息。

（2）向患者解释胸腔穿刺的目的、操作过程、可能的风险，签署知情同意书。

（3）测量生命体征（心率、血压、呼吸），心肺听诊。

（4）阅读血常规、凝血等辅助检查报告。

（5）再次确认患者是否有相关禁忌证。询问患者有无特殊不适、出凝血障碍病史、药物过敏史（利多卡因）。有严重凝血功能障碍者需输血浆或相应凝血因子，纠正后再实施。过敏体质者需行利多卡因皮试，阴性者方可实施。

（6）告知患者需要配合的事项：操作过程中可能会有疼痛等不适及时报告，穿刺后3天内穿刺部位不要着水，并保持清洁。

五、操作步骤

1.体位　骨髓穿刺的体位因穿刺点的选择部位不同而异。

（1）俯卧位或侧卧位　适于选择髂后上棘穿刺点。

（2）仰卧位　适于选择髂前上棘和胸骨穿刺点。

（3）坐位或侧卧位　适于选择腰椎棘突穿刺点。

2.穿刺点的选择

（1）髂后上棘穿刺点　位于L5和S1水平旁开约3cm处一圆钝的突起处，此处穿刺容易成功，而且安全，患者也看不到，减少了恐惧感，是最常用的穿刺点。特别是为骨髓移植提供大量骨髓时，首先将此部位作为穿刺点。

（2）髂前上棘穿刺点　位于髂前上棘后1～2cm较平的骨面，此处易于固定，操作方便，无危险性，但骨髓成分次于髂后上棘，也不如髂后上棘容易成功。

（3）胸骨穿刺点　位于第2肋间隙胸骨体的中线部位。胸骨较薄（约1.0cm），后为心房和大血管，故能防止穿通胸骨发生意外。但此处骨髓液含量丰富，当其他部位穿刺失败或仍不能明确诊断时，需做胸骨穿刺。

（4）腰椎棘突穿刺点 位于腰椎棘突突出处，此处骨髓成分好，但穿刺难度较大，不常用。

穿刺点避开局部皮肤感染灶，确定后要标记穿刺点。

3. 消毒铺巾

（1）常规皮肤消毒：戴无菌帽子、口罩，洗手。用 0.5% 碘伏以穿刺点为中心向周边环形扩展消毒皮肤 2 ~ 3 次，直径不小于 15cm，后一次的范围当比前一次小（或用 2.5% 碘酊以穿刺点为中心，向周边环形扩展消毒至少 15cm；以 75% 酒精自中心向四周脱碘两次）。

（2）打开并检查无菌包：检查无菌包消毒日期和有效期，打开无菌包。

（3）戴无菌手套。

（4）铺巾：无菌孔巾中心对准穿刺点，助手协助将无菌巾上方以胶布或巾钳固定于患者衣服上。

（5）检查器械用具：确认穿刺针无缺陷，针芯与穿刺针配套。

4. 麻醉

（1）注射器抽取 2% 利多卡因 5mL（助手协助）。

（2）在穿刺点局部皮下注射形成一个皮丘。

（3）将注射器垂直于皮肤表面，缓缓刺入。间断负压回抽，如无鲜血吸出，则注射麻醉药，逐层浸润麻醉各层组织，直至骨膜。

（4）以定位穿刺点为中心，对骨膜进行多点麻醉以达到麻醉一个面，而非一个点，以防止因穿刺点与麻醉点不完全相符而引起的疼痛。

（5）使注射器与骨膜垂直，记住注射器针头的进针深度。

5. 穿刺

（1）将穿刺针与麻醉的注射器比针，调节穿刺针螺旋，使骨髓穿刺针的固定器固定在比麻醉时注射器针头的进针深度长 0.5 ~ 1cm（胸骨穿刺和棘突穿刺时一般固定在距针尖约 1cm 处，髂后和髂前上棘穿刺时一般固定在距针尖约 1.5cm 处）。

（2）穿刺点

1）髂后和髂前上棘穿刺：操作者左手拇指和食指固定穿刺部位，右手持骨髓穿刺针与骨面呈垂直方向刺入。当穿刺针针尖接触骨面时，则沿穿刺针的针体长轴左右旋转穿刺针，以缓慢钻刺骨质并向前推进。当突然感到穿刺阻力消失，即有突破感且穿刺针已固定在骨内时，表示穿刺针已进入骨髓腔内。穿刺针针头进入骨质后不要摆动过大，如果穿刺过程中感到骨质坚硬而难以达到髓腔时不可强行进针，以免穿刺针折断。

2）胸骨穿刺：操作者左手拇指和食指固定穿刺部位，右手持穿刺针，将针头斜面朝向髓腔，针尖指向患者头部，与骨面成 70° ~ 80° 角，缓慢左右旋转穿刺针，刺入深度 0.5 ~ 1cm，穿刺针固定在骨内即可，一般无明显突破感。

3）腰椎棘突穿刺：操作者左手拇指和食指固定穿刺部位，右手持穿刺针与骨面呈垂直方向刺入，缓慢左右旋转穿刺针，刺入深度 0.5 ~ 1cm，穿刺针固定在骨内即可，一般也无明显突破感。

（3）拔出针芯，可见针芯前段表面有少许血性液体，提示可能是骨髓。·

6. 抽液

（1）接上干燥的 10mL 或 20mL 注射器，缓缓用力吸。若针尖部确定在骨髓腔内，患者可感到轻微锐痛，随即可见少许红色骨髓液进入注射器内。

（2）若为行骨髓涂片常规骨髓细胞学检查时，仅需 0.1 ~ 0.2mL，即注射器针栓部分见到骨髓液即可。不宜过多，否则易导致血液稀释。

（3）制片：取下注射器，插入针芯，迅速将留取在注射器内的骨髓液滴于载玻片上，由操作者或助手用推片蘸取少许骨髓液，快速涂片 6 ~ 8 张（具体制片数量视需要而定）。

（4）如果需要做骨髓液的其他检查，应在留取骨髓液涂片标本后，再抽取一定量的骨髓液用于骨髓干细胞培养、染色体和融合基因检查、骨髓细胞流式细胞术检查及骨髓液细菌培养等。

若未能抽出骨髓液，可能是穿刺的深度或方向不合适，或穿刺针的针尖堵在骨质上，或可能是穿刺针的针腔被皮肤或皮下组织块堵塞。此时应重新插上针芯，稍加旋转或再钻入少许或退出少许，重新接上注射器再行抽吸，即可取得骨髓。若仍抽不出骨髓成分或仅吸出少许稀薄血液，则称为干抽（dry tap），可能是由于：①骨髓纤维化：可更换其他部位再穿。②骨髓成分太多或太黏稠，如急性白血病等，应进行骨髓活检。

7. 拔针

（1）抽取骨髓液结束，针芯插入穿刺针后拔除。局部消毒，压迫片刻，无菌敷料覆盖，胶布固定。

（2）嘱患者 3 天内穿刺部位不要着水，并保持清洁。

8. 穿刺后的观察　观察患者的生命体征。询问有无特殊不适。

9. 标本处理及物品整理　注射器等锐器须放入医疗锐器收集箱。其余物品投入医疗废物垃圾袋。

六、并发症的预防及处理

1. 穿透胸骨内侧骨板，伤及心脏和大血管很罕见，但非常危险，这是胸骨穿刺时用力过猛或穿刺过深发生的意外。因此，胸骨穿刺时固定穿刺针长度很重要，一定要固定在距针尖约 1cm 处，缓慢左右旋转骨髓穿刺针刺入，且开始用力一定要轻，特别是对老年骨质疏松者和多发性骨髓瘤患者。初次操作者最好先不从胸骨穿刺开始。

2. 穿刺针被折断在骨内很罕见，常由于穿刺针针头进入骨质后操作者摆动过大；或在穿刺过程中，由于骨质坚硬而难以达到骨髓腔时，强行进针所致。为了防止穿刺针被折断，穿刺针针头进入骨质后不要摆动过大。穿刺过程中，如果感到骨质坚硬而难以达到骨髓腔时，不可强行进针。若穿刺针被折断在骨内，可请外科医生处理。

3. 局部皮肤出血和红肿感染，对症处理即可。

第十二章　心包腔穿刺术

一、目的

1. 诊断目的　确定心包积液的性质及病因。

2. 治疗目的

（1）缓解心包填塞所形成的压迫。

（2）化脓性心包炎时可穿刺排脓、给药。

二、适应证

1. 心包积液需要明确诊断。

2. 大量心包积液造成心脏压塞症状，需抽出液体缓解症状。

3. 心包腔内给药。

三、禁忌证

未证实心包积液、慢性缩窄性心包炎。

四、操作前准备

1. 材料准备

（1）胸腔穿刺包　内含弯盘 2 个、尾部连接乳胶管的 16 号和 18 号胸腔穿刺针各 1 根、中弯止血钳 4 把、洞巾 1 块、巾钳 2 把、棉球 10 个、纱布 2 块、小消毒杯 2 个、标本留置小瓶 5 个。

（2）消毒用品　0.5% 碘伏（或 2.5% 碘酊和 75% 酒精）。

（3）麻醉药物　2% 利多卡因 5 ~ 10mL。

（4）其他　5mL 和 50mL 注射器各 1 个、500mL 标本容器 2 个、胶布 1 卷、

1000mL 量筒或量杯 1 个、有靠背的座椅 1 个、抢救车、无菌手套 2 副、甲紫溶液（做标记用）。

2. 患者准备

（1）核对患者信息。

（2）术前应向患者讲明穿刺目的和必要性，消除紧张情绪和顾虑，应嘱患者在穿刺过程中勿咳嗽或深呼吸，如需要可在术前半小时口服地西泮 10mg 或可待因 30mg。

（3）术前应进行心脏超声波检查，确定液性暗区大小和穿刺部位，如能在超声显像指示下进行穿刺、抽液，更为准确、安全。

（4）术前应测定患者心率、心律、脉搏、血压、面色、呼吸。术中、术后仍需严密观察以上各项体征。

五、操作步骤

1. 体位与穿刺点选择 患者取坐位或半卧位，以手术巾盖住面部。仔细叩出心脏浊音界，选好穿刺点，并用蘸龙胆紫的棉签标记。常取心尖部穿刺点，根据膈位置高低而定，一般在左侧第 5 肋间或第 6 肋间心浊音界内 2.0cm 处；也可以在剑突与左肋弓缘夹角处进针。

2. 消毒铺巾 常规局部皮肤消毒，戴无菌手套，铺消毒洞巾。

3. 麻醉 用 2% 利多卡因行自皮肤到心包壁层的局部麻醉。麻醉应完善，否则可因疼痛引起神经源性休克。

4. 穿刺抽液 将心包穿刺针的胶管用止血钳夹住尾端，由原麻醉点刺入皮肤至皮下。在心尖部进针时，应使针头由下而上、向脊柱方向缓慢刺入；在剑突与左肋弓缘夹角处进针时，应使针头与腹壁保持 30°～40°角，向上、向后并稍向左刺入心包腔后下部。穿刺针尖接近心包壁层时，安上注射器并抽成负压，边进针边抽，待针尖抵抗感突然消失或抽出液体时，则表示已穿过心包壁层进入心包腔。如感到心脏搏动而引起震动，此时应稍退针，避免划伤心脏。助手应立即用血管钳夹住穿刺针的针体以固定深度。术者将注射器套于针尾的橡皮管上，然后松开夹闭橡皮管的止血钳，缓慢抽出液体，准确记录液量，送检。如果做细菌培养，应用灭菌试管留取。同时可用穿刺针给药。

5. 拔针 操作完毕应夹闭橡皮管，然后取下与之连接的注射器，避免空气进入心包腔，拔出穿刺针，覆盖消毒纱布，压迫数分钟，用胶布固定。

6. 穿刺后的观察 注意有无气促、胸痛、头晕、心悸、咳泡沫痰。监测生命体征。

六、注意事项

1. 应严格掌握适应证。因心包穿刺有一定的危险性，故应由有经验的医生操作或指导，且应在心电图监护下进行穿刺，较为安全。

2. 抽液时应遵循"见血即停"的原则。若开始即抽出颜色污秽、3～5分钟仍不凝的血液，为血性心包积液；若颜色较鲜，抽出即凝或后来变为血性，则可能是损伤心脏的血管出血所致。如发现抽出液体为鲜血，应立即停止抽吸，并严密观察有无心包填塞出现或加重。

3. 首次抽液一般不应超过100mL，如因病情需要（如心包填塞严重）最多也不应超过200mL，以后逐次抽液再增到300～500mL。抽液速度要慢。如过快、过多，可导致回心血量骤然增多从而发生急性肺水肿。

第十三章　胃管置入术

扫一扫看课件

一、目的

1. 胃内灌食及给药。
2. 胃内容物的抽吸或清洗。

二、适应证

1. 多种原因造成的无法经口进食而需鼻饲者（如昏迷患者，口腔疾病、口腔和咽部手术后的患者）。
2. 清除胃内毒物，进行胃液检查。
3. 胃肠减压（如急腹症有明显腹胀者、胃肠道梗阻者等）。
4. 上消化道出血患者出血情况的观察和治疗。
5. 上消化道穿孔。
6. 腹部手术前准备。

三、禁忌证

1. 严重颌面部损伤。
2. 近期食管腐蚀性损伤。
3. 食管梗阻及憩室。
4. 精神异常。
5. 极度不合作的患者。
6. 鼻咽部有癌肿或急性炎症。
7. 食管静脉曲张。

四、操作前准备

1. 材料准备

（1）鼻饲包内含胃管1根、治疗碗1个、弯盘1个、30mL或50mL注射器1个、治疗巾1块、镊子1把、压舌板1个、纱布2块、止血钳1把、液状石蜡润滑油。

（2）其他：棉签1包、胶布1卷、听诊器1个、无菌手套1副、听诊器、手电筒、橡皮圈。

（3）洗胃时准备洗胃管、量杯、盛水桶、电动吸引器；胃肠减压及消化道出血时准备负压引流袋。

2. 患者准备

（1）核对患者信息。

（2）向患者解释置入胃管的目的、操作过程、可能的风险，签署知情同意书。

（3）测量生命体征（心率、血压、呼吸），了解患者的意识状态，评估患者鼻腔是否通畅，有无炎症及鼻中隔偏曲、息肉等。

（4）询问病史，确认有无操作禁忌证。

（5）告知需要配合的事项（操作过程中如出现恶心，可做深呼吸或吞咽动作，如有不适及时报告）。

五、操作步骤

1. 体位　通常取坐位或半卧位；无法坐起者取右侧卧位；昏迷者取去枕平卧位；中毒患者可取左侧卧位或仰卧位，注意避免误吸。

2. 插管部位选择

（1）检查左、右侧鼻腔通畅状况，如存在鼻部疾病，应选择健侧鼻孔插管。

（2）经口插管洗胃时，有活动义齿应取下。

3. 估计留置胃管长度　胃管插入胃内的长度，相当于从鼻尖至耳垂再到胸骨剑突的距离，或前额发际到胸骨剑突的距离，成人55～60cm，测量后注意胃管上的相应刻度标记。

4. 插管

（1）颌下铺治疗巾，弯盘放于患者的口角处，洗胃时将盛水桶放于患者头部床下。用棉签清洁鼻腔。戴手套。

（2）封闭胃管远端，将胃管前端以液状石蜡润滑，左手持纱布托住胃管，右手持止血钳或镊子夹持胃管前端，经选定侧鼻孔缓缓插入。

（3）当胃管达咽喉部时（14～16cm），告知患者做吞咽动作。吞咽动作可使会厌覆盖气管开口，可预防插入气管。伴随吞咽活动逐步插入胃管直至达到预定的长度。

经口胃管插入法与经鼻插入法类似，自患者口腔缓缓插入。

对于昏迷患者，因吞咽和咳嗽反射消失，不能合作，为提高插管的成功率，在插管前应将患者头后仰，当插入达咽喉部时（14～16cm），以左手将患者头部托起向前屈，使下颌靠近胸骨柄，以增大咽喉部通道的弧度，使胃管可顺利进入食管。

插入胃管过程中，如果患者出现呛咳、呼吸困难、发绀等，表明胃管误入气管，应立即拔出胃管，待患者休息片刻后重插。插入不畅时应检查胃管是否盘在口中。

5. 判断胃管是否位于胃内

（1）将胃管插入预定长度后，可用无菌注射器接于胃管末端回抽，若能抽出胃液，表明胃管已置入胃内。

（2）将导管末端放入盛有生理盐水的治疗碗中，观察有无气泡逸出，如无气泡逸出，表示胃管未误入气管内。

（3）用无菌注射器注入10～20mL空气于胃管内，将听诊器置于患者上腹部，听到气过水音时，表明胃管已置入胃内。

6. 固定　置管完毕后，首先在鼻孔处的胃管上用一长约3cm的胶布环绕两周做标记，然后用胶布固定于鼻翼两侧及颊部。长期鼻饲时，可将胃管末端反折，用纱布包好夹紧，固定于患者枕旁。用于胃肠减压时，将胃管远端接负压吸引装置。用于洗胃时，可接洗胃管或电动吸引器。

7. 置管后处理

（1）注意保持胃管通畅，记录每日引流胃液的量和性质。长期鼻饲者，应每日进行口腔护理，定期更换胃管。

（2）用于鼻饲营养时，每次鼻饲前均需验证胃管位置正确，可用50mL注射器连接胃管，先抽吸见有胃液抽出，注入少量温开水，再缓慢注入营养液或药物。每次鼻饲量不超过300mL，间隔时间不少于2小时。鼻饲后用温开水冲洗胃管，避免食物积存管腔中变质造成胃肠炎或堵塞管腔。鼻饲后30分钟内不能翻身。

（3）洗胃时应反复灌洗，直至洗出液澄清无味为止。在洗胃过程中，如患者出现腹痛，流出血性灌洗液或出现休克症状时，应停止灌洗，及时进行止血及抗休克处理。

（4）胶布松动应及时更换，防止胃管脱落。

8. 拔管　不需留置胃管时，应在操作结束后及时拔出，以减轻患者的不适。患者停止鼻饲或长期鼻饲需要换胃管时，应拔出胃管。将弯盘置于患者颌下，轻轻揭去固定的胶布。拔管前可向胃管内注入10～20mL空气，可避免拔管时胃管内液体流入呼吸道。用纱布包裹近鼻孔处的胃管，夹紧胃管末端，边拔边将胃管盘绕在纱布中。全部拔出后，将胃管放入弯盘内，清洁患者口鼻面部。

六、并发症的预防及处理

1. 误入气管 误入气管多见于不合作或不能合作的患者。操作前应积极争取患者合作。由于咳嗽反射的存在，大多数情况下，胃管误入气管时可被及时发现。少数昏迷患者气管对刺激的反应较弱，如患者无明显发绀则不易被发现，易引起患者窒息和肺部感染。胃管插入后，应用多种方法验证胃管位置。

2. 胃食管反流和误吸 胃管留置时间过长可导致食管下段括约肌松弛，引起胃酸反流。一方面，由于昏迷和颅脑损伤的患者多为仰卧位，不能吞咽唾液分泌物，易将反流的胃内容物误吸入呼吸道，引起肺部感染。可抬高床头，应用抑酸及促进胃动力药物减轻胃食管反流。另一方面，长期卧床患者应积极排痰，发生吸入性肺炎可使用抗生素治疗。

3. 鼻腔出血 插管时如一侧插管阻力过大，可考虑更换对侧鼻腔，避免强行插入，插管动作粗暴或留置胃管时间过长可引起鼻腔出血。插管时应充分润滑胃管，动作轻柔。出血症状轻时可局部应用收缩血管药物，必要时可请耳鼻喉科医生协助处理。定期观察患者鼻腔情况，如有黏膜糜烂及时处理。

4. 恶心、呕吐 鼻腔及咽喉部神经分支对刺激较敏感，置入胃管时患者常可出现流泪、恶心、呕吐及咳嗽等症状。给予 1% 丁卡因喷雾麻醉 3 ～ 5 分钟后置管，同时注意，在胃管拔除过程中速度过快、动作过猛也可引起反射性呕吐。

5. 食管糜烂 长期留置胃管时，胃食管反流、胃管与食管黏膜的机械性摩擦等因素可导致食管黏膜损伤，甚至出现溃疡出血，可给予抑酸治疗，出现溃疡出血时应及时拔除胃管。

第十四章　导尿术

一、目的

1. 治疗目的　缓解尿潴留；下尿路手术后膀胱引流促使膀胱功能的恢复及切口的愈合；膀胱内药物灌注或膀胱冲洗；盆腔内器官手术前排空膀胱，避免手术中误伤；昏迷、尿失禁或会阴部有损伤时，保留导尿管以保持局部清洁干燥。

2. 诊断目的　直接从膀胱导出不受污染的尿标本，做细菌培养；测量膀胱容量、压力及检查残余尿量；行膀胱尿道造影时经导尿管灌注造影剂；抢救休克或垂危患者，正确记录尿量、比重。

二、适应证

1. 尿潴留、充溢性尿失禁。

2. 膀胱、尿道损伤或手术。

3. 获得未受污染的尿液标本。

4. 尿流动力学检查（膀胱容量、压力、残余尿量）。

5. 膀胱检查（膀胱造影、膀胱内压测量图）。

6. 膀胱内药物灌注或膀胱冲洗。

7. 危重患者尿量监测。

8. 腹部及盆腔手术前的常规导尿。

三、禁忌证

1. 急性下尿路感染。

2. 尿道狭窄及先天性畸形无法留置导尿管者。

3. 相对禁忌证为严重的全身出血性疾病及女性月经期。

四、操作前准备

1. 材料准备

（1）一次性导尿包　内含外阴初步消毒用物及无菌导尿用物，确认一次性导尿包是否在消毒有效期内。

外阴初步消毒用物：无菌治疗碗一个（内盛 0.5% 碘伏棉球 10 余个），镊子 1 把，清洁手套 1 只。

无菌导尿用物：导尿管 1 根，方盘 1 个，弯盘 1 个，消毒液棉球包 1 包（内含 0.5% 碘伏棉球 4 个），镊子 2 把，石蜡棉球包 1 个，标本瓶 1 个，洞巾 1 块，纱布数块，20mL 注射器 1 个（内有生理盐水 20mL），手套 1 副。

（2）其他　治疗车、中单、橡胶单、便盆、集尿袋、快速手消毒液、口罩、帽子、医疗垃圾桶。

注意：①根据需要选择导尿管：导尿管的种类一般分为：单腔导尿管（没有球囊）用于一次性导尿术；双腔导尿管（气囊导尿管）用于留置导尿术；三腔导尿管用于膀胱冲洗或向膀胱内滴药。其他一些特殊用途的导尿管有：菌状导尿管用于耻骨上膀胱造瘘、盲肠造瘘；尖头导尿管用于前列腺肥大的患者；金属导尿管用于尿道口狭窄普通导尿失败的患者。导尿管按外径的周长分 6～30F 共 13 个规格型号（F 为外周长的毫米数）。一般成人宜使用 16F、18F 导尿管，小儿宜使用 6F、8F 导尿管。②如有 2% 盐酸利多卡因凝胶可代替液体石蜡。插导尿管前使用液体石蜡润滑导尿管，起到润滑作用。有黏性的 2% 盐酸利多卡因凝胶不仅能起到润滑作用，而且能起到麻醉尿道黏膜的作用。注入利多卡因凝胶 5 分钟后再行操作，以使凝胶发挥麻醉作用。

2. 患者准备

（1）核对患者信息。

（2）向患者解释置入导尿管的目的、操作过程、可能的风险，签署知情同意书。

（3）评估患者病情，了解患者的意识、生命体征、心理状态等；判断患者的合作理解程度。

（4）评估尿潴留患者膀胱充盈度。

（5）评估外阴部皮肤黏膜情况。

（6）初步清洁外阴：能自理者嘱患者清洗外阴；不能起床者，护士协助洗净。

3. 环境准备　保持环境清洁、安静、光线充足，关好门窗，室温适宜。请无关人员离开病室，用屏风或围帘遮挡患者。

五、操作步骤

（一）男性导尿

成年男性尿道全长 18 ~ 20cm，有两个生理弯曲，即耻骨下弯和耻骨前弯。耻骨下弯固定无变化，而耻骨前弯则随阴茎位置不同而变化，如将阴茎向上提起与腹壁成 90°角，耻骨前弯即可消失，便于插管。男性尿道有三个狭窄：尿道内口、尿道膜部和尿道外口。插管时切忌用力过快过猛而损伤尿道黏膜。

1. 体位准备 携用物至患者床旁。操作者立于患者的右侧。将患者双腿充分外旋外展。如患者因病情不能配合，可协助其采取合适的体位。脱去对侧裤腿，盖在近侧腿上，对侧大腿用盖被遮盖，露出会阴。臀下垫以清洁塑料单或橡胶中单。

2. 消毒铺巾

（1）消毒双手。

（2）初步消毒：在治疗车上打开无菌导尿包的外包装，并将外包装袋置于床尾。取出初步消毒用物置于患者两腿之间。操作者左手戴手套，右手持镊子夹取碘伏棉球，依次消毒阴阜、大腿内侧上 1/3、阴茎、阴囊。左手提起阴茎将包皮向后推，暴露尿道口，自尿道口向外向后旋转擦拭尿道口、龟头至冠状沟。消毒顺序为从外向内，从上向下，每个棉球只用一次。污染的棉球、镊子置于外包装袋内。消毒完毕，将弯盘移至床尾，脱下手套置于外包装袋内。将外包装袋移至治疗车下层。

（3）再次消毒双手。

（4）戴手套、铺巾：将导尿包放在患者两腿之间，按无菌操作原则打开。戴无菌手套后，取出孔巾，铺在患者的外阴处并暴露阴茎。

（5）整理并检查用品：取出导尿管并向气囊注水后抽空，检查是否渗漏。可根据需要连接导尿管和集尿袋。将消毒液棉球置于弯盘内。润滑液棉球润滑导尿管。

（6）再次消毒：左手用纱布包住阴茎，将包皮向后推，暴露尿道口。右手持镊子夹消毒液棉球，再次消毒尿道口、龟头及冠状沟数次，最后一个棉球在尿道口加强消毒。再次消毒顺序为从内向外，从上向下，每个棉球只用一次。

3. 根据导尿目的完成导尿操作 左手用纱布包裹阴茎，拇指、食指挟持阴茎，提起阴茎和腹壁成 90°。将包皮向后推露出尿道口。弯盘置于孔巾旁，嘱患者缓慢张口深呼吸以放松。右手持涂有无菌液体石蜡的导尿管缓缓插入尿道，进入 20 ~ 22cm。

（1）一次性导尿 尿液流出后再插入 2 ~ 3cm。松开左手下移固定导尿管，将尿液引流到集尿袋中直至适量。如需做培养，弃去前段尿液，用无菌标本瓶接取中段尿液 5mL，盖好瓶盖。导尿完毕，轻轻拔出导尿管，撤下孔巾，擦净外阴。

（2）留置导尿　尿液流出后再插入 5～7cm（基本插到导尿管分叉处），将尿液引流至集尿袋内。夹闭导尿管，连接注射器，根据导尿管上注明的气囊容积向气囊注入等量无菌溶液。轻拉导尿管有阻力感，即证明导尿管固定于膀胱内。导尿成功后将包皮复位，以防包皮嵌顿水肿。撤下孔巾，擦净外阴。集尿袋固定于床旁，安置妥当后放开夹闭的导尿管，保持引流通畅。

4. 导尿后物品整理与患者安置

（1）导尿结束整理用物，撤下一次性垫巾，脱去手套。导尿用物按医疗废弃物分类处理。协助患者穿好裤子，安置舒适体位并告知患者操作完毕。

（2）消毒双手。

（3）观察并记录：询问患者感觉。观察患者反应及排尿情况，记录导尿时间、尿量、尿液颜色及性质等情况。

（二）女性导尿

女性尿道短，长 3～5cm，尿道短、直、粗，富于扩张性。尿道口在阴蒂下方，呈矢状裂。尿道外口靠近阴道口、肛门，容易发生尿路感染。老年妇女由于会阴肌肉松弛，尿道口回缩，看不清楚尿道口，此时可把两个手指插入阴道探查前壁，协助寻找尿道口；也可使用窥器协助。只有正确辨认尿道口后方可插导尿管，避免误入阴道。如导尿管误入阴道，应更换无菌导尿管重新插管。

1. 体位准备　携用物至患者床旁。操作者立于患者的右侧。患者取仰卧位，屈髋屈膝，双腿充分外旋外展。如患者病情不能配合，可协助其采取合适的体位。脱去对侧裤腿，盖在近侧腿上，对侧大腿用盖被遮盖，露出会阴。臀下垫以清洁塑料单或橡胶中单。

2. 消毒铺巾

（1）消毒双手。

（2）初步消毒：在治疗车上打开无菌导尿包的外包装，并将外包装袋置于床尾。取出初步消毒用物置于患者两腿之间。操作者左手戴手套，右手持镊子夹取碘伏棉球，依次消毒阴阜、大腿内侧上 1/3、大阴唇；再分开大阴唇，消毒小阴唇及尿道口至会阴部。消毒顺序为从外向内，从上向下，每个棉球只用一次。污棉球、镊子置于外包装袋内。消毒完毕，将弯盘移至床尾，脱下手套置于外包装袋内。将外包装袋移至治疗车下层。

（3）再次消毒双手。

（4）戴手套、铺巾：将导尿包放在患者两腿之间，按无菌操作原则打开。戴无菌手套后，取出孔巾，铺在患者的外阴处并暴露会阴部。

（5）整理并检查用品：取出导尿管并向气囊注水后抽空，检查是否渗漏。可根据需要连接导尿管和集尿袋。将消毒液棉球置于弯盘内。润滑液棉球润滑导尿管。

（6）再次消毒：左手用纱布分开并固定小阴唇，暴露尿道口，右手持镊子夹取消毒液棉球，再次消毒尿道口、两侧小阴唇，最后一个棉球在尿道口轻轻旋转向下加强消毒。再次消毒顺序为从内向外，从上向下，每个棉球只用一次。

3. 根据导尿目的完成导尿操作 左手用纱布分开并固定小阴唇，将弯盘置于孔巾旁。嘱患者缓慢张口深呼吸以放松。右手持涂有无菌液体石蜡的导尿管缓缓插入尿道，进入 4 ~ 6cm。

（1）一次性导尿 尿液流出后再插入 2 ~ 3cm。松开左手下移固定导尿管，将尿液引流到集尿袋中直至适量。如需做培养，弃去前段尿液，用无菌标本瓶接取中段尿液 5mL，盖好瓶盖。导尿完毕，轻轻拔出导尿管，撤下孔巾，擦净外阴。

（2）留置导尿 尿液流出后再插入 5 ~ 7cm，将尿液引流至集尿袋内。夹闭导尿管，连接注射器，根据导尿管上注明的气囊容积向气囊注入等量无菌溶液。轻拉导尿管有阻力感，即证明导尿管固定于膀胱内。导尿成功后撤下孔巾，擦净外阴。集尿袋固定于床旁，安置妥当后放开夹闭的导尿管，保持引流通畅。

4. 导尿后物品整理与患者安置

（1）导尿结束整理用物，撤下一次性垫巾，脱去手套。导尿用物按医疗废弃物分类处理。协助患者穿好裤子，安置舒适体位并告知患者操作完毕。

（2）消毒双手。

（3）观察并记录：询问患者感觉。观察患者反应及排尿情况，记录导尿时间、尿量、尿液颜色及性质等情况。

六、并发症的预防及处理

1. 导尿相关尿路感染 导尿相关尿路感染是医院感染中最常见的感染类型，其主要感染方式是逆行感染，其危险因素包括：①患者因素：包括年龄、性别、基础疾病、免疫力和其他健康状况。②导尿管置入与维护因素：包括导尿管置入方法、留置时间、导尿管护理质量和抗菌药物临床使用。

医务人员应针对危险因素，加强导尿管相关尿路感染的预防与控制工作，包括：①置管前严格掌握留置导尿管的适应证。正确把握留置导尿管时间。每天应评估留置导尿管的必要性，不需要时应尽早拔除导尿管，尽可能缩短留置导尿管时间。②置管全过程均应严格执行无菌操作，避免增加尿路感染的机会。如导尿管被污染应当重新更换无菌导尿管。女性插导尿管操作时如误入阴道，要更换导尿管后再重新插入。③对留置导尿管的患者，应该采用密闭式引流装置。置管后保持尿液引流通畅，避免打折、弯曲；任何时候保证集尿袋高度在膀胱水平以下；活动或搬运时夹闭引流管，防止尿液逆流。④加强导尿管护理，保持尿道口清洁，定期更换集尿袋和导尿管。导尿管一般保留 5 ~ 7 日更换 1 次，拔出尿管与再插入之间间隔时间应在 2 小时以上，让尿道充分松弛。⑤加强患者宣教，告知患者留置导尿管的目的、配合要点和置管后的注意事项。鼓励患者多饮水，达到自然冲洗尿路的目的。⑥如患者出现尿路感染时，应及时更换导尿管，并留取尿液进行微生物病原学检查，必要时应用抗生素治疗。

2. 尿道损伤　尿道损伤的常见原因有：①选择导尿管的型号过大。②置管过程中人为损伤尿道黏膜。③导尿管突然被外力（如患者烦躁或翻身时）牵拉，有时甚至会将整个导尿管拉出，造成尿道损伤。④导尿管气囊卡在尿道内口，气囊压迫膀胱壁或尿道。

预防方法：①应正确选择导尿管型号。选择导尿管的直径粗细要因人而异，尤其对幼儿或疑有尿道狭窄者，尿管宜细。②插管动作要轻柔，速度要缓，避免人为因素损伤尿道黏膜。如插入时有阻力可稍更换方向。最大限度降低尿道损伤。③置管后将导尿管固定稳妥，防止脱出，并经常检查。

3. 气囊破裂致膀胱异物　导尿管气囊内注入液体过多、压力过大，或者是导尿管自身问题，可能会导致气囊破裂。插管前认真检查气囊质量；导尿时应根据导尿管上注明的气囊容积向气囊注入等量的无菌溶液。如发生气囊破裂，及时请泌尿外科会诊。

4. 导尿管阻塞　导尿管被尿结晶沉渣或血块堵塞，引流不畅。医务人员应随时观察尿液引流情况，必要时请泌尿外科会诊。

5. 虚脱或血尿　身体极度虚弱且膀胱过度充盈的患者一次性大量放尿，可导致腹压突然下降，大量血液进入腹腔血管，引起血压下降，产生虚脱；或因膀胱突然减压而引起膀胱通透性增加，黏膜充血、出血，发生血尿。因此，尿潴留患者放尿时速度宜缓慢，首次放尿不超过 500mL，以后每小时放尿 500mL。

6. 拔管困难　因未抽净气囊内的液体盲目拔管，会导致拔管困难。因此，拔管前应认真观察抽出的溶液量，在证明气囊内的液体完全抽吸干净后再拔管。必要时行超声检查。

第十五章　换药术与清创术

一、换药术

（一）目的

1. 术后创面　清洁创面，及时发现术后创面可能出现的异常情况。

2. 感染性创面　清除创面内异物、分泌物和坏死组织，减少毒素吸收，减少细菌繁殖，保持创面尤其是深部腔隙的引流通畅，促进创面尽早愈合。

（二）适应证

1. 创面的常规检查、拆线、松动或拔出引流管。

2. 当创面被渗出物、引流物、大小便或者各种消化液等污染时，更换创面敷料。

（三）换药前准备

1. 嘱患者根据不同创面部位，选择舒适且放松的体位。

2. 暴露创面，评估本次换药所需要的敷料、器械、药物等。

3. 两个专用的无菌弯盘：盛放 2 把无菌镊，一把为无齿镊，一把为有齿镊；75% 酒精棉球、生理盐水棉球、无菌干棉球、消毒干纱布（根据创面大小选择纱布的大小；根据渗出多少选择纱布的厚度）、胶布或绑带；视创面情况不同，还可准备剪刀、止血钳等。

（四）换药的操作步骤

1. 揭去创面外层的敷料。

2. 按无菌操作持镊子，一般一把镊子为操作镊，夹持污染物；另一把镊子为传递镊，夹持无菌物；两只镊子有序交换换药材料。

3. 创面处理如下。

（1）术后切口　将覆盖创面的内层敷料轻轻揭去，暴露创面。如敷料与切口粘连，可先用生理盐水棉球将敷料浸湿，使之轻轻地与切口分离，不可硬揭，以免造成切口出血。再用 75% 酒精棉球消毒切口部位，再由内向外在伤口周围消毒 2 次，消毒范围应大于敷料覆盖的范围。

（2）感染性伤口　将覆盖创面的内层敷料轻轻揭去，暴露创面。如果内层敷料与创面粘连，亦可先用生理盐水棉球将敷料浸湿，使之与创面分离，以免损伤新生肉芽组织或引起创面出血。揭除敷料后，观察创面分泌物、色泽，有无异物、坏死组织及肉芽、创缘表皮生长等。渗出物量大时，可以先用干棉球蘸吸创面周围分泌物，再用 75% 酒精棉球由外向内在创面周围消毒 2 ~ 3 次，消毒范围应大于敷料覆盖的范围。最后用生理盐水棉球蘸吸清除创面的分泌物，脓液及坏死组织较多或较深的创面可用生理盐水或其他消毒溶液等冲洗。创面内发现异物和坏死组织，可行扩创，及时清除，充分引流。

（3）拔除引流管　用红油膏纱条或凡士林纱条疏松填塞引流口。肉芽生长健康、创面分泌物少的创面，可用白玉膏纱条或凡士林纱布覆盖创面；肉芽组织水肿明显者，可用高渗盐水纱布湿敷；胬肉高突者，可用剪刀修剪；如创缘皮肤纤维化，创面形成"缸口"，可修剪创缘，促进创面愈合。

4. 在处理后的创面上覆盖敷料后用胶布固定或包扎。

二、清创术

（一）目的

清创术指清除开放创面内的污物、异物，切除坏死、失活的组织，彻底止血，并尽可能作一期缝合，以利于创面部位的功能和形态的恢复。

（二）适应证

1. 6 ~ 8 小时以内的创面，行清创术，并尽可能作一期缝合。

2. 8 ~ 24 小时以内、使用抗生素能控制污染程度的创面，可行清创缝合术；但超过 12 小时的创面或伤口污染严重者、已发生感染的创面、火器创面均应按感染创面处理或仅清创而暂不予缝合，视创面情况行延期缝合（二期缝合）。

3. 血运丰富的创面（如头面部创面）、胸腹腔、关节腔等视创面尽可能行一期缝合。

（三）操作步骤

1. 嘱患者根据不同创面部位，选择舒适且放松的体位。

2. 无菌敷料遮盖创面。先剃除创周毛发，清除创周油垢，再用软毛刷蘸肥皂水刷洗创周皮肤，最后用蒸馏水清洗。

3. 揭除创面敷料，清洗创面。先用生理盐水简单冲洗，再用 1% 过氧化氢冲洗，然后用生理盐水大量反复冲洗，清除创面内血块、异物和脱落的组织碎片，钳夹大的出血点，探查创面内较深的腔隙。

4. 创面冲洗后按一般手术程序施行麻醉、消毒皮肤和铺盖手术单等。

5. 根据创面的部位、范围及污染程度，按需扩大切口，以充分暴露创面腔隙的深部。四肢创面可沿肢体长轴切开，关节处创面可做 S 形、Z 形或弧形切开。切除创面皮缘 1 ~ 2mm，修剪整齐，切忌切除过多皮肤，尤其在面部。神经、肌肉和血管组织应以皮肤被盖。按照组织的解剖层次由浅及深逐层切除失活、坏死的组织，直到可见组织渗血、色泽鲜红为止。坏死组织清除后创面应彻底止血，以免形成新的血肿。创面内的异物应尽量取出。清创过程中随时用无菌生理盐水冲洗，使创面腔隙内组织清洁，无异物、血凝块或渗血。

6. 创面彻底止血后，更换手术单、器械和术者手套，重新消毒、铺巾。然后进行组织修复，依组织层次缝合创缘和皮肤，避免遗留死腔。术后常规注射破伤风抗毒素。

7. 创面较深的应放置引流，可选用橡皮片、软胶管等引流物。片状引流物可将腔隙内液体（血液、渗出液）引至敷料上，管状引流物外接引流袋，有时加用负压或冲洗以使引流更充分。

（四）注意事项

1. 创面暴露时间越长，引起感染的概率越大，因此创面越早处理越好。

2. 创面清洗是清创术的重要步骤，必须严格按刷洗、清洁、消毒的程序进行操作，务必使创面彻底清洁后再做清创术。选用局麻者只能在清洗创面后麻醉。积极避免清创不彻底所导致的感染。

3. 开放性骨折或开放性关节损伤，在清创术后可能会导致骨缺损和关节软骨缺损。因此，实施清创术时需要准确判断组织生机和切除范围，充分考虑形态和功能的恢复，既要彻底切除已失去活力的组织又要尽量爱护和保留存活的组织，需保留者要正确地吻合修复，骨折者要正确清洗、复位、固定，这样才能避免创面感染，促进愈合，保存功能。

4. 止血要彻底、可靠。

5. 组织缝合特别强调层次对合，勿留死腔；避免张力太大，以免造成缺血或坏死。

第十六章　脓肿切开引流术

扫一扫看课件

一、目的

1. 诊断目的　送检切开引流的脓液，以明确致病的病原微生物。
2. 治疗目的　消除感染源，处理局部病灶，清除脓液、坏死组织等毒性物质。

二、适应证

1. 非特异性致病菌所致局限性化脓性肿块。
2. 局部损伤的血肿或异物留存形成的继发性化脓性肿块。
3. 身体远端感染灶经血循环转移而形成的化脓性肿块。

三、禁忌证

局部感染性肿块尚未成脓。

四、操作前准备

1. 患者准备
（1）核对患者信息。
（2）向患者解释切开引流的目的、操作过程、可能的风险，签署知情同意书。
（3）再次确认患者是否有相关禁忌证。询问患者刻下有无特殊不适、有无出凝血障碍病史、有无药物过敏史。有严重凝血功能障碍者需输血浆或相应凝血因子，纠正后再实施。
2. 材料准备
（1）切开引流用品　无菌弯盘 2 个、止血钳 1 把、组织镊 2 把、剪刀 1 把、手术刀柄 1 把、尖头刀片 1 个（11 号）、无菌洞巾、无菌纱布、干棉球、生理盐水棉球、75% 酒精棉球、无菌试管数支、无菌手套 1 副、胶布或绑带。

（2）常规消毒用品　0.5% 碘伏（或 2.5% 碘酊和 75% 酒精）。

（3）引流用品　药线、橡皮片、油膏纱布或纱条、橡皮管等。

五、操作步骤

1. 体位　根据不同脓肿部位，嘱患者选择合适且放松的体位。

2. 消毒铺巾

（1）常规皮肤消毒：戴无菌帽子、口罩，洗手。用 0.5% 碘伏以切口部位为中心向周边环形扩展消毒皮肤 2～3 次，直径不小于 15cm，后一次的范围当比前一次小。

（2）打开已准备的无菌物品。

（3）戴无菌手套。

（4）铺巾：无菌孔巾中心对准切开部位，助手协助将无菌巾上方以胶布或巾钳固定于患者衣服上。

3. 切开排脓

（1）切口部位的选择　以便于引流为原则，用尖头手术刀在脓肿最低位或最薄弱处切开。浅部脓肿在波动最明显处切开；深部脓肿应在穿刺抽得脓液后，保留穿刺针头，切开皮肤，沿穿刺针指引方向钝性进入脓腔，引导切开或置管引流。

（2）切口方向　一般与皮纹、血管、神经等平行，以免伤及这些组织。乳房部应以乳头为中心放射状切开；肛旁脓肿应以肛门为中心做放射状切开；手指脓肿应从侧方切开；关节区附近的脓肿切口尽量避免跨关节的纵向切口，一般实施横切口、弧形切口或“S”形切口，以免瘢痕挛缩，影响关节功能。

（3）切口长度　切口需足够长，以利于引流通畅，但不可超过脓腔壁而达正常组织，以免感染扩散。对巨大脓肿，必要时可做对口切开引流。

（4）排脓　脓肿切开后应用手指探查脓腔，并将脓腔内纤维间隔全部钝性分离，尽量清除坏死组织和脓液，不宜用剪刀或血管钳在深部盲目撑剪。根据脓腔大小、深浅选择合适的引流物如橡皮片、油膏纱布、橡皮管等放置引流。最后在脓肿切口上覆盖无菌纱布，用胶布或绷带固定。

4. 标本处理　将脓液标本分类并标记，根据临床需要进行相应检测，如常规、生化、细菌学检查等。

六、注意事项

1. 局部感染性肿块尚未成脓，切忌过早切开排脓。脓肿形成后应及时切开引流。切开后使脓液自行流出，不要用力挤压，以免感染扩散。

2. 术中注意观察患者反应，有无头晕、恶心、心悸、气短、脉率增快、面色苍白等症状。尤其是大的脓肿切开时应防止休克发生，必要时补液、输血。

第十七章　妇科检查术

扫一扫看课件

一、目的

通过盆腔检查可以初步了解患者外阴、阴道、宫颈、宫体、附件及其他宫旁组织的情况，达到协助诊断女性生殖系统疾病及鉴别与之相关的其他器官、系统疾病的目的。

二、适应证

对怀疑有妇产科疾病或需要排除妇产科疾病的患者，以及进行常规妇科查体的人员需做盆腔检查。

三、操作前准备

1. 物品准备

（1）一次性垫单、无菌手套、一次性检查手套。

（2）窥阴器、干试管、长棉签、小棉签、液状石蜡、络合碘、生理盐水、宫颈刮板、玻片、95% 酒精、TCT 小瓶及宫颈刷、HPV 小瓶及刷子。

2. 患者准备

（1）除尿失禁患者外，检查前应排空膀胱。大便充盈者应于排便或灌肠后检查。

（2）每人一垫，防止交叉感染。

3. 检查者准备

（1）充分了解患者的既往史及月经婚育史，告知患者妇科检查的必要性和可能引起的不适。

（2）七步洗手。

四、操作方法

膀胱截石位，臀部紧邻床缘，头部稍高，双手臂自然放置床两侧，腹部完全放松，检查者面向患者，站立于患者两腿之间。

1. 外阴检查　观察外阴发育、阴毛分布，有无畸形、赘生物。分开小阴唇，暴露阴道前庭，观察尿道口及阴道口。检查时还应让患者用力向下屏气，观察有无阴道前后壁膨出、子宫脱垂或尿失禁。

2. 阴道检查

（1）窥阴器放置和取出　阴道窥器大小合适并完好，表面涂润滑剂，取标本检查时用生理盐水润滑。检查者左手分开小阴唇，右手持窥器，将其前后两叶闭合，避开尿道周围敏感区，斜行45°沿阴道侧后壁缓缓插入阴道，边推进边将窥器两叶转正并逐渐张开，暴露宫颈、阴道壁及穹窿部，然后旋转窥器，充分暴露。取出窥器前，先退至宫颈外口下方，将前后叶合拢，再沿阴道侧后壁缓慢取出。

（2）观察阴道、宫颈　观察阴道壁黏膜颜色、皱襞多少，有无畸形、溃疡、赘生物等，阴道分泌物的量、色、气味。观察宫颈的大小、颜色、外口形状。注意有无出血、肥大、糜烂样改变、裂伤、赘生物，宫颈管内有无出血或分泌物。必要时留取标本。

3. 双合诊（bimanual examination）　检查者戴无菌手套，一手食指、中指蘸润滑剂，顺阴道后壁轻轻插入，检查阴道壁通畅度、深度、弹性，有无畸形、肿块及阴道穹窿情况，宫颈大小、形状、硬度、外口情况及举痛。随后检查子宫体，将阴道内的手指放在宫颈后方，另一手掌心朝下，手指平放在腹部平脐处并逐渐向耻骨联合部移动，手指同时分别抬举和按压，了解子宫的位置、大小、质地、活动度、有无压痛。随后阴道内两指由宫颈后方移至侧穹窿部，同时另一手从同侧髂嵴水平开始，由上向下按压，与阴道内手指相互对合，了解附件处有无增厚、肿块或压痛。对触到的肿块，查清其大小、形状、质地、活动度、与子宫及盆壁的关系、有无压痛等。正常输卵管不能触及。正常卵巢偶可扪及，约为4cm×3cm×1cm大小，可活动，触之略有酸胀感。

4. 三合诊　经腹部、阴道、直肠联合检查。双合诊检查结束后，一手食指放入阴道，中指插入直肠，其余检查步骤与双合诊检查时相同。目的在于弥补双合诊的不足，通过三合诊可更进一步了解后屈子宫、子宫后壁、宫颈旁、直肠子宫陷凹、宫骶韧带的情况。

5. 肛腹诊　检查者一手食指伸入直肠，另一手在腹部配合检查。肛腹诊适用于无性生活史、阴道闭锁或有其他原因不宜行双合诊的患者。

五、注意事项

1. 无性生活者禁止双合诊、三合诊。
2. 病情危重者应暂缓。
3. 男医生对患者进行妇科检查，必须有一位女医务人员在场。
4. 有阴道流血者应行外阴消毒后进行。

第十八章 产科检查术

扫一扫看课件

一、腹部检查

【目的】

四部触诊是孕中晚期产科腹部检查方法，检查子宫大小、胎产式、胎先露、胎方位及胎先露是否衔接。

【适应证】

孕中晚期孕妇（通常在 24 周后）。

【禁忌证】

无绝对禁忌证，但对子宫敏感、晚期先兆流产或先兆早产者检查时务必轻柔，并且需避开宫缩时间，尽量减少检查的时间和次数；对足月已经有宫缩者，应在宫缩间歇期检查。

【操作前准备】

1.环境 室温适宜，光线明亮，床旁屏风，保护患者隐私。

2.操作者准备

（1）七步洗手。

（2）简要向患者介绍检查目的、过程、需要配合的事项。

（3）了解患者产前检查情况、现病史、既往史。

3.物品 一次性垫单、皮尺。

【操作方法】

排尿后仰卧于检查床，头部稍高，暴露腹部，双腿自然稍屈曲分开，放松腹部，检查者站于患者右侧，前三步面向孕妇头端，第四步面向孕妇足端。

1. 视诊　注意腹形及大小。腹部有无妊娠纹、手术瘢痕及水肿等。

2. 四部触诊　了解子宫大小、胎产式、胎先露、胎方位及胎先露部是否衔接。

（1）第1步　左手置于宫底部，描述宫底距离脐部或剑突指数，估计胎儿大小。两手指腹相对交替轻推，判断在宫底部胎儿部分，胎头则硬而圆有浮球感，胎臀则柔软而宽，且不规则。

（2）第2步　两指腹分别置于腹部左右侧，轻轻交替深按，触到平坦饱满部分为胎背，高低不平部分为胎儿肢体，有时能感到胎动。

（3）第3步　右手拇指与其他四指分开，置于骨盆入口上方握住胎先露部，进一步检查是胎头或胎臀，左右推动以确定是否衔接。若推之能动，表示尚未入盆。若推之不动，考虑已衔接。

（4）第4步　左右手分别置于胎先露部的两侧，沿骨盆入口向下深按，进一步核实胎先露部分的诊断是否正确，并确定先露部入盆程度。

3. 听诊　胎心在靠近胎背上方的孕妇腹壁上听得最清楚。

二、骨盆测量

【目的】

骨盆测量是骨产道检查的主要方法，包括骨盆外测量与内测量。外测量可间接了解骨盆的大小及形态；内测量经阴道测量骨盆内径，较外测量而言能更准确地测知真骨盆的大小。

【适应证】

1. 外测量　产前检查常规，首次产检即可进行。

2. 内测量　妊娠24～35周；≥36周或有阴道流血、可疑胎膜早破等应消毒外阴后进行。

【禁忌证】

无绝对禁忌证。

【术前准备】

1. 环境、操作前准备同腹部检查。

2. 物品准备：一次性垫单、一次性检查手套、骨盆外测量器、骨盆出口测量器、汤姆斯骨盆出口测量器。

【操作方法】

1. 骨盆内测量

（1）对角径 耻骨联合下缘至骶髂前缘中点的距离。正常值为 12.5 ~ 13cm，此值减去 1.5 ~ 2cm 为骨盆入口前后径长度，又称真结合径。检查者将一手的食指、中指伸入阴道，用中指尖接触到骶髂上缘中点，食指上缘紧贴耻骨联合下缘，另一手食指固定标记此接触点，抽出阴道内的手指，测量中指尖此接触点间的距离即为对角径。

（2）坐骨棘间径 测量两坐骨棘间的距离，正常值为 10cm。测量方法是一手食指、中指放入阴道内分别触及两侧坐骨棘，估计其间的距离。

（3）坐骨切迹宽度 代表中骨盆后矢状径，其宽度为坐骨棘与骶骨下部间的距离即骶棘韧带宽度。将阴道内的食指置于韧带上移动，若能容纳约 3 横指（5.5 ~ 6.5cm）为正常，否则属于中骨盆狭窄。

2. 骨盆外测量

（1）髂棘间径 孕妇取伸腿仰卧位，两髂前上棘外缘之间的距离，正常值为 23 ~ 26cm。

（2）髂嵴间径 孕妇取伸腿仰卧位，测量两髂嵴外缘最宽的距离，正常值为 25 ~ 28cm。

（3）骶耻外径 孕妇取左侧卧位，左腿伸直，右腿弯曲，第 5 腰椎棘突下至耻骨联合上缘中点的距离，正常值为 18 ~ 20cm。

（4）坐骨结节间径 孕妇取仰卧位，两腿弯曲，双手紧抱双膝，测量两坐骨结节内侧缘的距离，正常值 8.5 ~ 9.5cm。如小于 8cm，需加测出口后矢状径。出口后矢状径为坐骨结节间径中点至骶骨尖端的长度，正常值为 8 ~ 9cm。出口后矢状径 + 坐骨结节间径 > 15cm，表明骨盆出口狭窄不明显。

（5）耻骨弓角度 用左右手拇指指尖斜着对拢，放置在耻骨联合下缘，为耻骨弓角度，正常值为 90°，小于 80°为异常。此角度反映骨盆出口横径的宽度。

第十九章　氧疗与吸氧术

一、目的

通过给患者吸入高于空气中氧浓度的氧气，提高动脉血氧分压、氧饱和度及含氧量，以纠正低氧血症，确保组织对氧供应，达到缓解组织缺氧的目的。

二、适应证

各种原因导致的低氧血症及组织缺氧。低氧血症指血液中的动脉血氧分压（PaO_2）降低。大多数的学者将标准大气压下 $PaO_2 < 60mmHg$、经皮血氧饱和度（SpO_2）$< 90\%$，作为低氧血症的标准。缺氧指氧供不足以满足氧需求的病理生理状态。缺氧按照其原因可分为 4 类：低张性缺氧、血液性缺氧、循环性缺氧、组织性缺氧。氧疗可以在某种程度上改善缺氧，但氧疗对于缺氧改善的程度取决于缺氧的类型。由于目前尚缺乏证据显示氧疗能够使血氧水平正常的患者获益，因此对于某些常见急危重症，如急性心肌梗死、慢性阻塞性肺病（COPD）、失血性休克等，在不伴有低氧血症的情况下可能并不需要常规氧疗。

三、氧疗方式与工具

1. 非控制性氧疗　非控制性氧疗适用于没有通气障碍的患者，包括鼻导管给氧、面罩给氧。

（1）鼻导管给氧　适于低流量、低浓度给氧。将鼻导管插入鼻孔给氧，简便、快捷、价廉，较舒适、对鼻腔无刺激，不影响患者进食、说话，耐受性好，可满足大部分轻症患者。吸入气中氧浓度与氧流量有关。鼻导管吸氧不能提供高浓度氧，且受患者呼吸潮气量、频率等多种因素导致计算值偏离实际吸氧体积分数。此外由于鼻导管吸氧无法充分湿化，超过 5L/min 流速时患者难以耐受。

（2）面罩给氧

1）普通面罩：湿化及给氧体积分数比鼻导管高，可用于高浓度给氧，适用于低氧血症且不伴有高碳酸血症风险的患者。使用普通面罩给氧，每分钟给氧必须在 5L 以上，否则面罩内的 CO_2 将难以被完全冲刷导致 CO_2 复吸。普通面罩可提供 35% ~ 60% 的吸入氧体积分数，增加氧流量，吸入氧体积分数增高（表19-1）。缺点是面罩给氧有幽闭感，影响进食、说话，有误吸风险。

表 19-1 鼻导管及面罩氧流量与氧体积分数

氧流量	氧体积分数（%）			
	鼻导管给氧*	普通面罩给氧	储氧面罩	文丘里面罩给氧
1	25	/		/
2	29	/		24
3	33	/		/
4	37	/		28
5	41	/		/
6	45	35		31
7	/	41		/
8	/	47		35
9	/	53		/
10	/	60	双侧无活瓣：80 ~ 85	40
			一侧有活瓣：85 ~ 90	
15	/	/	双侧有活瓣：95 ~ 100	60

*鼻导管吸氧的氧流量计算：在潮气量 500mL，频率 20 次 / 分钟，呼气末暂停 0.5 秒，吸呼比 1:2，口鼻死腔 50mL，氧气流速 ≤ 5L/min 情况下，吸入氧体积分数（FiO_2）=21+4×氧流量（L/min）

2）附贮气囊的面罩：储氧面罩在普通面罩下附加体积 600 ~ 1000mL 的储气囊，当储气囊充满时，吸气时可无外源性气体补充，吸氧体积分数可以达到 60% 以上；但若储气囊未能储存足够氧气，吸气时将增加吸气负荷；因此，氧流量应当调节至贮气囊在吸气时既不塌陷也不胀满为度。由于储氧面罩给氧体积分数高于普通面罩，不适用于有 CO_2 潴留风险的 COPD 患者。如面罩与储气囊之间无单向阀，患者重复吸入部分呼出气体，此类面罩又称为部分重复呼吸面罩。在密闭较好的部分重复呼吸面罩，当氧流量为 6 ~ 10L/min 时，吸入氧体积分数可达35% ~ 60%；当氧流量为 10 ~ 15L/min 时，吸入氧体积分数可达 80% ~ 85%；无重复呼吸面罩是指在面罩与储气囊之间有单向阀，从而避免吸气相时重复吸入呼出气。为保证面罩内的呼出气体能够被冲刷出去，氧流量至少要 6L/ 分钟。

3）文丘里面罩：文丘里面罩（Venturi 面罩）是可调节的高流量精确给氧装置。其原理为氧气经狭窄的孔道进入面罩，产生喷射气流使面罩周围产生负压，与大气的压力差促使一定量的空气流入面罩。随着供氧流速的增加，进入面罩内的空气流速也相应增加，且喷射入面罩的气流通常大于患者吸气时的最高流速要求，患者呼吸模式不影响 O_2 体积分数，因此吸氧体积分数恒定。此外，高流速的气体不断冲刷面罩内部，呼出气中的 CO_2 难以在面罩潴留，故无重复呼吸。文丘里面罩可提供 24%、28%、31%、35%、40% 及 60% 浓度的氧气。因文丘里面罩可以实现高流量低浓度给氧，适合伴高碳酸血症的低氧患者。面罩不必与面部紧密接触，相对较舒适。吸氧体积分数设定 < 40% 时与实测值误差 < 2%；吸入氧体积分数设定为 40% 以上时与实测值相差 10% 左右。

（3）经鼻高流量氧疗装置　包括鼻导管吸氧系统（加温湿化器，封闭式呼吸管路，双短鼻塞导管）和空氧混合器。能输送流速最高达 60L/min 的空氧混合气体，氧体积分数、流量可调，具有主动加温加湿功能。主要应用在急性呼吸衰竭、拔管后的序贯吸氧治疗、支气管镜等其他有创操作时。经鼻高流量氧疗设备在临床应用中疗效最明显的是急性低氧性呼吸衰竭的患者。高流量氧疗在治疗这类患者时能够降低病死率及插管率，效果优于常规氧疗，不弱于无创通气。但应用于 CO_2 潴留的患者效果尚不明确。若患者鼻唇部结构存在异常或不能保持口唇闭合，将影响氧疗效果。

2. 控制性氧疗　对于有通气障碍的患者，可以通过建立人工气道、呼吸机辅助通气进行给氧。

四、氧疗的原则

1. 降阶梯原则　对于病因未明的严重低氧血症患者，应贯彻降阶梯原则，根据病情选择从高浓度至低浓度的氧疗方式。

2. 目标导向原则　健康成人 SpO_2 的正常范围为 96% ~ 98%。吸入高浓度氧可抑制肺血管收缩，导致吸收性肺不张及肺泡通气量下降。慢性 CO_2 潴留患者吸入高浓度氧可加重病情。

3. 根据病情选择合适的高浓度或低浓度氧疗工具

（1）患者 SpO_2 < 80%　储氧面罩、高流量氧疗装置或无创通气。

（2）88% > SpO_2 > 80%　面罩给氧或鼻导管给氧。

（3）崩溃气道或气管插管指征　建立人工气道，球囊面罩或呼吸机辅助通气。

4. 动态评估　氧疗开始后应当每 5 ~ 10 分钟评估患者 SpO_2 变化情况，若未能上升至目标范围，应当积极寻找原因并行血气分析检查全面评估患者情况；若上升至目标范围内，存在 ESCAPE 高危因素应当在 30 ~ 60 分钟内复查血气了解血 CO_2 水平，若不存在 ESCAPE 高危因素，且临床情况稳定则无须复查血气。

5. 氧疗的维持与撤离　稳定的恢复期患者，SpO_2 稳定于目标区间高限一段时间后（通常 4 ~ 8 小时）可逐渐降低吸入氧气浓度。若心率、呼吸频率、SpO_2 稳定，可酌情复查血气，逐渐降低吸入氧浓度直至停止氧疗。终止氧疗后，吸入

空气时的 SpO_2 应当至少监测 5 分钟。若 SpO_2 仍处于目标范围内，可随后每 1 小时评估一次。若停止氧疗后出现低氧，则应当寻找恶化的原因，若氧合仍不能维持，应当再次给予重新评估并选择合理的氧疗方法。若患者原发疾病改善，且 SpO_2 在目标范围，可根据具体情况继续当前氧疗方式，直至停止氧疗。某些患者可能在安全的停止氧疗后，于轻微体力活动时出现间歇性的低氧，可考虑允许患者在体力活动增加时接受氧疗，若出现一过性无症状的血氧饱和度下降，并不需要氧疗。

五、吸氧术

（一）操作前准备

1. 操作者洗手，戴口罩。

2. 物品准备：治疗盘、吸氧导管、生理盐水、消毒镊子缸、小镊子、污物缸、无菌棉签、弯盘、绷带、胶布、氧气扳子、氧气表、湿化瓶（瓶内盛蒸馏水 1/2）、氧气筒、记录表。

（二）操作步骤

1. 将所用物品携至床旁，核对患者，向患者解释操作目的，取得同意，协助患者取舒适卧位。

2. 用手电筒检查患者鼻腔，用沾有生理盐水的湿棉签清洁两侧鼻孔。

3. 安装氧气表并检查是否漏气。连接吸氧管，打开总开关，使小量氧气从气门流出（吹尘），随即迅速关好开关。

4. 将氧气表接于氧气筒的气门上用手初步旋紧，将表直立于氧气筒旁。

5. 连接湿化瓶，湿化瓶内长管连接氧气筒。

6. 关闭流量表开关，打开总开关，再开流量表，检查氧气流出是否通畅。关闭氧气清洗量表待用。

7. 连接鼻导管，湿润鼻导管前端。使用时面罩需紧贴口鼻周围，由弹力带固定于枕部。

8. 打开流量表开关，调节氧流量，量好长度（鼻尖到耳垂的 2/3），润滑吸氧管并检查是否通畅，将吸氧管轻轻插入两侧鼻孔内并妥善固定在面颊部。

9. 患者吸氧过程中，注意观察患者脉搏、血压、精神状态等情况有无改善，及时调整用氧浓度。调节氧流量时，应当先将患者鼻导管取下，调节好氧流量后，再与患者连接。

10. 停用氧气时先取下鼻导管，先关流量表，再关总开关，然后再打流量表小开关，放出余气，再关好流量表。清洁口鼻，恢复舒适体位，整理床铺。记录给氧时间、氧流量，并向患者及家属交待注意事项。

（三）注意事项

1. 湿化瓶每次用后均须清洗、消毒。

2. 严格遵守操作规程，注意用氧安全，切实做好"四防"，即防火、防震、防油、防热。

3. 氧气筒内氧气不可用尽，压力表上指针降至 $5kg/cm^2$ 时，即不可再用。对未用或已用空的氧气筒应分别放置并挂"满"或"空"的标记，以免急用时搬错而影响抢救工作。

第二十章　注射术

扫一扫看课件

注射是将一定量的无菌药液或生物制剂注入体内的方法。注射给药的优点是药物吸收快，血药浓度迅速升高，发挥疗效较快。常用的注射法有皮内注射（intradermic injection，ID）、皮下注射（hypodermic injection，H）、肌内注射（intramuscular injection，IM）、静脉注射（intravenous injection，IV）

一、注射前准备

1. 用物准备　治疗车、注射盘（皮肤消毒液、无菌棉签、弯盘、砂轮、启瓶器、静脉注射时需配止血带和小垫枕）、注射器和针头、注射药物、注射本或注射卡、锐器盒和污物桶。

注意：①当按无菌原则取用注射器，注射器的各个部件保证无菌。②保证一人一套物品（包括注射器、针头、垫枕、止血带），防止交叉感染。③根据药液量、黏稠度和刺激性的强弱选择合适的注射器和针头。检查注射器及针头，确保注射器完整无裂痕；针头锐利无钩；注射器和针头衔接紧密。一次性注射器的包装密闭且在有效期内。

2. 术者准备

（1）术者操作前需洗手、戴口罩。

（2）严格执行"三查七对"制度，以确保安全。

3. 配置药液及抽吸药液

（1）药液在规定注射时间内临时抽取，并即刻注射，以免因放置时间过长造成药液污染或效价降低。

（2）核对药物名称、剂量、浓度、给药时间及方法。仔细检查药物质量，如发现药液有变质、沉淀、浑浊、变色、过期或包装有裂痕或瓶盖松动等，都不可以使用。如需同时注射多种药物，应注意检查有无配伍禁忌。

（3）自安瓶抽吸药液时，将安瓿瓶顶端药液轻弹至体部，用砂轮在颈部划一锯痕，再用 75% 乙醇消毒后折断安瓿。将注射器针尖向下置入安瓿内常药液中，抽动活塞，吸取药液。

（4）自密封瓶内吸取药液时，用启瓶器去除铝盖中心部分，常规消毒瓶塞及瓶颈，待干。将注射器内吸入与所需药量等量的空气注入瓶内，倒转药瓶，使针尖斜面在液面下，吸取药液至所需量后，以食指固定针栓，拔出针头。如密封瓶内为结晶或粉剂，则需使注射器内吸入所需的溶媒注入，摇匀，待药物完全溶解后抽吸回注射器。

（5）排尽空气：将针头垂直向上，轻拉活塞，使针头中的药液流入注射器，并使气泡集于乳头口，轻推活塞，驱出气泡。

（6）将安瓿或密封瓶套套在针头上，核对后放置于无菌盘或无菌巾内备用。

二、注射方法

（一）皮内注射

1. 目的

将少量药液或生物制剂注射于表皮和真皮之间，常用于药物过敏试验、预防接种以及局部麻醉的起始步骤。

2. 操作步骤

（1）准备注射用品，按规范抽吸药液，排尽空气。

（2）根据注射目的选择注射部位：药物过敏试验选择前臂掌侧；预防接种选择上臂三角肌下缘；局部麻醉选择需要麻醉的部位。避开血管处，不可在炎症、硬结、损伤、疤痕及患病皮肤处进针。

（3）以 75% 酒精消毒局部皮肤，待干。

（4）注射时，左手绷紧局部皮肤，右手以平执式持注射器，针尖斜面向上，与皮肤呈 5° 刺入皮内，待针头斜面完全进入皮内后即放平注射器。以左手拇指固定针栓，右手轻轻注入药液 0.1mL，使局部隆起一皮丘。皮丘呈半球状，皮肤变白并显露毛孔。

（5）注射完毕，拔针，勿按揉局部。

（6）按消毒隔离原则分类清理用物，洗手，记录。

3. 注意事项

（1）严格执行查对制度和无菌操作原则。

（2）注意进针角度及深度。

（3）如进行药物敏感试验，注射前应详细询问患者用药史、过敏史、家族史。如已知对注射药物过敏，则不可做皮试。注射时当另备 0.1% 肾上腺素和注射器，以便在发生过敏时及时抢救。注射时不能使用碘类消毒剂，注射后避免按揉局部，以免影响对局部的反应。注射后嘱患者暂勿离开，加强观察患者如有不适应及时发现。15 ~ 20 分钟观察结果。

（二）皮下注射

1. 目的 将少量药液或生物制剂注入皮下组织，用于注入剂量小、不宜口服给药、需在一定时间内发生疗效的情况；也用于预防接种及实施局部麻醉用药。

2. 操作步骤

（1）准备注射用品，按规范抽吸药液，排尽空气。

（2）根据注射目的选择注射部位。避开血管处，不可在炎症、硬结、损伤、疤痕及患病皮肤处进针。

（3）以 75% 酒精消毒局部皮肤，待干。

（4）注射时，左手绷紧局部皮肤，右手食指固定针栓，针尖斜面向上，与皮肤呈 30° ~ 45° 刺入皮内，将针梗的 1/2 ~ 2/3 刺入皮下。以右手固定注射器，左手回抽活塞，如无回血，匀速、缓慢推注药液。

（5）注射完毕，用无菌干棉签轻压针刺处，拔针，拔针后按压片刻。

（6）按消毒隔离原则分类清理用物，洗手，记录。

3. 注意事项

（1）严格执行查对制度和无菌操作原则。

（2）注意进针角度及深度。

（三）肌内注射

1. 目的 将一定量的药液注入肌肉组织，用于需要迅速发挥疗效而不能或不宜采用口服或静脉注射的药物，或注射刺激性较强或剂量较大的药物。

2. 操作步骤

（1）准备注射用品，按规范抽吸药液，排尽空气。

（2）选择注射部位，协助患者采取适宜的体位。门诊患者常采用坐位；卧床患者可采取侧卧位（上腿伸直，下腿屈曲）、俯卧位（患者足尖相对，足跟分开，头偏向一侧）或者仰卧位（患者两腿伸直）进行注射。上臂三角肌注射可在坐位时完成，臀部肌内注射可在坐位、侧卧位、俯卧位时操作；臀中肌及臀小肌注射可采用仰卧位，适用于危重及不能自行翻身的患者。注射须避开神经与血管处，不可在炎症、硬结、损伤、疤痕及患病皮肤处进针。各注射部位的定位见表（表20-1）。

表 20-1　注射部位的定位

部位	所用方法	定位方法
臀大肌注射	十字法	臀裂定点向左侧或右侧划一水平线，然后自髂嵴最高点做一垂线，将一侧臀部分为四个象限，其外上象限避开内角（髂后上棘至股骨大转子连线）为注射区
	连线法	自髂前上棘至尾骨做一连线，其外 1/3 为注射部位
臀中肌、臀小肌注射	三角形区域定位法	以食指尖和中指尖分别置于髂前上棘和髂嵴下缘处，在髂嵴、食指和中指之间构成一个三角形区域为注射区
	三横指法	髂前上棘外侧三横指处（以患者的手指宽度为准）
股外侧肌注射		大腿中段外侧。一般成人取髋关节下 10cm 至膝关节上 10cm 范围。注射范围较广，大血管和神经干很少通过，可供反复注射，2 岁以下幼儿尤为适用。
上臂三角肌注射		上臂外侧，肩峰下 2～3 横指处。此处肌肉较薄，只适合做小剂量注射。

（3）常规消毒局部皮肤，待干。

（4）注射时，左手绷紧局部皮肤，右手执笔式持注射器，中指固定针栓，与皮肤呈 90°，用腕部力量垂直快速刺入，深度为针梗的 2/3。以右手固定注射器及针栓，左手回抽活塞，如无回血，匀速、缓慢推注药液。

（5）注射完毕，用无菌干棉签轻压针刺处，拔针，拔针后按压片刻。

（6）按消毒隔离原则分类清理用物，洗手，记录。

3. 注意事项

（1）严格执行查对制度和无菌操作原则。

（2）注意进针深度。小儿、消瘦者进针深度酌情减少，勿将针梗全部刺入，以防针头折断。注射刺激性较强的药物时，宜选用细长针头，进针要深。

（3）2 岁以内幼儿因臀大肌尚未发育好，容易损伤坐骨神经，故不宜使用臀大肌注射，可采用臀中肌、臀小肌注射及股外侧肌注射。

（4）长期注射可能局部产生硬结，可用理疗、局部热敷的方法处理。可选用细长针头、有计划的更换注射部位以减少或避免硬结产生。

（四）静脉注射

1. 目的

（1）将药物直接注入静脉，用于需要迅速发挥药物疗效或给药量较大或不适合其他类型给药方式的临床情况。

（2）用于注入造影剂等药物做某些诊断性检查时。

（3）静脉营养治疗。

2. 常用静脉　常用的静脉有：①四肢浅静脉：肘部浅静脉（贵要静脉、正中静脉、头静脉）；腕部及手背浅静脉；下肢足背部浅静脉、大隐静脉、小隐静脉。
②头皮静脉：适用于小儿，常采用颞浅静脉、额静脉、耳后静脉、枕静脉等。③
深静脉：股静脉。

3. 操作步骤

（1）浅静脉注射

1）准备注射用品，按规范抽吸药液，排尽空气。如需注入对组织有强烈刺
激的药物时，应先抽生理盐水，确认针头在静脉内后，再换上需注入的药液推
注，以防药液溢出血管，导致组织坏死。

2）选择合适的静脉。选择直、粗、弹性好且易于固定的静脉，避开关节及
静脉瓣。

3）常规皮肤消毒，待干。

4）如四肢浅静脉注射，则在穿刺部位上方6cm处扎止血带。如注射部位在
上肢，嘱患者握拳，使静脉充盈。操作者左手绷紧静脉下端皮肤，以固定静脉。
右手持注射器，针尖斜面向上，与皮肤呈15°～30°角由静脉上方或侧方刺入皮
下，再沿静脉方向潜行刺入静脉，见回血后再沿静脉进针少许。如小儿头皮静脉
注射，请助手固定患儿头部，术者一手拇指、食指固定静脉两端，一手持头皮针
柄，沿向心方向平行刺入静脉。

5）松开止血带，嘱患者松拳，固定针头，推注药液

6）注射完毕，用无菌干棉签轻压针刺处，拔针，拔针后按压片刻。

7）按消毒隔离原则分类清理用物，洗手，记录。

（2）股静脉注射

1）准备注射用品，按规范抽吸药液，排尽空气。

2）协助患者摆放成仰卧位，穿刺侧下肢伸直，略外展、外旋。

3）常规皮肤消毒，待干。

4）术者按无菌操作原则戴无菌手套，左手食指和中指于腹股沟扪及股动脉
搏动最明显处并予以固定，右手持注射器，针头和皮肤呈90°或45°，在股动脉
内侧0.5cm处刺入，抽动活塞见有暗红色回血，提示针头已进入股静脉。如回血
为鲜红色，提示针头进入股动脉，应立即拔出针头，用无菌纱布加压按压穿刺处
5～10分钟，至无出血为止。

5）固定针头，注入药液。

6）注射完毕，用无菌干棉签轻压针刺处，拔针，拔针后局部用无菌纱布加
压止血3～5分钟，防止出血或形成血肿。

7）按消毒隔离原则分类清理用物，洗手，记录。

4. 注意事项

（1）严格执行查对制度和无菌操作原则。

（2）需长期静脉给药者，应有计划地选择静脉，由小到大、由远心端到近心端。

（3）注射过程中，如患者诉疼痛或见局部隆起，回抽无血表明针头滑出血管或穿透血管壁，应立即拔出并更换针头。

（4）小儿头皮静脉注射时需注意静脉与动脉的鉴别。

第二十一章　影像诊疗技术

扫一扫看课件

第一节　超声诊断

超声诊断是基于超声波的物理特性，用超声诊断仪检查人体，获得人体组织器官的声学信息，以诊断疾病的无辐射性方法。

一、超声诊断的基本知识

（一）超声波的定义

超声波是振动频率超过 20000Hz 的声波，其频率超过人耳听觉阈值上限，人耳不能听到。临床诊断常用的超声频率为 2 ~ 18MHz。

（二）超声波的物理特性

1. 指向性　超声波在介质中呈直线向前传播，具有良好的指向性，又称束射性。指向性是超声对人体器官定向探查的基础。

2. 反射、折射　超声在介质中传播，遇到两种声阻抗不同的物体相接触形成的界面时，可发生反射和折射。这一特性是显示不同组织界面轮廓及组织脏器内部细微结构的基础。声速越快，介质密度越高，声阻抗就越大。所以超声在固体中传播时声阻抗最大，在软组织和液体中次之，在气体中最小。超声波在人体不同组织、脏器及病变组织中传播时，遇到的界面大小、声阻抗差不同，从而发生不同反射和折射，由反射形成的回声，含有传播途径中不同组织的信息，经过超声仪器接收、放大和处理，在显示器屏幕上形成声图像。

3. 吸收、衰减　超声在介质中传播时，由于介质的黏滞性、导热性等因素，一部分声能不可逆地转换成其他形式的能量,使声能损耗,称为吸收。由于界面上的反射、折射、散射、远场声速扩散及吸收,使超声波声能在介质中随传播距离的增加而逐渐减弱,称为衰减。人体组织中,超声衰减程度依递增顺序为液体、脂肪组织、肝组织、骨质与钙质。超声通过液体几乎无衰减,通过骨质或钙质,衰减明显,其后方减弱,甚至消失。

4. 多普勒效应 声源遇到与其做相对运动的界面时,造成反射频率不同于发射频率的现象称为多普勒效应。运用超声波的多普勒效应可以检测人体中的运动体(如血液、心脏瓣膜、心壁、血管壁等)的运动方向及速度。

超声波在人体软组织中传播时,在声速不变的情况下,波长和频率成反比。超声波频率越高,则波长越短、分辨率越高、穿透性越差;超声波频率越低,则波长越长、分辨率越低、穿透性越强。故检测浅表器官用高频探头,取其分辨率高的优势;检测内脏用低频探头,取其穿透性强的优势。

(三)超声诊断法的分类

1. A 型(amplitude mode) 幅度调制型,显示回声形式是波。目前临床仅用于测量颅中线和眼轴。

2. B 型(brightness mode) 辉度调制型,显示的是人体组织器官的二维解剖断面,又称二维超声。每条扫描线遇不同声阻抗介质的界面而产生反射、散射回声,由浅入深的回声按序显示在显示器上,把白到黑分成若干灰阶,回声越强则越亮(接近白色),如结石、骨骼等;回声越弱则越暗(接近黑色),如正常胆囊内的胆汁和正常膀胱内的尿液等。二维超声是目前临床使用最广泛的超声诊断法,也是 M 型、D 型超声诊断法的图像基础。

3. M 型(motion mode) 辉度加幅度调制型,是心脏、血管相对体表不同距离的各层组织随时间变化而运动形成的曲线。一般与 B 型、D 型联合使用,主要用于测量腔室内径、瓣膜及室壁血管壁的运动幅度。

4. D 型(Doppler mode) 应用多普勒原理的超声诊断法。一般与 B 型、M 型联合使用,主要包括彩色多普勒血流显像(color doppler flow imaging,CDFI)和频谱多普勒。

(1)CDFI 在实时二维图像上叠加彩色编码显示血流,可直观地显示血流方向、速度、范围及有无分流或反流。红色表示迎向探头流动的血流,蓝色表示背向探头流动的血流,花色代表血流紊乱;颜色越鲜亮反映血流速度越快,颜色越暗淡反映血流速度越慢。

(2)频谱多普勒 在 CDFI 图像上将取样容积置于所需部位,如某瓣膜口,准确测定该部位血流参数,横坐标表示时间,纵坐标表示血流速度。频谱多普勒分为脉冲波多普勒(pulsed wave doppler,PW)和连续波多普勒(continual wave doppler,CW)。PW 定位准确,但可测的最大血流速度受限。CW 可测的最大血流速度不受限，但定位不准确。

（四）超声诊断的临床应用

1. 超声检查的优点　超声检查属无创性检查，无放射性损伤，简便易行，可对病灶进行治疗前后的重复检查、动态随访；图像清晰、层次清楚、信息量丰富，接近人体解剖真实结构，能清晰显示脏器大小、边缘形态、毗邻关系和内部结构；对小病灶有良好的显示能力，1 ~ 2mm 的占位病变能被清晰显示并准确定位和测量大小；可清晰显示各种管腔结构，如心脏、大血管及外周血管；对活动界面能动态、实时显示，可检测体腔有无积液；可用于某些脏器功能的检测，如心脏收缩和舒张功能、胆囊收缩功能、膀胱排空功能等；产科超声可预测孕龄，动态观察胎儿发育，为优生优育的重要监测手段；目前介入性超声、三维超声成像、超声造影等超声新技术亦在临床取得了良好的诊断及治疗效果。

2. 超声检查的缺点　超声对含气的器官如肺、肠道检查时受到一定限制。此外，超声遇到骨骼、结石、钙化等介质时，界面声阻抗差大、衰减明显，其深层因无声能而呈无回声平直条状区，出现声影，也使超声对这些组织的检查受到一定限制；另外由于人体界面的复杂性、超声本身的一些复杂物理效应及超声仪器设计的假设等原因，可出现混响效应、旁瓣效应、镜像效应、部分容积效应、声速失真等伪像，应予以识别，以免误诊。

二、超声心动图

超声心动图是用于检查心脏及与其相连接的大血管的超声技术，能清楚地显示心脏大血管的形态结构、房室壁及心脏瓣膜的运动情况，形象地显示心脏血管内部血流状态，通过测量软件评估心脏功能，并可估测肺动脉压力，是辅助诊断心脏结构及功能异常的首选影像学方法。

（一）适用范围

1. 先天性心脏病　如房室间隔缺损、动脉导管未闭、法洛四联症等。
2. 占位性病变　如左心房黏液瘤、左心房内血栓等。
3. 瓣膜病变　如风湿性心脏病、退行性瓣膜病、先天性瓣膜畸形等。
4. 心肌病变　可基本确诊肥厚型、限制型心肌病；扩张型心肌病需结合临床。
5. 冠心病、慢性肺源性心脏病及高血压心脏病等　要结合临床进行诊断。

（二）常见心脏疾病声像图

1. 二尖瓣狭窄　①二尖瓣瓣叶增厚、回声增强，腱索增粗、短缩，乳头肌肥大。②二尖瓣开放受限，轻度狭窄时瓣口面积为 1.5 ~ 2.0cm²，中度狭窄时瓣口面积为 1.0 ~ 1.5cm^2，重度狭窄时瓣口面积< 1.0cm^2。③左心房明显增大，肺动脉高压时肺动脉增宽、右心室增大。④左心耳或左心房可形成附壁血栓。⑤二尖瓣 M 型曲线呈"城墙样"改变。⑥ CDFI 见舒张期二尖瓣口呈五彩镶嵌血流信号，频谱呈流速增快、宽带充填频谱，E 峰下降速率明显减慢，峰值血流速度>1.5m/s，平均跨瓣压差> 10mmHg。

2. 左心房黏液瘤 ①左心房内可见带蒂的稍高回声团，多附着于房间隔或二尖瓣前叶的左心房面。②舒张期二尖瓣开放时，黏液瘤可达二尖瓣口，部分甚至全部堵塞二尖瓣口，造成机械性二尖瓣口狭窄，可造成左心房增大；收缩期随二尖瓣关闭，黏液瘤返回左心房。

3. 先天性心脏病

（1）房间隔缺损 房间隔局部回声连续性中断，右房室增大、肺动脉增宽，CDFI 显示房水平左向右分流，分流束的宽度与缺损的大小成正比，频谱多普勒可见左向右分流频谱。

（2）室间隔缺损 室间隔局部回声连续性中断，左房室增大，CDFI 显示室水平左向右分流，肺动脉高压时可出现右向左分流。频谱多普勒检查局部高速分流频谱，最大分流速度可达 3 ~ 5m/s。

（3）动脉导管未闭 左、右肺动脉分叉处或左肺动脉近端与其后方的降主动脉间有一相通的异常管道（即未闭的动脉导管），肺动脉主干及分支扩大，CDFI 检查可见自降主动脉经导管进入主肺动脉的左向右分流，频谱多普勒检查可探及连续性分流频谱，合并重度肺动脉高压时，呈双向分流频谱。

4. 心肌病 分为原发性和继发性两种。原发性心肌病指原因不明的心肌病变，包括扩张型、肥厚型、限制型心肌病等。继发性心肌病是原因明确的或全身性疾病的一部分。

（1）扩张型心肌病 全心扩大，以左心室为主，呈球样改变；各瓣膜形态正常，开放幅度变小，二尖瓣口与明显扩张的左心室形成"大心腔小瓣口"的特征性改变；室壁运动弥漫性减低，左心室收缩功能减低；各瓣口血流速度减慢，收缩期二尖瓣口和三尖瓣口探及反流信号。

（2）肥厚型心肌病 一种不能完全用心脏负荷异常解释的左心室壁肥厚，常是由基因突变所导致的遗传性心脏病。超声表现包括：左心室壁最大厚度≥ 15mm，肥厚部位可为室间隔、心尖部、左心室中部、左心室弥漫性肥厚、双心室肥厚等，心室腔局部缩小，左心房扩大；收缩期二尖瓣前叶可出现前移，并可见主动脉瓣扑动和收缩中期半关闭现象；肥厚型梗阻性心脏病时 CDFI 检查可见左心室流出道出现收缩期彩色射流，频谱呈"匕首状"，压差> 30mmHg。

三、肝脏、胆道、胰腺的超声诊断

超声检查对肝脏、胆道、胰腺疾病的诊断效果佳，是首选的影像学检查。

（一）适用范围

1. 占位性病变　包括肝脏及胰腺的实性、囊性及囊实混合性占位病变等。

2. 弥漫性病变　肝脏的弥漫性病变大多在某一阶段具有类似的超声声像图改变，缺乏特异性，鉴别诊断较为困难，需结合临床诊断；脂肪肝、中晚期肝硬化、晚期血吸虫病肝脏损伤超声检查可做出诊断；胰腺炎性病变结合临床也可诊断。

3. 胆道病变　超声可对胆道炎症、结石、肿瘤等病变做出诊断。

（二）常见肝脏疾病声像图

1. 肝囊肿　肝实质内圆形或椭圆形的囊性无回声结构，囊壁薄而光滑，边界清，囊肿两侧壁可出现"回声失落"现象，其后方可见回声增强效应，CDFI 示其内无血流信号。

2. 肝硬化　各种慢性肝病反复发作引起的肝细胞变性坏死、纤维组织增生、肝细胞结节状再生、假小叶形成等病理改变。声像图包括：①早期肝轻度肿大，晚期萎缩，具有右肝萎缩明显、左肝改变不明显或肿大的倾向。②肝包膜增厚，回声增强，厚薄不均；肝表面凸凹不平，呈锯齿状。③肝内回声增粗、不均匀。血吸虫性肝纤维化时由于门静脉小分支被虫卵充填实变，而呈网络样改变。④肝静脉失去正常走行，显示不清；门静脉高压，门静脉主干内径增宽＞1.3cm，门静脉内血流流速减慢，常在 15 ~ 25cm/s 以下，有时门静脉内可形成血栓；脾静脉内径增宽＞0.8cm，侧支循环开放时附脐静脉开放，胃底静脉、食管静脉及腹壁静脉均扩张；肝动脉血流增多，阻力指数增高。⑤脾实质回声增强、增密，脾增大的程度与肝硬化严重程度一致。⑥腹水。⑦胆囊：胆囊壁增厚水肿，可呈双层。

3. 原发性肝癌　80% ~ 90% 来源于肝细胞的肝细胞性肝癌。声像图表现多样，可有肝硬化的背景，大多数为局灶性，呈结节状分布，回声可以是均匀或不均匀的低回声、等回声或高回声，周围可有暗环围绕，CDFI 可见内部紊乱的血管网。部分患者可伴门静脉或肝静脉癌栓。增强超声检查时 HCC 动脉期呈高增强，而门脉期和延迟期表现为低增强。

（三）常见胆道疾病声像图

1. 胆囊结石

（1）典型胆囊结石　胆囊无回声区内可见单个或多个强回声团，改变体位沿重力方向移动，其后方伴声影。

（2）非典型胆囊结石　①胆囊内充满结石：增厚的胆囊壁的弱回声包绕着结石的强回声，其后方伴有声影，简称为"囊壁结石声影三合征"（WES 征），有较高的诊断价值。②胆囊壁内结石：胆囊壁内可见单发或多发的数毫米大小的强回声，其后伴"彗星尾征"，改变体位不移动。

2. 急性胆囊炎　大约 95% 的急性胆囊炎是由胆囊颈或胆囊管结石嵌顿引起的。超声墨菲征阳性（将探头加压近胆囊底部，嘱患者深吸气，患者触痛加剧并突然屏气不动）、胆囊壁增厚及胆囊结石高度提示急性胆囊炎的可能，有时可见胆囊窝积液及胆囊壁水肿。

（四）常见胰腺疾病声像图

1. 胰腺炎

（1）急性胰腺炎　胰腺局限性或弥漫性肿大，回声减低，周边可见局限性低回声或无回声区，为周围渗出和水肿样改变。但也有部分病例超声表现正常。

（2）慢性胰腺炎　超声表现多种多样，当反复炎症造成胰腺纤维化和脂肪变时，胰腺不规则肿大，实质表现为不均匀的强回声，可出现弥漫性钙化，伴胰管扩张，并发假性囊肿。

2. 胰腺癌　以胰头好发，与周围胰腺组织相比，肿瘤通常呈低回声，边界可清楚，但多数为边界不清的不均质回声团，CDFI 显示肿瘤区域血管增多。胰腺及腹主动脉周围可探及低回声肿大淋巴结，系周围淋巴结转移的征象。此外胰头癌可能会引起阻塞性黄疸，出现胆总管和肝内胆管扩张。

四、泌尿系统超声诊断

（一）适用范围

1. 占位性病变　如肾囊肿、多囊肾、肾癌、肾错构瘤、膀胱癌等。

2. 泌尿系结石　超声检查为首选。检出率：膀胱结石＞肾结石＞输尿管结石。

3. 先天畸形　如肾缺如、肾发育不全、异位肾、马蹄肾、双肾盂等。

4. 肾移植及并发症　检查移植肾的结构、大小，有无尿路梗阻、肾周围积液、肾血管病变（肾动脉狭窄或阻塞、肾静脉血栓）等。

5. 其他　如肾功能不全时双肾弥漫性病变，以及肾周脓肿、肾外伤、肾结核、膀胱炎、膀胱异物和血块等。

（二）常见泌尿系统疾病声像图

1. 泌尿系结石

（1）肾结石　肾窦区可见强回声团，其后有声影或彗星尾征。如继发积水时，可见肾盂、肾盏扩张。

（2）输尿管结石　输尿管内可见强回声团，其后有声影或彗星尾征。结石多位于输尿管狭窄处。结石造成梗阻部位以上的输尿管及肾盂、肾盏积水扩张。

（3）膀胱结石　膀胱腔无回声区内可见强回声团，其后方伴声影或彗星尾征，强回声团可随体位依重力方向移动。可单发或多发。

2. 肾囊肿　以单纯性浆液性液体聚集形成的囊肿最常见。超声表现为肾实质内单个或多个边界分明的球形或卵圆形无回声结构，壁光滑，后方回声增强。

3. 多囊肾　多数是常染色体显性遗传，双肾受累。声像图特征为：①肾体积明显增大。②肾内可见无数个大小不等、相互挤压在一起的囊性无回声结构，互不交通。③CDFI显示：肾内血流信号减少。

4. 肾肿瘤　肾恶性肿瘤中成人最常见的为肾细胞癌，儿童为肾母细胞瘤。良性的有肾错构瘤、脂肪瘤等。肾细胞癌声像图特征为：①肿瘤自肾表面呈圆形或椭圆形局限性向外隆起，形态不规整。②内部回声不均，呈强回声或低回声，也可呈中等回声，内有坏死、出血时可见不规则无回声。③CDFI显示：肿瘤周边彩色血流丰富，内部可见散在点状或条状的增多血流信号。可合并肾静脉、下腔静脉内的癌栓。

5. 膀胱癌　早期膀胱壁局限性增厚或凸起，呈结节状或菜花状向腔内凸出，表面不光滑，形态不规整，内部多为不均匀的强弱不等的稍强回声。晚期基底部增宽，膀胱壁被浸润而明显增厚，层次模糊不清，膀胱壁回声的连续性中断，甚至侵犯相邻组织和器官。CDFI或DPI显示瘤体内及被癌肿浸润的部位血流信号丰富。

6. 前列腺增生　前列腺各径线均大于正常，形态失常，近似球形，内腺向膀胱腔突出，内外腺交界处显示细点状或斑片状钙化灶，腺体内可见小囊肿，系腺体退行性改变。

五、妇产科超声诊断

（一）适用范围

1. 先天畸形　如幼稚子宫和先天性无子宫、双子宫、双角子宫、单角子宫、纵隔子宫、处女膜闭锁等。

2. 盆腔包块　如子宫肌瘤、卵巢浆液性囊腺瘤、畸胎瘤、卵巢癌等。

3. 炎性包块　双侧附件炎性包块及宫腔内积液、积脓、积血等。

4. 产科　早、中晚期妊娠的诊断；胎儿的发育情况；是否有先天畸形、胎盘早期剥离、前置胎盘、异位妊娠、过期妊娠、粘连性胎盘等。

（二）常见妇产科疾病声像图

1. 子宫肌瘤　子宫肌瘤是成年女性最常见的良性肿瘤之一。根据肌瘤所在部位分为浆膜下、肌壁间和黏膜下肌瘤。声像图特征为：①子宫增大，浆膜下肌瘤可向包膜外隆起，使子宫形态失常。②子宫内见单个或数个圆形、椭圆形实性弱回声、等回声团，边界尚清，内部回声分布均匀，伴出血、坏死时可出现不规则低回声区或无回声暗区；当合并钙化时可见强回声。③压迫征象：肌壁间肌瘤可压迫子宫内膜，造成内膜线移位及变形。黏膜下肌瘤可使宫腔内膜线消失，代之以回声增强的团块（肌瘤）。④ CDFI 显示肌瘤周边可有丰富的血流信号，内部可见少许血流信号。

2. 卵巢囊腺瘤　卵巢囊腺瘤属于卵巢上皮性肿瘤，是卵巢最常见的良性肿瘤之一。超声下可见边界清晰，囊内为无回声，囊壁光滑、不规则，可分为浆液性囊腺瘤和黏液性囊腺瘤。浆液性囊腺瘤以单房、少房居多，黏液性囊腺瘤以多房为主，且瘤体较大。乳头状囊腺瘤在瘤内壁及分隔上可见散在的点状、结节状或乳头状凸起，以浆液性囊腺瘤多见，CDFI 显示囊壁、囊内间隔及乳头上可见细条状血流，频谱多普勒可记录到低速中等阻力动脉频谱。

3. 正常妊娠　孕早期超声可见子宫三个径线均增大，子宫体渐呈球形，孕4～5周宫内即可见圆形无回声孕囊，孕6周末孕囊内出现胎心回声，孕7～11周可探及圆形卵黄囊回声，孕9周后胎盘呈半月形显示并极为清晰。早孕后期，超声可分辨出胎头、躯干和四肢，并可见胎动情况。孕13周后超声可显示完整的胎儿切面图像、胎盘和漂浮在羊水中的脐带回声。

4. 病理产科

（1）流产　先兆流产时孕妇出现阴道流血，超声检查见孕囊、胚芽组织和规律性原始心管搏动，声像图无明显异常；难免流产时超声检查发现孕囊位置偏下，原始心管搏动无力、过快或不规律；稽留流产时胚胎停止发育，超声检查见孕囊变形，胚芽组织较小，未见原始心管搏动，甚至只见空囊，无明显胚芽组织。

（2）异位妊娠　妇产科急腹症之一，按孕囊着床部位可分为输卵管妊娠、宫颈妊娠、宫角妊娠、卵巢妊娠、阔韧带妊娠及腹腔妊娠等，95% 为输卵管妊娠。声像图特征为：①异位妊娠未破裂者：子宫无明显增大，内膜增厚，宫腔内无孕囊、胚芽组织和原始心管搏动。在宫腔外探及孕囊、胚芽组织及胎心节律搏动，是诊断异位妊娠的确凿依据。②异位妊娠已破裂者：宫体某一侧可见分布不均的囊实性包块，形态不规则，边界不清，包块内部回声分布不均匀。CDFI 检查显示其内及周边无血流信号。直肠子宫陷凹或盆腔内可见大小不一的无回声区，结合临床停经史，血、尿人绒毛膜促性腺激素阳性，可考虑为异位妊娠已破裂可能。

（3）葡萄胎　为良性滋养细胞疾病中最常见的一种类型。声像图特征为：①子宫明显增大，超过妊娠周数。②子宫内未见孕囊、胚芽组织和原始心管搏动。③子宫内出现许多大小不等的无回声暗区，形似"蜂窝样"改变，或出现许多强回声，形如降雪。④合并有出血时"蜂窝样"或"降雪样"回声内可见不规则无回声暗区。⑤一侧或双侧附件区可见类圆形无回声暗区，为黄素囊肿，暗区内可见分隔回声带，葡萄胎被刮除后 2 ~ 4 周逐渐消失。

（4）胎儿先天畸形　如无脑儿、脑膜膨出、脊柱裂、脊膜膨出、脑积水、内脏外翻、单脐动脉、先天性胸腔积液、腹水、阴囊鞘膜积液等先天畸形，均可在妊娠中期通过超声检查发现特征性声像图表现，故在妊娠中期常规超声检查有助于优生。

六、其他部位的超声诊断

（一）甲状腺疾病

1. 适用范围

（1）甲状腺弥漫性肿大　如甲状腺功能亢进症、单纯性甲状腺肿、结节性甲状腺肿等。

（2）甲状腺炎　如亚急性甲状腺炎、慢性淋巴细胞性甲状腺炎等。

（3）甲状腺肿瘤　如甲状腺腺瘤、甲状腺癌等。

2. 常见甲状腺疾病声像图

（1）甲状腺功能亢进症　甲状腺呈弥漫性、对称性肿大，实质回声欠均匀，一般无结节。CDFI 显示甲状腺实质内血流信号异常丰富，呈"火海征"，峰值流速＞ 70cm/s，RI 降低。

（2）甲状腺结节　最常见的甲状腺疾病，大多数甲状腺结节不分泌甲状腺素、不产生占位压迫效应，最关键的是鉴别其良恶性，超声是首选影像检查手段。目前超声评估的内容包括腺体大小、回声是否均匀，结节的大小、位置、数目、形态、纵横比、边界、声晕、结节回声水平、钙化类型等超声特征，以及颈部中央区和侧方是否存在可疑淋巴结等。

（二）乳腺疾病

1. 适用范围

（1）占位性病变，如囊肿、纤维腺瘤、导管内乳头状瘤、脂肪瘤、乳腺癌等。

（2）急性乳腺炎、化脓性乳腺炎、浆细胞性乳腺炎等。

2. 常见乳腺疾病声像图

（1）乳腺炎　多发生在哺乳期。于患乳红肿硬块处，早期见强回声团，边界不清，压痛明显，内部回声分布不均匀；随病程进展团块内回声逐步减低，继之出现不规则无回声暗区，暗区内可见散在点状低回声，有流动感，提示化脓。

（2）乳腺结节　包括增生性结节、肿瘤性结节、癌结节、炎性结节等，目前超声评估乳腺结节多采用美国放射学会推荐的乳腺影像报告和数据系统（BI-

RADS），将乳腺结节分为 0 ~ 6 类。BI-RADS 0 类指根据病灶信息无法判断病灶的性质，需补充其他影像学检查；BI-RADS 1 类是指无任何异常发现；BI-RADS 2 类是指良性病变；BI-RADS 3 类提示建议定期随访，绝大多数为良性病变，恶性概率低；BI-RADS 4 类分为 4A、4B、4C，提示有恶性可能性，多建议行进一步诊断及治疗；BI-RADS 5 类高度可疑为恶性，需及时规范治疗；BI-RADS 6 类指已确认是乳腺癌。

（三）阴囊疾病

1. 适用范围

（1）对精原细胞瘤、畸胎瘤、淋巴瘤、睾丸囊肿、附睾囊肿等睾丸肿瘤，以及鞘膜积液、精索静脉曲张有确诊价值。

（2）睾丸炎、附睾炎，外伤引起鞘膜内出血、睾丸挫伤破裂，要结合临床诊断。

2. 常见阴囊疾病声像图

（1）鞘膜积液　以睾丸鞘膜积液最多见。声像图特征为：①患侧阴囊内见大片状无回声暗区包绕睾丸、附睾，当暗区内有细小点状回声、带状回声或絮状回声时提示有感染、出血或包裹。②睾丸及附睾的大小、形态、内部回声一般无异常。③精索鞘膜积液时囊性包块位于睾丸上方。

（2）睾丸肿瘤　以原发性为多见，多属恶性。声像图特征为：①患侧睾丸可弥漫性肿大，并伴有局部隆起和形态不规则。②精原细胞瘤：边界清楚、均匀的低回声团，没有钙化和被膜浸润，CDFI 显示其内血流信号丰富。③胚胎细胞癌：低回声团，与精原细胞瘤相比回声更不均匀，边界不清，1/3 的肿瘤内可见囊性成分。④畸胎瘤：较大的回声显著不均匀的肿块，囊性成分常见，肿瘤中央可因为钙化、软骨、不成熟骨和纤维组织的存在而表现为强回声灶伴或不伴声影。

（四）外周血管病变

1. 适用范围

（1）动脉疾病　动脉阻塞性疾病，如动脉硬化闭塞症、多发性大动脉炎、急性动脉栓塞、血栓闭塞性脉管炎等；动脉扩张性疾病，如真、假动脉瘤、夹层动脉瘤等；动脉受压性疾病，如胸廓出口综合征、腘动脉压迫综合征等。

（2）静脉疾病　深静脉血栓形成，血栓性静脉炎，深静脉瓣功能不全，深、浅静脉扩张及深静脉受压综合征等。

（3）动、静脉联合性疾病　先天性动 – 静脉瘘、创伤性动 – 静脉瘘等。

（4）其他疾病　海绵状血管瘤、蔓状血管瘤、颈动脉体瘤等。

2. 常见外周血管疾病声像图

（1）腹主动脉夹层　二维超声显示腹主动脉管腔被撕裂的内膜分为真腔和假

腔两部分，一般假腔内径大于真腔；彩色多普勒及频谱多普勒显示真腔和假腔内不同类型的血流，真腔内血流快，方向与正常动脉相似，假腔内血流慢而不规则。

（2）颈动脉粥样斑块　局限性厚度≥1.5mm界定为斑块，根据斑块声学特征分为：①均质回声斑：分低回声、等回声及强回声斑块。②不均质回声斑块：斑块内部包含强、中、低回声。根据斑块形态学特征分为：①规则型：如扁平斑块，基底较宽，表面纤维帽光滑，形态规则。②不规则型：如溃疡斑块，表面不光滑，局部组织缺损，形成"火山口"样缺损。粥样斑块可造成局部管腔不同程度狭窄甚至闭塞。彩色多普勒和频谱多普勒检查：狭窄处血流束明显变细，血流速度加快。

（五）浆膜腔积液

超声对心包积液、胸腔积液和腹腔积液的诊断是首选，少量积液也能准确查出。

1. 心包积液　正常情况下，心包腔内只有微量的液体。

（1）少量　仅在左室后壁后方出现无回声区，收缩期和舒张期持续存在，舒张期最深处一般<1cm，积液量<100mL。

（2）中量　心脏周围环绕无回声区，左室后壁后方无回声区在1~2cm，右心室前壁无回声区<1cm，积液量在100~500mL。

（3）大量　左室后壁后方无回声区>2cm，积液量>500mL；右室前壁、室间隔及左室后壁呈同向运动，并出现由于心脏自由摆动而出现的摇摆运动。

2. 胸腔积液　一般患者取坐位，探头沿背部肋间探查。

（1）少量　一般可见在肺的强回声与膈肌、肝脏之间呈小的长条形或三角形的无回声区。

（2）中量　液性暗区上界不超过第6后肋水平。

（3）大量　液性暗区上界超过第6后肋水平。肺受压体积变小，膈肌下移。

3. 腹腔积液　超声表现为腹腔间隙出现无回声暗区。

（1）少量　多表现为膈下间隙、肝肾间隙、脾肾间隙、膀胱直肠间隙或子宫直肠间隙等一些腹腔低凹处出现1~2处较为局限的无回声暗区，前后径小于4cm。

（2）中量　无回声暗区呈弥漫性分布，并随体位改变而改变，无回声暗区前后径4~8cm。

（3）大量　全腹均探及无回声暗区，肠管不固定，呈漂浮状，最深处前后径大于8cm。

第二节　放射诊断

一、不同成像技术的临床应用

1.X线诊断的临床应用　X线用于临床疾病诊断已有百余年历史。尽管现代像技术如超声、CT和MRI对疾病诊断显示出很大的优越性，但并不能完全取代X线检查，如骨骼系统和胸部也多首选X线检查，胃肠道仍主要使用X线检查。但对中枢神经系统、肝、胆、胰和生殖系统等疾病的诊断，X线检查的价值有限。

2. CT诊断的临床应用　CT检查由于它的突出优点即具有很高的密度分辨力，而且易于检出病灶，特别是能够较早地发现小病灶，因而广泛用于临床。近年来随着CT检查技术的不断创新，使得CT的应用领域在不断扩大。应用范围几乎涵盖了全身各个系统。CT检查所能检出和诊断的病种包括各种先天性发育异常、炎症性疾病、代谢异常、外伤性改变、退行性和变性性疾病以及良、恶性肿瘤。新发展的CT灌注成像是一种功能成像，可反映组织器官和病灶的血流灌注改变，有利于病变的定性诊断。

然而，CT检查的应用仍有限度。CT检查具有辐射性损伤，这就限制了CT在妇产科领域中的应用。其次，CT检查对胃肠道管壁小的病灶和黏膜改变的显示不敏感，但对病变的管壁外延伸以及恶性肿瘤的邻近或远隔性转移，CT检查仍有较高的价值。骨骼系统的病变中CT对骨改变细节和继发的软组织改变的显示较X线检查敏感。

3. MRI诊断的临床应用　MRI检查以其多参数、多序列、多方位成像和软组织分辨力高等特点，以及能够行MR水成像、MR血管造影、MRI功能成像和MR波谱成像等独特的优势，目前已广泛用于人体各个系统检查和疾病诊断。总体而言，与其他成像技术比较，MRI检查具有能够早期发现病变、确切显示病变大小和范围、定性诊断准确率高等优点，可用于各个部位先天性发育异常、炎性疾病、血管性疾病、良恶性肿瘤、外伤、退行性疾病和变性性疾病等的发现和诊断。然而，MRI检查也有如下的限度和不足：MRI显示钙化不敏感，对于骨骼系统及胃肠道方面的检查有一定的限度；对呼吸系统的病变显示和诊断还远不及CT检查；一些患者由于体内有铁磁性植入物、心脏起搏器或有幽闭恐惧症，而不能行MRI检查；此外，MRI检查费用较高，设备还远不及超声和CT那样普及，因而限制了其应用。

二、呼吸系统

1.影像学检查方法

（1）X线检查　呼吸系统常用的检查方法，适合于患者呼吸系统初次检查、常规检查、治疗后复查等，但对较小病变观察较差。可作为呼吸系统首选的检查手段。

（2）CT检查　呼吸系统最好的检查方法，可以发现肺部大部分病变，结合增强CT可以对多数病变性质进行初步判断。

（3）MRI检查　一般不用于肺部检查，可用于观察纵隔内软组织病变。

2. 支气管疾病

（1）慢性支气管炎　慢性支气管炎是指支气管黏膜及其周围组织的慢性非特异性炎症，是一种多病因的呼吸道常见病，多见于老年人。

X线表现：主要表现为肺纹理增粗、紊乱。有纤维化时表现为索条状影。并发肺炎时，表现为斑片状阴影。

CT表现：支气管血管束增粗扭曲；肺气肿表现，常可见肺大泡。支气管管腔不同程度狭窄或扩张，支气管壁增厚；晚期合并肺间质纤维化呈网格状阴影。

（2）支气管扩张　支气管扩张是指支气管内径的异常增宽，为较常见的一种慢性支气管疾病，可分为柱状、囊状、静脉曲张型。

X线表现：轻度扩张可无异常。较严重的支气管扩张时可表现为管状透亮影或囊状、蜂窝状影，有时可见小液平面，多伴有肺纹理紊乱或肺实质炎症。

CT表现：支气管壁增厚，管腔增宽，可表现为"轨道征"或厚壁的圆形透亮影。静脉曲张状支气管扩张可呈串珠状。囊状支气管扩张则表现为一组或多发性含气的囊肿，多伴有气液平面。

（3）支气管异物　气管、支气管异物常见于5岁以下儿童。

X线、CT表现：①可直接显示不透X线异物的部位、形态和大小。②支气管异物致支气管阻塞时，可见阻塞性肺气肿、肺不张。③异物存留时间较长时，可发生肺炎，甚至肺脓肿。

3. 肺部炎症

（1）大叶性肺炎　大叶性肺炎为肺炎链球菌引起的急性肺部炎症。病理可分为4期：充血期、红色肝样变期、灰色肝样变期、消散期。

X线、CT表现：①充血期仅表现为肺纹理增粗或少许磨玻璃样密度影。②实变期表现为按肺叶、段分布的片状密度增高影，内可见"支气管充气征"。③消散期表现为实变阴影吸收，可无残留病灶或残留少许纤维化。

（2）支气管肺炎　又称小叶性肺炎，常见致病菌为链球菌等。支气管肺炎多见于小孩、年老体弱者。

X线、CT表现：①两肺中下野中内带，沿支气管分布。②病灶呈斑点状或斑片状密度增高，边缘模糊，部分可融合成片状。③病灶如迁延时间较长可出现支气管扩张或演变为机化性肺炎。

（3）间质性肺炎　间质性肺炎由细菌或病毒感染所致的间质炎症，以病毒多见。

X 线、CT 表现：①好发于肺门附近及双下肺，可累及双肺各叶，可表现为支气管血管周围条状密度增高影。②累及肺外周细支气管时表现肺内网格状密度增高影，可伴有小结节，CT 上可出现小叶间隔及叶间胸膜增厚。③急性期，表现为双肺磨玻璃密度影，肺门和气管旁淋巴结可肿大。

（4）肺脓肿　肺脓肿是由化脓性细菌感染引起肺化脓性疾病，分为急性与慢性肺脓肿。

X 线、CT 表现：①急性肺脓肿：出现大片状密度增高影，边缘模糊；进一步发展，病变内部坏死液化可形成空洞，常伴液平面。②慢性肺脓肿：表现为厚壁空洞，洞壁周围可出现纤维化、邻近支气管牵拉变形。③血源性肺脓肿：多表现为双肺多发类圆形密度增高影，其内可见小空洞或气 – 液平面。④ CT 增强扫描，脓肿形成后出现环形强化；脓肿形成前病灶呈不均匀强化。

4. 肺结核

（1）原发性肺结核（Ⅰ型）　指机体初次感染结核杆菌所引起的肺结核，包括原发综合征和胸内淋巴结结核。

X 线、CT 表现：①原发综合征：X 线上常表现为"哑铃状"阴影，由肺内原发灶云絮状或类圆形高密度影、肺门或纵隔肿大淋巴结影及两者之间淋巴管炎表现为一条或数条较模糊的密度增高影。②胸内淋巴结结核：肺门、纵隔淋巴结肿大；CT 可显示病灶内部低密度干酪性坏死，增强呈环形强化。

（2）血行播散型肺结核（Ⅱ型）　由结核杆菌进入血液循环引起，分为急性粟粒型肺结核和亚急性（或慢性）血行播散型肺结核。

X 线、CT 表现：①急性粟粒型肺结核：发病初期 X 线上仅见肺纹理增强，进一步发展出现双肺广泛分布的粟粒大小的结节，结节分布均匀、大小均匀、密度均匀。②亚急性或慢性血行播散型肺结核：病灶大小不一、密度不一、分布不一，以在双侧中上肺分布为主的渗出、增殖、纤维化、钙化等多形病灶，表现为"三不均匀"特点。

（3）继发性肺结核（Ⅲ型）　继发型肺结核是肺结核中最常见的类型，大多见于成人。

X 线、CT 表现：①渗出为主型：表现为斑片影，常见于双肺上叶尖段、下叶背段。肺内可见支气管播散灶。②干酪为主型：结核球表现为结节影，边缘光滑，其内可见钙化、厚壁空洞，邻近的肺内可见"卫星灶"；干酪性肺炎表现为大片状实变影，内可见虫蚀样空洞，周围可见支气管播散灶。③空洞为主型：表现慢性纤维空洞，周围伴有纤维条索影和散在的新老不一的病灶，多伴有支气管播散灶；常合并胸膜增厚粘连、纵隔移位。

（4）结核性胸膜炎（Ⅳ型）　包括干性胸膜炎和渗出性胸膜炎。

X 线、CT 表现：①渗出性胸膜炎：表现为积液征象。②干性胸膜炎：表现为胸膜增厚常伴钙化。

5. 肿瘤

（1）肺癌　分为中心型、周围型和弥漫型。中心型肺癌发生于肺段或段以上的支气管；周围型肺癌发生于肺段以下的支气管；弥漫型肺癌是指肿瘤在肺内弥漫性分布。

X线、CT表现：①中央型肺癌：早期仅CT表现为支气管管壁增厚或腔内结节。进展期可出现肺门不规则肿块影；支气管阻塞时常伴有阻塞性肺气肿、阻塞性肺炎、阻塞性肺不张。②周围型肺癌：早期仅CT表现为肺内磨玻璃、实性或混合磨玻璃结节影。进展期多数呈分叶状肿块，边缘毛糙，内部可伴有恶性空洞、空泡征、钙化，周围有血管集束征和胸膜凹陷征，CT增强肿块中度强化。③弥漫型肺癌：表现为双肺内多发结节或斑片状影。④转移征象：血行转移表现为肺内多发结节。肺内淋巴结转移形成癌性淋巴管炎，肺门及纵隔淋巴结转移表现肺门及纵隔淋巴结肿大，骨转移表现为骨质破坏。

（2）肺转移瘤　恶性肿瘤可通过血行转移、淋巴道转移和直接侵犯累及肺部，以血行转移常见。

X线、CT表现：①血行转移：通常表现为双肺多发大小不等的结节影，边缘清楚，以中下肺野多见。②淋巴道转移：表现为肺内网状、多发小结节影。③直接侵犯：表现为胸膜、纵隔、胸壁恶性肿瘤邻近的肺内出现肿块。

6. 其他肺部疾病

（1）肺曲菌病　肺曲菌病主要致病菌为曲霉菌，多发生在免疫功能低下患者中，分为曲霉菌球、变应性支气管肺曲霉病、侵袭性肺曲霉病。

X线、CT表现：①曲菌球：表现为肺部空洞内类圆形密度增高影，与空洞壁之间常见新月状透亮间隙，称为"新月征"，改变体位曲菌球位置有变化，曲菌球可有钙化。②变态反应性支气管肺曲菌病：支气管内黏液栓形成，远端肺组织可出现肺不张或实变。③侵袭性肺曲菌病：表现为肺内多发或单发结节斑片状影，内部可形成空洞，CT上可见周边"晕征"即磨玻璃密度影。

（2）特发性肺间质纤维化　为原因不明的弥漫性纤维性肺泡炎，为肺泡壁损伤所引起的非感染性炎性反应。特发性肺间质纤维化是免疫性疾病，可能与遗传有关。

X线、CT表现：①早期X线表现正常或仅双肺中下肺野出现细小网状影，CT上可表现为双下肺磨玻璃影及实变影。②病变发展可出现弥漫性网状、条索状及结节状影，CT上可显示双肺下叶分布为主的小叶间隔增厚、胸膜下弧线状影。③晚期出现蜂窝肺，表现为网状影间多发囊状透亮影。

（3）尘肺　尘肺是长期吸入生产性粉尘引起气道和肺泡的慢性损伤最终引起肺组织弥漫性纤维化为主的疾病。

X线、CT表现：①结节影：圆形、不规则形、大阴影，以双肺中上部为主。②肺纤维化：双肺广泛不规则线条状阴影或网状影。③其他改变：可见局限性肺气肿的表现、胸膜斑、双肺门、纵隔淋巴结肿大伴钙化。

7. 纵隔疾病

（1）胸腺瘤　胸腺瘤认为起源于未退化的胸腺组织，多见于成年人。

X线表现：纵隔增宽，良性多边界清晰，恶性病灶边界不清可伴胸腔积液。侧位，胸骨后间隙密度增高。

CT表现：①多位于前纵隔中部，类圆形或分叶状。②呈软组织密度，部分可有坏死、囊变；增强扫描肿瘤实性部分呈均匀性强化。③侵袭性胸腺瘤边界不清，可侵犯邻近组织结构，增强不均匀强化。

MRI表现：前纵隔稍长 T_1 长 T_2 信号肿块，GD–DTPA增强扫描有不同程度的强化。

（2）淋巴瘤　淋巴瘤起源于淋巴结或结外淋巴组织，是全身性恶性肿瘤。

X线表现：①正位片主要表现为纵隔影增宽，以上纵隔为主。②侧位片纵隔内正常透亮间隙被肿瘤占据呈高密度影。

CT、MRI表现：①纵隔内肿大淋巴结影，常融合成团，肿大淋巴结在 T_1WI 呈等信号，在 T_2WI 上呈中高信号；增强扫描轻度均匀强化。②纵隔内血管常包绕而不受推压移位。③侵犯胸膜、心包及肺组织时，可以表现为胸腔积液、胸膜结节、心包积液、肺内密度增高灶。

（3）神经源性肿瘤　神经源性肿瘤是常见的后纵隔肿瘤，其中90%位于椎旁间隙。

X线表现：多表现为后纵隔脊柱旁密度增高影，邻近椎间孔可扩大，常伴邻近骨质有压迫吸收，恶性者可出现骨质破坏。

CT表现：①椎旁类圆形肿块，内部常伴囊性，增强呈不均匀强化。②邻近骨质可压迫性吸收。③多伴神经孔扩大，病变累及椎管内外时，呈典型的"哑铃状"。

8. 胸部创伤

（1）肋骨骨折

X线、CT表现：①肋骨骨皮质不连续，出现骨折线。②肋骨正常走行形态可出现异常，错位性骨折对位对线异常，胸廓外形可以塌陷或变形。③病理性骨折，骨折部位肋骨出现低密度骨质破坏区。

（2）胸膜创伤和肺部创伤

胸膜创伤X线、CT表现：胸腔积液、气胸、液气胸、皮下气肿；肺部创伤X线、CT表现：肺泡积血表现为肺内密度增高病灶；肺内血肿表现肺内圆形边界清晰的高密度影或肺内片状高密度影。

三、循环系统

1. 影像学检查方法　超声为心脏首选检查手段，CT增强血管成像是血管病变首选检查手段。

（1）X线检查　只能粗略观察心脏大小，不作为首选检查手段。

（2）CT检查　多采用增强血管成像（CTA），对冠心病、主动脉瘤、主动脉夹层、肺动脉栓塞及先天性心脏病有重要价值。

（3）MRI检查　对心肌病、心脏肿瘤、大血管疾病的诊断有重要价值。

2. 循环系统病变

（1）肺源性心脏病　由于慢性支气管炎、肺实质病变、胸廓畸形等，引起肺循环阻力增加，致使肺动脉压升高，继发右心增大，严重者伴充血性心力衰竭。

X线、CT表现：主要为肺部慢性病变表现，如慢性支气管炎肺气肿、胸廓畸形等；肺动脉高压表现（主肺动脉和左、右肺动脉主干增粗，主肺动脉内径大于30mm）、右心室增大。

（2）心包积液　心包腔由于炎症、结核、肿瘤等出现液体增多。

X线表现：心包积液在300mL以下者，心影大小和形态可无明显改变。中等量以上积液心影普遍增大，呈烧瓶状至球状。

CT、MRI表现：可清楚显示心包间隙液体，CT表现为液体密度，MRI表现为长T_1长T_2液体信号。

（3）缩窄性心包炎　心包积液吸收不彻底，可引起心包肥厚、粘连，并可逐渐发展成缩窄性心包炎，致心脏活动受限，进而产生功能异常

X线表现：心影边缘不规则僵直，各弓分界不清。心影可呈三角形，多边形。

CT、MRI表现：最主要的征象是心包不规则增厚，呈弥漫性，MRI示心室壁运动幅度降低。

（4）主动脉瘤　主动脉局部病理性扩张称为主动脉瘤。真性动脉瘤由动脉壁的二层组织结构组成；假性动脉瘤为动脉壁破裂后由血肿与周围包绕的结缔组织构成。

CT、MRI表现：增强扫描显示局部动脉管腔增宽，常为相应正常部位管腔内径的1.5倍以上，并可见瘤的大小、形态、部位及瘤体与周围结构的关系。

（5）主动脉夹层　为主动脉腔内的高压血流灌入中膜形成血肿，并使血肿在动脉壁内扩展延伸，形成所谓"双腔"主动脉。

CT、MRI表现：CT可显示内膜钙化内移，纵隔血肿、心包和胸腔积血等。增强CT与MRI可明确显示撕脱的内膜片、内膜破口和出口，显示真、假腔及腔内血栓和分支受累等征象。

（6）肺动脉栓塞　是肺动脉分支被血栓堵塞后引起的相应肺组织供血障碍。栓子多源自下肢的深静脉血栓，久病卧床、妊娠、外科手术后、心功能不全是发生肺栓塞的主要病因。

CT 表现：CT 增强肺动脉成像是最好的检查方法，显示为血管管腔内充盈缺损、远端小动脉截断等。

四、消化系统

1. 检查方法

（1）X 线检查　常用站立前后位和仰卧位腹部平片，通常只用于怀疑肠梗阻或肠穿孔患者。

（2）消化系统钡剂造影检查　是观察胃肠道病变的首选检查方法，主要用于检查胃肠道管腔内的病变。最常用的是气钡双重造影检查。

（3）CT、MRI 检查　对肝、胆、胰、脾的检查具有优势，对胃肠道的观察也有重要的价值。

2. 常见疾病影像诊断

（1）食管异物

X 线或 CT 表现：金属、骨类的不透射线异物表现为高密度影。透射线异物可不显示，需要结合胃镜检查。

（2）食管 – 胃底静脉曲张　常由肝硬化门脉高压或下腔静脉闭塞引起，为门脉血液不能正常回流到下腔静脉，从而通过食管 – 胃底静脉等侧支循环引流回心脏。

X 线食管钡餐造影：典型表现为黏膜皱襞结节样、串珠状或蚯蚓样充盈缺损。

CT 表现：平扫表现为结节状软组织结节，增强扫描强化程度同周边静脉。

（3）食管癌

1）早期食管癌：癌症仅浸润黏膜和黏膜下层，而不论有无淋巴结转移。

X 线钡餐造影征象：①食管局部黏膜增粗、扭曲、紊乱，可有局部黏膜中断破坏。②病灶部位可见小的充盈缺损或小龛影。

2）中晚期食管癌：X 线钡餐造影表现：各型的特征表现：①髓质型：不规则充盈缺损，表面大小不一的龛影。②蕈伞型：菜花状充盈缺损，表面可有小溃疡。③溃疡型：出现大而不规则的龛影，龛影周围可见不规则充盈缺损。④缩窄型：管腔环形狭窄，范围较局限，边缘较光整，分界清楚。各型均可见黏膜破坏中断或消失，管腔狭窄、僵硬。

CT 表现：病变段食管壁增厚，边界不清，形态不规则，其上端食管扩张。增强可见强化。

（4）胃、十二指肠溃疡　胃溃疡常单发，好发于小弯、胃角附近。十二指肠溃疡常见于十二指肠球部后壁或者前壁。

X 线表现：良性溃疡呈类圆形龛影、边缘光整，常位于轮廓外、邻近黏膜有水肿表现（如黏膜线、项圈征、狭颈征等），周围黏膜皱襞向龛影集中。恶性溃癌出现半月形不规则龛影，黏膜破坏中断，常位于轮廓内，邻近胃壁僵硬。

（5）胃癌　早期胃癌是指癌局限于黏膜或黏膜下层，而不论其大小或有无转移。进展期胃癌是指癌组织越过黏膜下层已侵及肌层以下者。

X线钡餐造影表现：①早期胃癌：采用胃镜检查较好，X线钡餐造影不容易发现或表现不典型。②进展期胃癌：增生型进展期胃癌局限性充盈缺损，形状不规则，表面欠光滑。溃疡型进展期胃癌呈不规则龛影，外缘平直，内缘不整齐而有多个尖角，龛影位于胃轮廓之内，可见"环堤征"，边缘常见指压状充盈缺损，以上表现称为半月综合征。③浸润型：胃壁僵硬，边缘不整，全胃浸润表现弥漫性胃腔狭窄、变形。皮革胃表现为胃壁弹性消失、僵硬。

CT表现：早期胃癌CT多无明显阳性发现。进展期胃癌胃壁软组织块影或胃壁增厚，增强以后呈不均匀强化。

（6）小肠结核　小肠结核好发部位为回盲部，其次为回肠、空肠，严重者可累及升结肠。

X线表现：①溃疡型肠结核：钡剂通过时钡剂排空加快，无钡剂或仅有极少钡剂存留，称为激惹征；病变近端与远端充盈状态良好，称为"跳跃征"。黏膜皱襞不规则增粗、紊乱，有时可见小龛影。后期可见管腔变窄、变形，近端肠管扩张。②增殖型肠结核：肠管不规则变形狭窄，可伴有黏膜粗乱及充盈缺损。结肠结核可出现结肠袋消失。

（7）结肠癌　结肠癌分布以直肠与乙状结肠多见，男性较多，多数病理上为腺癌。

X线钡灌肠造影表现：①增生型：结肠腔内不规则的充盈缺损。②浸润型：病变区偏心性狭窄或者环形狭窄，界限清晰。③溃疡型：较大不规则龛影，常有尖角，边界多不整齐，周围有充盈缺损与狭窄。④各型都有黏膜皱襞破坏，壁僵硬，结肠袋消失。

CT表现：肠壁增厚或可见肠腔内不规则软组织密度肿块，增强呈不均匀强化。

（8）脂肪肝　正常肝脂肪含量低于5%，超过5%则为脂肪肝。脂肪肝常见病因有肥胖、糖尿病。

CT表现：平扫显示肝的密度降低，比脾脏实质密度低。

MRI表现：在T_1WI、T_2WI上信号较正常肝实质信号增高，压脂序列上信号可减低，反相位信号较同相位信号降低。

（9）肝硬化　肝硬化是肝细胞变性、坏死后，发生纤维组织增生和肝细胞结节状再生，从而导致肝小叶结构和血液循环途径被改变，致使肝变形、变硬，可继发门静脉高压。

CT表现：肝各叶大小比例失常，肝边缘呈波浪状，肝裂增宽，可见肝内再生结节，以及脾大、腹水、食管胃底静脉曲张等门静脉高压征象。

MRI 表现：肝脏大小、形态改变和脾大、门静脉高压征象与 CT 表现相同。可发现 T_1WI 上呈等信号、T_2WI 上呈低信号的再生结节影。

（10）肝肿瘤

1）原发性肝细胞癌：多继发于乙型肝炎肝硬化患者，表现肝区疼痛，消瘦乏力，多数 AFP 阳性。

CT 表现：多有肝硬化背景，肝实质内单发或多发低或稍低密度肿块，可合并出血、坏死，周围可见假包膜。增强动脉期明显强化，门脉期和延迟期强化降低，呈"快进快出"强化方式。

MRI 表现：肿瘤 T_1WI 上表现为低或稍低信号，T_2WI 上肿瘤表现为不均匀高或稍高信号，囊变、坏死为更高信号。增强强化方式与 CT 相似。

2）肝转移瘤：肝转移瘤患者有明确的恶性肿瘤病史。

CT 表现：肝实质内单发或多发的类圆形低密度肿块。对比增强扫描动脉期呈不规则边缘强化，门静脉期病灶均匀或不均匀强化，平衡期对比增强消退，部分肿瘤中央见无增强区，边缘强化呈较高密度，呈"牛眼征"。

MRI 表现：显示肝内多发或单发稍长、长 T_1 稍长、长 T_2 信号灶，可出现较具特征的病灶中心长 T_1 长 T_2 信号，称为"环靶征"。增强与 CT 相似。

3）肝血管瘤：肝血管瘤是肝脏最常见的良性肿瘤，多为单发。

CT 表现：类圆形低密度灶，边缘清楚，增强动脉期可见肿瘤边缘明显强化；门静脉期强化区向肿瘤中央扩展；延迟期整个肿瘤呈等密度或高密度。增强表现为"早出晚归"的强化特征。

MRI 表现：呈均匀长 T_1 长 T_2 信号。强化方式与 CT 相似。

4）肝囊肿：

CT 表现：类圆形均匀低密度灶，边界清晰，CT 值为 0～20HU。增强后无强化。

MRI 表现：长 T_1 长 T_2 信号，边缘清晰。增强无强化。

（11）胰腺癌　最常见于胰头部，其次为胰体、胰尾部，好发于中老年人。

CT 表现：平扫呈等或稍低密度，边界不清，增强动脉期轻度强化，门脉期和延迟扫描进一步强化。胰管、胆管可扩张形成"双管征"。

MRI 表现：肿瘤呈等或稍长 T_1，T_2WI 上则为稍高信号，坏死区为长 T_1 长 T_2 信号。增强强化不明显。

（12）急腹症

1）胃肠道穿孔：主要为气腹的征象。

X 线表现：立位透视或腹部立位平片可见双侧膈肌下方线条状或新月形游离气体密度影，边界清楚。

CT 表现：腹腔内散在游离气体影，多见于前腹壁下，可伴有腹腔积液，可见穿孔肠壁局部不规则增厚，边界不清楚。

2）肠梗阻：肠梗阻临床可表现为腹痛、呕吐、腹胀及停止自肛门排气排便。

X 线表现：在立位透视或腹部立位平片可见肠管充气扩张，并可见气液平面。麻痹性肠梗阻时常为整个胃肠道普遍性扩张。完全性小肠梗阻时，结肠内无积气，24 小时后复查，结肠内仍无积气。以下几个征象有助于绞窄性肠梗阻的判断：假肿瘤征、咖啡豆征、空回肠换位征、小跨度蜷曲肠襻。

CT 表现：梗阻部位近端肠腔显著扩张，小肠肠管直径＞ 2.5cm，结肠肠管直径＞ 6.0cm。扩张肠管内伴或不伴有气液平面。CT 可判断梗阻部位。

3）急性胰腺炎：急性胰腺炎主要临床表现为腹痛，伴有恶心、呕吐、发热等症状，有腹膜刺激征，一般有血、尿淀粉酶升高。

CT 表现：急性水肿型胰腺炎表现为胰腺体积增大，胰腺密度减低，胰腺周围脂肪间隙模糊。增强扫描均匀强化。出血坏死型胰腺炎可见低密度坏死区，出血表现为高密度。另外，周围渗出更明显，可见胰周积液。增强扫描坏死区无强化。

MRI 表现：肿大的胰腺在 T_1WI 上信号减低，T_2WI 信号增高，边缘多模糊不清。胰周渗出表现为 T_2WI 高信号影。增强扫描正常胰腺组织均匀强化，坏死区不强化。急性出血表现为 T_1WI 高信号影。

4）慢性胰腺炎：常伴腹痛及胰腺功能障碍。

CT 表现：胰腺局部增大或萎缩，胰管不同程度扩张，可伴钙化或结石；可合并假性囊肿。增强无强化。

MRI 表现：由于慢性胰腺炎时胰腺的纤维化，在 T_1WI 压脂和 T_2WI 上均呈低信号区。合并假囊肿时，表现囊状长 T_1 长 T_2 信号。

5）胆石症：胆结石表现为右上腹部绞痛，并放射至后背和右肩胛下部，可反复发作。

X 线表现：只能发现胆囊区不透 X 线的阳性结石，表现为高密度影。

CT 表现：胆囊结石表现胆囊内单发或多发高密度影。胆总管结石表现为胆总管内高密度影，其上段胆管可有扩张。肝内胆管结石表现为沿胆管走向分布的点状、不规则状高密度影。

MRI 表现：胆结石的信号改变与其成分有关，在 T_1WI 上常为低信号，部分为高信号或混杂信号。在 T_2WI 上为低信号。

6）肝、脾、肾脏破裂：常由外伤所致。

CT 表现：①实质脏器包膜下血肿：急性期表现包膜下有局限性高密度影，相应脏器实质受压。慢性期密度逐渐减低。②实质脏器内血肿：急性期表现实质脏器内高密度影，慢性期密度逐渐减低。③实质脏器破裂：可于破裂脏器周围或盆、腹腔内见高密度积血影。

五、泌尿与生殖系统

1. 影像学检查方法

（1）X线检查　平片可显示泌尿系阳性结石。肾排泄性造影既可显示肾盂输尿管系统的解剖学形态，又可判断肾排泄功能。

（2）CT检查　可更好地显示泌尿系统肿瘤、结石、炎症等。

（3）MRI检查　可确定病变的组织成分和内部结构，显示肿瘤的侵犯深度、范围、邻近器官，以及血管有无受累、有无瘤栓及远隔性转移。

2. 泌尿系统病变

（1）泌尿系统结石

1）肾结石

X线表现：肾区高密度影，侧位片上，高密度影与脊柱重叠，借此可与胆囊结石鉴别。尿路造影：阴性肾结石表现为肾盏肾盂内充盈缺损。

CT表现：表现为位于肾盏、肾盂内的高密度影，部分阴性结石也可显示。

2）输尿管结石

X线表现：表现为长轴与输尿管走行一致的卵圆形致密影，常见于输尿管三个生理性狭窄部位，即输尿管与肾盂连接部、输尿管与髂血管交叉部及输尿管的膀胱入口处。

CT线表现：输尿管内高密度影，其上方的输尿管扩张。

3）膀胱结石

X线表现：耻骨联合上方圆形、横置椭圆致密影，可随体位变化而移动。

CT表现：膀胱腔内致密影。

（2）泌尿系统结核　泌尿系结核多继发于身体其他部位结核灶。

1）肾结核

X线表现：肾实质可见云絮状、环状或全肾钙化。尿路造影：肾盂肾盏边缘呈虫蚀状改变。

CT表现：肾实质内低密度灶，边缘不整，增强可见环形强化并可有对比剂进入，肾盏、肾盂扩张，呈多个囊状低密度影。病灶可出现不规则钙化甚至全肾钙化。

2）输尿管结核

X线表现：偶可见输尿管钙化。尿路造影：输尿管多发不规则狭窄与扩张而呈串珠状表现，重度狭窄时肾脏及输尿管可延迟或不显影。

CT、MRI表现：输尿管管壁增厚，管腔呈多发不规则狭窄与扩张。

3）膀胱结核

尿路造影、CT表现：膀胱体积变小，膀胱壁内缘不规则。CT可显示膀胱壁增厚。

（3）肾癌 肾细胞癌，是最常见的肾恶性肿瘤，多见于 40 岁以上男性。

CT 表现：肾实质内类圆形或分叶状低密度肿块，坏死区为更低密度。增强扫描皮质期明显强化，髓质期和肾盂期强化降低，呈"快进快出"方式。

MRI 表现：长 T_1 长 T_2 信号肿块，内部信号混杂。增强扫描类似 CT 增强，呈"快进快出"方式。

（4）肾囊肿与多囊肾

1）肾单纯性囊肿：极为常见，多起于皮质，常突向肾外。

CT 表现：肾内圆形薄壁水样低密度灶，可以单发或多发。增强无强化。复杂性囊肿囊内可呈高密度。

MRI 表现：T_1WI 低、T_2WI 高信号。增强无强化。复杂性囊肿，T_1、T_2 均表现为高信号。

2）多囊肾：多囊肾即多囊性肾病变，系遗传性病变，常合并多囊肝。

尿路造影：双侧肾盏肾盂移位、拉长、变形和分离，呈"蜘蛛足"样改变。

CT 表现：双肾多发大小不等圆形或卵圆形水样低密度病变。增强无强化。

MRI 表现：双肾多发大小不等圆形或卵圆形 T_1WI 低、T_2WI 水样高信号。

3. 肾上腺病变

（1）肾上腺腺瘤 包括肾上腺非功能性腺瘤和功能性腺瘤，后者包括 Conn 腺瘤、Cushing 腺瘤。

CT 表现：单侧肾上腺类圆形或椭圆形低密度肿块，边界清；动态增强检查肿块快速强化、迅速廓清。

MRI 表现：肾上腺类圆形肿块，在 T_1WI、T_2WI 上，信号强度分别类似或略高于肝实质。由于腺瘤内富含脂质，反相位上信号强度明显下降。动态增强检查表现同 CT 所见。

（2）肾上腺转移瘤 以肺癌转移居多，也可为乳腺癌、甲状腺癌等的转移。

CT 表现：双侧或单侧肾上腺类圆形肿块，呈均匀低密度，肿瘤内可出现出血、坏死、囊变。增强肿块呈均一或不均一强化。

MRI 表现：形态学类似 CT 检查所见。T_1WI 信号类似或低于肝实质；T_2WI 信号高于肝实质，内有更长 T_1、长 T_2 信号灶。

（3）肾上腺增生 肾上腺皮质增生是原发性皮质醇增多症（Cushing 综合征）和原发醛固酮增多症（Conn 综合征）最常见的病因。

CT、MRI：双侧肾上腺弥漫性增大，侧肢厚度大于 10mm 和 / 或面积大于 150mm^2，增大肾上腺的密度（或信号）和外形保持正常。

（4）嗜铬细胞瘤 肾上腺嗜铬细胞瘤是源于交感神经嗜铬细胞的一种神经内分泌肿瘤，通常产生儿茶酚胺，从而导致继发性高血压。

CT 表现：圆形或类圆形等密度肿块，当发生出血、坏死、钙化时密度不均。增强肿瘤实性部分明显强化。

MRI 表现：T_1WI 低、T_2WI 高信号，较大肿瘤易发生出血、坏死和囊变，可呈短 T_1 或更长 T_1、长 T_2 信号灶。增强肿瘤实性部分明显强化。

4. 男性生殖系统

（1）前列腺增生 老年男性常见病变，主要临床表现为尿频、尿急、夜尿及排尿困难。

CT 表现：前列腺弥漫性增大，上缘超过耻骨联合上方 2cm，或横径超过 5cm。

MRI 表现：前列腺均匀对称性增大，T_2WI 可见周围带受压变薄，中央带和移行带体积明显增大。

（2）前列腺癌 前列腺癌多发生于老年男性，主要发生在前列腺的周围带，可侵犯邻近结构，还可发生淋巴转移和血行转移。

CT 表现：早期前列腺增大，边缘不规则，进一步进展可见明显肿块。增强明显强化。

MRI 表现：T_2WI 表现为正常较高信号的周围带内出现低信号结节影，DWI 呈明显高信号。增强可见明显强化。

5. 女性生殖系统

（1）卵巢囊肿

CT 表现：圆形或椭圆形水样低密度肿块，边缘光滑，壁薄。增强无强化。

MRI 表现：形态上与 CT 表现相似，T_1WI 低、T_2WI 高信号多见，囊内含有蛋白物质较多时 T_1WI、T_2WI 均为高信号。

（2）子宫腺肌病 子宫腺肌病是指子宫内膜基部直接侵入相邻子宫肌层，为良性病变。超声为首选检查子宫腺肌病的手段。

CT 仅可显示子宫体轻度或明显增大。

MRI：T_2WI 低信号联合带局限性或弥漫性增厚。子宫肌层可明显增厚，内部可见多发混杂信号，可出现较有特征的短 T_1 信号。

（3）子宫肌瘤 最常见的妇科良性肿瘤，可分为黏膜下、肌壁间和浆膜下肌瘤型。

CT 表现：子宫增大，平扫肌瘤多为等密度，增强多略低于正常子宫肌的强化。

MRI 表现：肌瘤多呈 T_1WI 等低信号、T_2WI 低信号。

（4）宫颈癌 女性最常见恶性肿瘤之一，接触性出血是宫颈癌早期的主要症状。

CT 表现：宫颈增大，直径大于 3.5cm，肿块多为等密度。增强强化程度低于正常宫颈组织。

MRI 表现：宫颈增大，T_1WI 等、T_2WI 高信号。增强强化程度低于正常宫颈。

（5）卵巢癌 包括浆液性囊腺癌和黏液性囊腺癌，其他少见。早期无症状，发现时多属晚期。

CT 表现：表现为囊实性肿块，可为单囊或多囊性，壁厚。增强实性成分、囊壁及分隔可见强化。

MRI 表现：混杂信号肿块，实性成分 T_2WI 稍高、DWI 明显高信号，囊液 T_1WI 低、T_2WI 明显高信号。增强实性成分、囊壁及分隔可见强化。

（6）子宫内膜癌 女性生殖系统常见恶性肿瘤，发病率仅次于宫颈癌。腺癌多见。

CT 表现：子宫腔增大，肿块呈等密度，边界不清，内可出现液化坏死。增强强化程度早期高于肌层晚期、低于肌层。

MRI：子宫内膜增厚，结节状。增强可见不均匀强化。侵犯子宫肌层表现肌层内异常信号，卵巢受累时则卵巢处出现中等信号肿块，腹膜种植表现为腹膜增厚及结节影，淋巴结转移显示淋巴结增大。MRI 可较好判断子宫肌受累的深度、有无宫颈侵犯和宫外延伸。

六、骨骼肌肉系统

1. 影像学检查方法

（1）X 线检查 X 线平片具有较高的空间分辨力，对大多数骨关节病变可做出诊断，是首选的检查。

X 线摄片时应注意：①一般要包括正、侧两个位置。②摄片应包括所摄骨及周围的软组织，四肢长骨至少要包括邻近的一个关节。③两侧对称的部位，可采用相同摄片条件和体位投照对侧。

（2）CT 检查 CT 是断面成像，避免了解剖结构的重叠，能清楚地显示各种骨关节结构，而且密度分辨力高，可以显示 X 线难以发现的细小病变。

（3）MRI 检查 MRI 具有较高的组织分辨力，可以多方位成像，能很好地显示正常软组织如脂肪、肌肉、韧带、软骨和骨髓等，以及肿块、坏死、出血、水肿等病变。

2. 骨与关节创伤

（1）关节脱位 是指构成关节的骨端对应关系发生异常改变，不能回到正常状态。关节脱位分为全脱位和半脱位。

（2）韧带损伤 MRI 对韧带显示较好。

（3）半月板损伤 半月板损伤可由于外伤引起，也可以由退变引起。

3. 骨关节发育畸形

（1）先天性髋关节脱位 是较常见的先天性畸形，股骨头在关节囊内丧失其与髋臼的正常关系；通过 X 线片检查及测量，即可诊断。

（2）椎弓峡部不连及脊椎滑脱 椎弓峡部不连通常 X 线平片即可诊断。上下关节突之间的峡部出现一纵行的带状透亮裂隙。

CT 表现：椎弓骨性环连续性中断，在单侧或者双侧峡部出现低密度裂隙影即"裂隙征"。

4. 骨软骨缺血坏死

（1）股骨头骨骺缺血坏死　可见股骨头骨骺内 T_1、T_2 信号不均匀，呈低信号内夹有稍高信号影像。

（2）胫骨结节缺血坏死　胫骨结节前局部软组织肿胀，髌韧带附着处出现钙化或骨化；胫骨结节密度增高、碎裂，与骨干分离，骨骺下方可见囊状低密度区。

5. 骨与关节化脓性感染

（1）急性化脓性骨髓炎　X线早期主要是软组织肿胀，2周后骨质破坏区，骨小梁模糊及骨膜反应。

CT 表现：能很好地显示急性化脓性骨髓炎的软组织感染、骨膜下脓肿、骨髓内的炎症、骨质破坏和死骨。

MRI 表现：骨髓的充血、水肿、渗出和坏死在 T_1WI 表现为低信号，T_2WI 表现为高信号。

（2）慢性化脓性骨髓炎

X 线、CT 表现：广泛的增生硬化，有脓腔及死骨存在，骨内膜增生，骨外膜增厚。

MRI 表现：骨质增生、硬化、死骨和骨膜反应在 T_1WI 和 T_2WI 上均呈低信号。肉芽组织和脓液在 T_1WI 上为低或稍高信号而在 T_2WI 呈高信号。

（3）骨脓肿

X 线表现：骨皮质增厚、硬化，髓腔粗细不均，内壁不光滑，骨小梁消失。

MRI 表现：局限性囊性病灶，边缘可见环状低信号环，脓液呈稍长 T_1 稍长 T_2 信号影，DWI 呈高信号。

（4）化脓性关节炎　X 线表现为关节囊肿胀和关节间隙增宽。关节面骨质破坏，关节间隙变窄，骨膜反应，骨性强直。

CT 表现：化脓性关节炎的关节肿胀、积液及关节骨端的破坏。

MRI 表现：滑膜充血水肿，不均质增厚，内壁毛糙不整，呈片状长 T_1 长 T_2 信号，边界不清。

6. 骨关节结核

（1）骨结核　X 线片可见骨骺和干骺端骨松质中出现一局限性类圆形、边缘较清楚的骨质破坏区，中央可见细小死骨，周围可见少量不规则骨质增生硬化。

CT 表现：显示低密度的骨质破坏区，其内常见多数小斑片状高密度影，为死骨，注射对比剂后其边缘可有强化。

MRI 表现：表现在长骨骨干髓腔内呈圆形或卵圆形长 T_1、较长 T_2 信号，周围常呈低信号环，冷脓肿和软组织肿胀呈长 T_1、长 T_2 信号。

（2）关节结核

X 线及 CT 表现：骨型关节结核：关节周围软组织肿胀、关节间隙不对称性狭窄及关节面骨质破坏。滑膜型关节结核：关节囊和关节周围软组织肿胀，密度增高，关节间隙正常或增宽和骨质疏松。骨性关节面毛糙并有虫蚀样骨质缺损。关节周围冷性脓肿表现为略低密度影，注射对比剂后其边缘可出现强化。

MRI 表现：关节囊内大量积液，关节滑膜增厚呈 T_1WI 低信号、T_2WI 略高信号。骨破坏区肉芽组织在 T_1WI 为均匀低信号，T_2WI 呈等、高混合信号。

7. 慢性关节病

（1）类风湿性关节炎

X 线表现：关节软组织梭形肿胀，骨性关节面模糊，邻近骨骨质疏松，晚期可见关节半脱位或脱位，骨端破坏后形成骨性融合。

CT 表现：早期 CT 易显示骨质疏松，关节积液、关节囊腔内异常软组织影，中晚期 CT 易显示边缘骨侵蚀，小囊状骨质破坏以及关节强直改变。

MRI 表现：显示关节囊肿胀，血管翳增生，滑膜增厚，关节面软骨破坏，关节间隙变窄。增强扫描血管翳可明显强化。

（2）退行性骨关节病

X 线表现：关节边缘骨质增生，关节间隙变窄，关节面变平，可有骨赘和游离钙化灶。

CT 表现：骨性关节面密度增高，骨赘在骨端边缘，关节囊和韧带骨钙化呈条状或不规则高密度影。

MR 表现：骨质增生硬化在 T_1WI、T_2WI 上均为稍低信号。

（3）痛风

X 线表现：发病关节软组织肿胀，关节腔积液。

CT 表现：可更好地显示平片显示不清的细微的痛风石钙化、关节面破坏等。

MRI 表现：更好地显示关节旁软组织、滑膜、关节软骨受浸润的变化，痛风石在 T_1WI 和 T_2WI 多为低信号。

8. 骨肿瘤与肿瘤样病变

（1）骨囊肿　X 线囊肿呈椭圆形、膨胀性的低密度骨质破坏区。

CT 表现：圆形或卵圆形骨质缺损区，边界清楚，内为较均匀的液性密度囊性肿块；

MRI 表现：囊肿边界光滑，囊内容物的信号通常与水的信号一致。

（2）动脉瘤样骨囊肿

X 线表现：多呈典型的膨胀性分房样改变，并可有不规则的钙化斑点。

CT 表现：可显示囊性区及内部液—液平，增强扫描囊间隔强化。

MRI 表现：病变呈边缘清楚的膨胀性分叶状改变，边缘在 T_1WI，T_2WI 均为完整或不完整低信号环。

（3）骨巨细胞瘤　好发于骨骺板已闭合的四肢长骨骨端，常见股骨下端，其次为胫骨上端和桡骨下端。X 线平片为首选检查方法，多数为偏侧性、膨胀性骨质破坏，边界清楚。

CT 可较好地显示骨壳内部骨质和骨壳形态改变。

（4）骨软骨瘤

（5）骨母细胞瘤

X 线表现：斑块状钙化或为较大的透亮区。

CT 表现：主要特点为膨胀性软组织密度骨破坏，厚薄不一的高密度硬化缘和不同程度的钙化和骨化。

MRI 表现：不均匀性长 T_1、T_2 信号。增强扫描病灶多为中度以上强化，囊壁可见明显强化。

（6）骨纤维异常增殖症

X 线表现："磨砂玻璃状"改变为特征性表现。

CT 表现：主要是磨砂玻璃状、囊性变和膨胀性改变，特别是对骨皮质的破坏显示的更清楚。

MRI 表现：多数表现为 T_1WI 和 T_2WI 呈不均匀的低信号，压脂像上呈中等信号。

（7）纤维骨皮质缺损

X 线及 CT 表现：为皮质表层不规则骨缺损，边缘模糊，呈囊状多囊状或不规则状的骨破坏区，呈凹向髓腔的杯口样或蝶形缺损。

（8）骨肉瘤

X 线表现：见于骨破坏区和软组织肿块内，瘤骨呈毛玻璃样、斑片状高密度影，皮质表面虫蚀状破坏，周围软组织肿胀。

CT 表现：可见肿瘤内部的出血坏死。增强扫描肿瘤非骨化部分明显强化。

MRI 表现：肿瘤呈不均匀 T_1WI 低信号、T_2WI 高信号。增强扫描明显强化。

（9）骨软骨肉瘤

X 线及 CT 表现：中央型显示干骺端髓腔内的单房或多房状边缘不规则透亮区，其中可见含不规则的钙化和骨化斑点，骨皮质侵蚀变薄或破坏中断。周围型较中央型少见，多继发于骨软骨瘤，肿瘤顶部有软组织肿块，其内密度不均，肿瘤内及包块中可见大量散在斑点状或棉絮状不规则钙化。

MR 表现：肿瘤多呈分叶状，病变实质内常见分隔。T_1WI 表现为等或低信号，T_2WI 为高信号，高度恶性肿瘤信号强度不一致。瘤软骨钙化 T_1、T_2 均呈低信号。

（10）骨转移瘤　溶骨型转移表现为多发穿凿样或虫蚀样骨质破坏，边缘不规则，无骨质硬化。成骨型转移为斑点状或斑片状高密度影，边界不清，常无软组织肿块。MRI 表现为瘤灶呈 T_1WI 低信号，T_2WI 混杂信号，增强扫描明显强化，软组织肿块多见，瘤周伴水肿带。

9. 内分泌性骨病

（1）巨人症　全身骨骼均匀性增长变粗，骨骺愈合及二次骨化中心出现延迟。

（2）肢端肥大症　包括骨骼及软组织和内脏的改变，四肢及颜面骨增粗，以指、掌骨明显，爪隆突增大。

10. 脊柱病变

（1）脊柱退行性改变　即椎体骨质边缘增生变尖为主要表现。

（2）椎间盘膨出与突出

（3）椎管狭窄　是各种原因引起椎管各径线缩短；MR 矢状位观察较为明显。

11. 软组织病变

（1）骨化性肌炎　以骨骼肌纤维变性、再生并存伴间质纤维化为病理特征。

（2）软组织损伤　MR 为主要评价依据，主要表现组织的充血水肿，T_2WI 及压脂像信号增高。

（3）软组织炎症　X 线一般只见局部软组织肿胀；CT 表现为受累肌肉明显肿胀，并呈片状低密度区，肌间隙和脂肪层模糊，MR 表现与 CT 类似，脓肿形成时增强扫描脓肿壁呈环形强化。

（4）滑膜肉瘤　多分叶状，MR 呈不均匀液性信号，可见分隔。

（5）横纹肌肉瘤　影像表现为膨胀性的软组织肿物，肿瘤可侵犯临近骨质。

（6）肿瘤样钙质沉着

X 线表现：关节旁伸侧软组织中呈大小不一的钙化结节集结而成的分叶状团块，范围较广者可呈"流注状"；病变一般不累及邻近关节或骨骼。

CT 表现：对病变部位、形态及范围的显示更全面，能清楚显示病变与邻近关节及骨骼的关系。

MRI 表现：T_1WI 呈不均匀低信号，T_2WI 呈不均匀高信号；包膜呈长 T_1、长 T_2 信号。

七、中枢神经系统

1. 影像学检查方法

（1）X 线检查　颅骨最基本的影像学检查方法，目前已经很少采用。

（2）CT 检查　采用横断层图像，避免各种组织结构重叠干扰的影响。分辨率高，对比度强。

（3）MRI 检查　组织分辨率高，任意平面成像，多种参数、序列成像。

2. 颅脑外伤

（1）颅骨骨折 X 线平片：颅骨 X 线检查可以确定有无骨折和其类型，亦可根据骨折线的走行判断颅内结构的损伤情况。

（2）颅内出血。

（3）脑挫裂伤：CT是脑挫裂伤的首选检查方法。MRI对于轻症患者更好，可以显示早期，少量的脑挫裂伤。

（4）弥漫性轴索损伤。

3.脑血管疾病颅内出血急性期高密度，亚急性和慢性期密度降低，后期形成软化灶为脑脊液密度。脑水肿带为低密度。

（1）脑梗死。

（2）颅内出血。

（3）脑血管畸形：增强CT能够发现绝大多数脑动静脉畸形，CT平扫还可显示AVM的钙化。

（4）颅内动脉瘤：DSA仍然是诊断动脉瘤的金标准。CTA可发现约2mm的动脉瘤，且可较好地显示动脉瘤颈，5mm以上的动脉瘤显示较佳。

（5）脑白质疏松症：两侧大脑半球深部白质斑片状或弥漫性互相融合的低密度灶，边缘模糊，呈月晕状。

4.颅内肿瘤

（1）神经上皮肿瘤：MRI用于中枢神经系统脑内肿瘤（如星形细胞瘤、脑内转移瘤等）、脑外肿瘤（如脑膜瘤、松体区生殖细胞瘤等）的诊断和鉴别诊断，已经成为首选项目，且MR灌注扫描可提供肿瘤分级信息，MR散张量成像能够提供脑肿瘤有无破坏脑白质纤维的信息。

CT在显示肿瘤是否钙化、有无出血以及颅骨有无累及等方面仍有其独到之处，可作为脑肿诊断的重要补充

只有在行血管介入治疗或进行血管性病变鉴别时才行脑血管造影。

（2）脑膜瘤。

（3）垂体腺瘤。

（4）颅咽管瘤：儿童和青少年最常见。肿瘤多位于鞍上或大部分位于鞍上。通常为囊性，少数为实性或囊实性，囊内容物成分包括胆固醇结晶，蛋白，散在钙化或骨小梁 MRI表现：T_1WI T_2WI信号多样，与内容物有关。

（5）听神经瘤：CT平扫多为均匀的等密度或略低密度，亦有部分肿瘤呈混杂密度。增强扫描大多肿块出现强化，表现多样，可为均匀、不均匀或环形强化。

肿瘤主体在桥小脑角区，以内听道口为中心生长，可见内听道扩大，听神经增粗为特征，肿瘤形态大多数呈圆形或类圆形，边缘光滑，这与肿瘤大多数有包膜有关。

MRI表现：包膜在T_1WI与T_2WI均为低信号。肿瘤一般呈实性、囊实性和囊性三种。增强扫描肿瘤均匀或不均匀强化。

（6）脑转移瘤：中老年人多见，有原发病灶，好发于灰白质交界处，囊变坏死、出血比较常见，钙化罕见，瘤周水肿中重度，有明显的占位效应。单发或多

发圆形或类圆形，T_1WI 呈低或等信号，T_2WI 呈高信号。强化特点为结节状或环形强化，多伴壁结节样强化。DWI 表现为高、低或混杂信号。

5. 颅内感染性疾病

（1）脑脓肿。

（2）脑寄生虫病：好发于皮、髓质交界处。急性期易囊变，慢性期呈点状钙化，灶围水肿好发于急性期，占位效应轻度或无，囊内可见 T_1WI 上呈等信号，T_2WI 上呈无或高信号的头节。强化特点为小结节状或小环形强化。

（3）脑棘球蚴病：好发部位为额叶、顶叶大脑中动脉分布区，囊壁可见壳状钙化，无周围水肿。巨大圆形或类圆形长 T_1、长 T_2 信号，囊内可见子囊，大囊与子囊信号不同。囊壁无强化或轻度强化。

6. 颅脑先天畸形及发育障碍

（1）结节性硬化　结节性硬化是一种先天性、家族性、遗传性疾病。临床表现以皮质腺瘤、癫痫和智力低下三联征为特征。以颅内多发钙化为主要表现，钙化常在 2 岁后出现，2 岁前罕见，位于室管膜下或脑皮质，以室管膜下多发结节状钙化为其特征性改变。

（2）胼胝体发育不全　胼胝体发育不良可以单独发生，但常伴有其他畸形，包括胼胝体周围脂肪瘤，脑膨出，交通性脑积水、Chiari 畸形等。

（3）蛛网膜囊肿　各年龄段均可发病，好发于枕大池，多呈类圆形或椭圆形，囊壁薄，呈均匀长 T_1、长 T_2 信号，与脑脊液信号相似。无强化。

7. 脱髓鞘疾病

（1）肾上腺脑白质营养不良　隐性遗传病，好发于枕叶、顶叶、颞叶脑白质，弓状纤维不受累。枕叶、顶叶、颞叶及小脑均呈长 T_1、长 T_2 信号。病变由后向前发展为显著特点。

（2）多发性硬化　是最常见的脑白质脱髓鞘疾病，病程迁延变化，最常见于 20～35 岁的中青年。病灶常呈多发性，主要位于半球深部白质，通常位于侧脑室周围，尤其在前角和枕角附近。T_2WI 病灶呈高信号，境界清楚，T_1WI 上新鲜病灶呈低信号，陈旧病灶可呈等信号。新鲜病灶可强化，陈旧病灶不显示强化。

8. 脊髓和椎管内病变

（1）椎管内肿瘤。

（2）脊髓外伤：脊髓震荡多无阳性发现。脊髓挫裂伤在 T_1WI 上见脊髓外形膨大，信号不均，可见低信号水肿区，也可无信号异常，仅见脊髓外形改变，但 T_2WI 均可见不均匀高信号。合并出血时，急性期 T_1WI 可正常，而 T_2WI 呈低信号，亚急性期 T_1WI 和 T_2WI 均呈高信号。

八、头颈部

1. 影像学检查方法

（1）X线检查　X片在头颈部的应用主要有眼球异物定位、咽侧位片观察鼻咽气道、鼻骨骨折的初步诊断和副鼻窦病变的初步观察等。

（2）CT检查　由于头颈部结构具有较好的天然密度对比，CT在头颈部的应用很普遍，对多数病变能给予可靠的定位诊断和定性诊断。

（3）MRI检查　MRI已广泛应用于头颈部，能显示头颈部复杂解剖结构，是病灶定位、定性诊断的理想手段。

2. 眼及眼眶

（1）眼部外伤

X线表现：可显示不透X线异物，表现为不规则、均匀高密度影。

CT表现：软组织损伤显示结构肿胀模糊，眼球、眶间隙内出血表现为相应部位密度增高，眼眶骨折CT可明确骨折部位、发现碎骨片及与相邻组织间的关系。

MRI表现：软组织损伤表现为软组织肿胀模糊，呈长T_1长T_2信号，对眼外伤并发症优于CT，但较大的磁性异物是MRI的禁忌证。

（2）眼眶炎性假瘤　泪腺弥漫性杏仁样增生，眼球壁增厚与视神经增粗，边缘模糊，病变呈等密度，T_1WI等信号，T_2WI等高信号，病变呈中度强化。

（3）视网膜母细胞瘤

CT表现：眼球后部圆形会椭圆形肿块，密度不均匀，高于玻璃体密度，约95%伴有钙化。

MR表现：肿块在T_1WI上呈轻至中高信号，T_2WI呈明显低信号，钙化T_1WI呈低信号，坏死T_2WI呈片状高信号，增强呈轻至中度不均匀强化。

（4）颈动脉海绵窦瘘

X线表现：患侧眼眶密度较高。

CT表现：可显示眼上静脉和眼外肌增粗。增强显示增粗的眼上静脉和增大的海绵窦明显强化。

MRI表现：由于海绵窦压力增大，眼上静脉动脉化，呈流空信号，平扫就能清楚显示增粗的眼上静脉和扩大的海绵窦。

3. 耳部

（1）化脓性中耳乳突炎。

（2）胆脂瘤。

4. 鼻和鼻窦

（1）鼻窦炎。

（2）鼻窦囊肿。

（3）上颌窦癌：上颌窦区软组织肿块，肿块密度均匀或不均匀，肿块破坏窦壁向周围浸润性生长，边界不清。增强扫描不均匀强化。MR 肿块在 T_1WI、T_2WI 上均为低至中等信号，信号多不均匀。增强后肿瘤呈轻至中度强化。

（4）鼻及鼻窦骨折。

CT 及 X 线表现：高密度骨折线影，周围软组织肿胀，临近鼻窦内出现气–液平面。

MR 表现：周围软组织的 T_2 压脂像高信号影。

5. 咽喉部

（1）鼻咽血管纤维瘤。

X 线颈椎侧位片：鼻咽部软组织肿块。

CT 平扫时瘤体与周围组织分辨较差。增强瘤体强化呈均匀高密度，类圆形或可有分叶肿块，边界清晰。

MR 平扫 T_1WI 呈等或稍高信号，T_2WI 呈高信号，若合并出血时 T_1WI 和 T_2WI 均为高信号。

（2）鼻咽癌。

（3）喉癌。

6. 口腔颌面部

（1）牙源性囊肿。

X 线表现：局部可见圆形或卵圆形透光区，周边见骨质硬化带，囊内可见牙冠或一完整牙齿。

CT 表现：平扫示囊肿为低密度的肿块，囊壁周边见骨质硬化，囊内可见畸形的小牙或牙冠，增强扫描通常不强化。

MR 表现：类圆形长 T_1 长 T_2 信号影。

（2）造釉细胞瘤。

X 线表现：多囊状或单囊状低密度影，内见厚度不一骨性间隔，局部骨皮质受压变形、膨隆、变薄，可并发病理性骨折。

CT 表现：病变呈囊状低密度区，周围囊壁境界清晰，呈锐利高密度影。

MRI 表现：T_1WI 呈低信号，T_2WI 囊液为高信号，囊壁、囊内骨性间隔和牙齿为低信号。

（3）颞颌关节紊乱综合征：关节结构紊乱可复或不可复性关节盘前移、内或外移及旋转移位，晚期关节盘穿孔，均需关节造影显示；关节前间隙增宽。

（4）腮腺混合瘤。

（5）腺淋巴瘤。

（6）腮腺癌。

7. 颈部

（1）颈部淋巴结病变：颈部淋巴结转移鳞癌多有边缘强化、内部坏死。淋巴结内囊性变伴乳头状结节、颗粒状钙化为甲状腺癌特征性改变。淋巴瘤轻度强化，少有边缘强化、内部坏死。颈部淋巴结结核边缘强化、内部坏死，多个分隔及多个低密度灶为其特征性改变。

（2）颈血管鞘区病变。

九、儿科影像诊断学

1. 影像学检查方法

（1）X线检查　小儿胸部、骨骼疾病首选。

（2）CT检查　肿瘤、外伤、先天畸形首选。

（3）MRI检查　软组织分辨力高，无辐射。对于头部、脊柱、关节，MRI可做首选检查，也是骨骼、肌肉重要检查手段。

2. 常见疾病

（1）支气管肺炎　又称小叶性肺炎，病原体多为细菌性，临床表现较重，有高热、咳嗽、咳泡沫样黏痰或脓痰，可有呼吸困难。

X线、CT表现：表现为两肺中下野沿支气管分布的斑片状密度增高影，边缘模糊，且常合并小叶性肺气肿或小叶肺不张。

（2）间质性肺炎　肺间质的炎症多由病毒感染所致，有高热、咳嗽，还可出现气急、发绀、咳嗽、鼻翼扇动等。

X线表现：两肺门区及肺下野网状的密度增高影，其内可见间质增厚所构成的大小均匀而分布不均匀的小结节状密度增高阴影。

CT表现：两侧肺野弥漫分布的网状影，以下肺野明显，小叶间隔及叶间胸膜增厚。两肺可见多发弥漫分布的小片状或结节状影。

（3）支气管炎

X线、CT表现：双肺支气管血管束增多、增粗。

（4）肠套叠　是指肠管的一部分及其相应的肠系膜套入临近的肠腔内，可引起肠梗阻。

X线表现：肠管内阶梯状气液平面，钡剂灌肠显示套叠头部呈杯口状或球形充盈缺损。

（5）青枝骨折

X线表现：常见于儿童四肢长骨骨干，表现为骨皮质皱褶、凹陷或隆起而不见骨折线。

（6）骺离骨折　是儿童骨关节损伤最常见类型，表现为骨骺和干骺端分离明显、骨骺滑脱或撕脱移位。

X线表现：骨骺和干骺端对应关系异常，可结合正常侧肢体对照观察判断。

第三节　介入治疗

1. 概念　介入治疗是指在影像设备引导下，对人体器官组织进行微创性诊断和微创性治疗的一门技术。近年来发展迅猛，成了与内科、外科并列的第三大诊疗体系，介入放射学适用于全身各个部位的病变诊治。介入诊疗技术按进入途径可分为血管性和非血管性两大类介入技术。

2. 介入诊疗技术简介

（1）经导管药物灌注术　主要适用于恶性肿瘤的化疗、血管内局部溶栓等，主要技术是在血管选择性插管技术成功后进行药物灌注，如化疗药、溶栓药等。如肝癌患者，通过放置导管到肿瘤供血的肝动脉分支，然后进行化疗药灌注。

（2）经导管动脉栓塞术　主要用于各种肿瘤的术前和姑息性治疗、各类型出血、血管畸形、血管瘤等，通过栓塞术可急诊止血或防止血管破裂出血、阻断异常分流，主要技术是在血管选择性插管技术成功后进行目标血管栓塞。如子宫大出血可通过插管到子宫动脉，通过管道注射明胶海绵栓塞出血血管，从而达到止血目的，避免外科手术。

（3）经皮腔内成形术　适用于各部位的血管狭窄，如肾动脉狭窄、髂股动脉闭塞、冠状动脉狭窄等，主要技术是在血管选择性插管技术成功后，将球囊放到目标血管，对狭窄、闭塞段血管进行机械性扩张，从而重建血管管腔。如冠脉狭窄，通过插管到狭窄段后，进行球囊扩张，使血管狭窄段重新开放，从而避免心肌梗死。

（4）经皮穿刺引流术　适用于阻塞性黄疸、肾积水、胸腹腔积液（血）、盆腔脓肿、实质脏器囊肿等，主要技术是穿刺插管到目标部位，引流管放置到病变内部进行引流。

（5）经皮穿刺消融术　适用于全身各部位实体性肿瘤不宜手术或不愿手术者、其他治疗方法不敏感或残存病灶者，主要技术是指通过经皮穿刺途径，导入物理或化学性刺激物对病变组织进行毁损的介入技术。经皮穿刺消融术包括射频消融术、无水乙醇消融术。

（6）支架置放术　是指对血管或其他管腔如消化道、胆管、尿路等处的狭窄或闭塞部位植入支架，通过其支撑作用重建腔道管径的介入治疗技术。支架置放术适用于血管、非血管腔道的狭窄、阻塞性病变，如冠状动脉狭窄，通过在狭窄部位放置支架可使血管再通。

（7）腔静脉滤器置放术　多置放于下腔静脉，适用于下肢深静脉血栓形成拟溶栓者或有肺动脉栓塞高危因素者。将滤器置放于下腔静脉内，可将脱落栓子阻拦，预防肺栓塞形成。

第三部分

临床常见症状的诊断与处理

第二十二章 呼吸与循环系统常见症状

扫一扫看课件

一、发热

当人体受致热原（pyrogen）或其他因素作用，导致体温调节功能（主要是体温调节中枢）障碍，引起产热增多和（或）散热减少，体温升高超出正常范围，称为发热（fever）。

【发生机制】

1. 致热原性发热 致热原分为外源性致热原（exogenous pyrogen，EX-P）和内源性致热原（endogenous pyrogen，EN-P）两类，其致热的机制是通过作用体温调节中枢引起产热增加和散热减少（表 22-1）。

表 22-1 致热原性发热的发生机制

分类	致热机制	致热因素
外源性致热原	通过激活内源性致热原引起发热	微生物病原体及其产物、炎性渗出物、无菌性坏死组织、抗原抗体复合物、类固醇物质、多糖体及多核苷酸、淋巴细胞激活因子等
内源性致热原	直接作用体温调节中枢，使体温调定点上移，引起产热增加和散热减少，导致发热	白介素 -1（IL-1）、肿瘤坏死因子 - α（TNF- α）、白介素 -6（IL-6）、干扰素 - γ（IFN- γ）等

单核细胞，又称白细胞致热原（leucocytic pyrogen，LP），是产生内源性致热原的主要细胞。此外，组织巨噬细胞包括肝星状细胞、肺泡或脾巨噬细胞、某些肿瘤细胞等均可产生并释放 LP。它们刺激下丘脑前部和脑干体温调节的神经元，

使体温调定点上升。

2. 非致热原性发热

（1）体温调节中枢损伤　如颅脑外伤、脑出血、中暑等。

（2）引起产热过多　如癫痫持续状态、甲状腺功能亢进症等。

（3）引起散热减少　如广泛性的皮肤病、心力衰竭、阿托品中毒等。

【病因】

发热分为感染性与非感染性两大类，以感染性发热多见。

1. 感染性发热　各种病原感染，如病毒、细菌、支原体、衣原体、立克次体、螺旋体、真菌、寄生虫等，不论是急性、亚急性或慢性，还是局部性或全身性，均可出现发热。

2. 非感染性发热

（1）无菌性坏死物质的吸收　组织细胞坏死及坏死产物的吸收，常可引起发热，又称吸收热。常见于：①机械性、物理或化学性损害：如大手术、内出血、严重挤压伤等。②血管栓塞或血栓形成：如心、肺、脾等梗死或肢体坏死。③组织与细胞的破坏：如白血病、淋巴癌、溶血反应等。

（2）抗原－抗体反应　如风湿热、血清病、药物热、结缔组织病等。

（3）内分泌与代谢疾病　如甲状腺功能亢进症、重度脱水等。

（4）皮肤散热减少　如广泛性皮炎、鱼鳞癣、阿托品中毒等。

（5）体温调节中枢功能失常　直接损害体温调节中枢，造成产热大于散热，体温升高，称为中枢性发热，常见于：①物理性，如中暑。②化学性，如重度安眠药中毒。③机械性，如脑出血、脑外伤等。高热无汗是这类发热的特点。

（6）功能性发热　常见的有：①原发性低热：由于自主神经功能紊乱所致的体温调节障碍或体质异常，低热可持续数月甚至数年之久，热型较规则，体温波动范围较小，多在 0.5℃ 以内。②感染后低热：因病毒、细菌、原虫等感染导致发热，在感染治愈后，仍低热不退。此系体温调节功能仍未恢复正常所致，但必须与因机体抵抗力降低导致潜在的病灶（如结核）活动或其他新感染所致的发热相区别。③夏季热：婴幼儿特有的疾病，仅发生于夏季，秋凉后自行退热，每年如此反复出现，连续数年后多可自愈。多见于体温调节中枢功能不完善的营养不良或脑发育不全幼儿。④生理性低热：如精神紧张、剧烈运动、月经前及妊娠初期出现低热现象。

（7）不明原因发热（fever of undetered origin，FUO）　即临床所称的发热原因待查，是指发热持续 3 周以上，经过至少 1 周深入细致的检查仍不能确诊的发热，可见于感染、结缔组织疾病、肿瘤及血液病等。

【诊断要点】

1. 问诊要点

（1）发热的特点　发热时间、诱因、起病情况（缓急）、病程、发热程度（热度高低，是处于体温上升期，还是高热持续期，还是体温下降期）、频度（间歇性或持续性）等。

（2）发热的热型特点

1）稽留热：发热维持在 39～40℃以上达数天或数周，24 小时内波动范围不超过 1℃，常见于大叶性肺炎、斑疹伤寒及伤寒等。

2）弛张热：又称败血症热型，发热高达 39℃以上，24 小时内波动范围超过 2℃，但都在正常水平以上，常见于败血症、风湿热、重症肺结核及化脓性炎症等。

3）间歇热：体温骤升达高峰后持续数小时，又迅速降至正常水平，无热期持续 1 天至数天，如此高热期与无热期反复交替出现，常见于疟疾、急性肾盂肾炎等。

4）波状热：体温逐渐上升达 39℃或以上，数天后又逐渐下降至正常水平，维持数天后又逐渐升高，如此反复出现，常见于布鲁菌病。

5）回归热：体温急骤上升至 39℃或以上，持续数天后又骤然下降至正常水平，无热期持续若干天后再规律性交替出现，可见于回归热、霍奇金病等。

6）不规则热：发热的体温曲线无一定规律，可见于结核病、风湿热、支气管肺炎、渗出性胸膜炎及各类发热疾病不规范药物治疗后。

热型有助于发热病因的诊断和鉴别诊断，但必须注意：①由于抗生素或解热药、糖皮质激素的不规范应用，可使某些疾病的特征性热型变得不典型或呈不规则热型。②热型也与个体反应的强弱有关，如老年人休克型肺炎时可仅有低热或无发热，而无肺炎的典型热型。对低热患者要注意其发热的时间与季节性，低热前有无高热症状，有无牧区逗留史。

（3）患病以来一般情况　精神状态、食欲、体重改变、睡眠及大小便情况。

（4）诊疗经过　使用药物的剂型、剂量、时间及疗效。

（5）相关病史　传染病接触史、疫水接触史、服药史、职业特点等。其中发热前 2～3 周内有无皮肤外伤及疖肿史，现已愈合的皮肤切割伤或疖肿一般不易引起患者注意。

（6）伴随症状

1）寒战：常见于大叶性肺炎、败血症、急性胆囊炎、急性肾盂肾炎、流行性脑脊髓膜炎、疟疾、钩端螺旋体病、药物热、急性溶血和输液反应等。

2）结膜充血：常见于麻疹、流行性出血热、斑疹伤寒、钩端螺旋体病等。

3）口腔单纯疱疹：常见于大叶性肺炎、流行性脑脊髓膜炎、间日疟、流行性感冒。

4）出血：常见于流行性出血热、病毒性肝炎、斑疹伤寒、败血症、急性白血病、再生障碍性贫血、恶性组织细胞病等。

2. 体查要点

（1）淋巴结肿大　常见于传染性单核细胞增多症、风疹、淋巴结结核、局灶性化脓性感染、丝虫病、白血病、淋巴瘤、转移癌等。

（2）肝脾肿大　常见于传染性单核细胞增多症、病毒性肝炎、肝及胆道感染、布鲁菌病、疟疾、结缔组织病、白血病、淋巴瘤、黑热病、急性血吸虫病等。

（3）关节肿痛　常见于败血症、猩红热、布鲁菌病、风湿热、结缔组织病等。

（4）皮疹　常见于麻疹、猩红热、风疹、水痘、斑疹伤寒、风湿热、结缔组织病、药物热等。

（5）昏迷　先发热后昏迷者常见于流行性乙型脑炎、斑疹伤寒、流行性脑脊髓膜炎、中毒性菌痢等；先昏迷后发热见于脑出血、脑梗死等。

3. 实验室检查　血常规检查常能提示感染性疾病，C反应蛋白（CRP）、降钙素原（PCT）对炎症特别是细菌性炎症的诊断有助。血液白细胞计数明显增高，应做中性粒细胞碱性磷酸酶（NAP）染色。若其活性及积分值增高，多见于化脓性感染、类白血病反应及急性淋巴细胞性白血病。血液、痰液，粪便、尿液标本的病原学检查有助于感染性疾病的病因诊断。如有胸腔积液，需胸穿胸腔积液检查。疑有脑膜或颅内感染时，宜腰穿查脑脊液。疑有败血症应做血培养，必要时做骨髓培养；疑为结核病应做结核菌素试验、痰结核菌培养及24小时尿浓缩找抗酸杆菌；疑为传染性单核细胞增多症，应做嗜异性凝集试验；疑为白血病、急性再生障碍性贫血、恶性组织细胞病、骨髓增生异常综合征，应做骨髓穿刺涂片检查；疑为恶性淋巴瘤、恶性组织细胞增多症，应做淋巴结穿刺、活检及印片，必要时加做免疫组化；疑为结缔组织病、应做免疫学检查，包括 ANA、RF、抗ds-DNA 抗体、抗 Sm 抗体、抗 RNP 抗体、抗 SS-A 抗体、抗 SS-B 抗体、总补体（CH50）及补体 C3 测定等。此外，红斑狼疮细胞、皮肤狼疮带试验及免疫球蛋白测定亦有重要诊断价值。

4. 辅助检查　辅助检查包括 X 线、B 超、CT 及 MRI 等影像学检查。对原因未明的发热，尤其是占位性病变与脏器器质性病变者有重要意义。可根据不同部位及可能的病变性质，选择不同的检查方法。疑有感染性心内膜炎应行超声心动图检查。

【处理要点】

1.在高热时酌情对症处理，如物理降温，并使用必要的退烧药。

2. 注意对所有高热患者在未明确诊断之前，不要轻易使用抗生素及退热药，更不能使用肾上腺皮质激素，以免掩盖病情贻误诊断和治疗，应在查明发热原因后对因治疗。

3. 若临床上高度怀疑某一疾病，但无病原学证据或组织学证据，可行诊断性治疗。一般应为特异性治疗，如抗结核治疗、抗疟疾治疗、抗阿米巴原虫治疗。如上纵隔肿块患者不愿开胸活检，可按淋巴瘤处理，试验性治疗有效，可证实诊断。

二、胸痛

胸痛（chest pain）是临床上常见的症状，主要是由胸部疾病所致，少数由其他疾病引起。病因可以是功能性的，也可能是器质性的，有些急性胸痛甚至是致命性疾病所致。

【发生机制】

当各种刺激因子如缺氧、炎症、肌张力改变、内脏膨胀、机械压迫、异物刺激、化学刺激、外伤、肿瘤或其他理化因素等造成组织损伤，释放 K^+、H^+、组胺、5-羟色胺、缓激肽、P 物质和前列腺素等致痛物质，刺激胸部的感觉神经纤维产生痛觉冲动，并传至大脑皮层的痛觉中枢引起胸痛。胸部感觉神经纤维有：①肋间神经感觉纤维。②支配主动脉的交感神经纤维。③支配气管与支气管的迷走神经纤维。④膈神经的感觉纤维。另外，除患病器官的局部疼痛外，还可见远离该器官的体表或深部组织疼痛，称为放射痛或牵涉痛。其原因是内脏感觉神经与部分区域体表的感觉神经进入同一脊髓节段后角，当内脏病变的痛觉冲动传入脊髓并兴奋脊髓同一节段的体表感觉神经元，引起大脑产生相应脊髓节段体表区域的痛感。如心绞痛时除出现心前区、胸骨后疼痛外，也可放射至左肩、左臂内侧或左颈、左侧面颊部。

【病因】

1. 胸壁疾病 胸壁软组织挫伤、急性皮炎、皮下蜂窝织炎、乳腺炎、乳腺肿瘤、带状疱疹、肋间神经炎、肋软骨炎、流行性肌炎、肋骨骨折、多发性骨髓瘤、急性白血病等。

2. 胸腔内脏器疾病

（1）心血管疾病 心绞痛、心肌梗死、心肌病、心脏瓣膜病、急性心包炎、胸主动脉夹层、肺栓塞、肺动脉高压症等。

（2）呼吸系统疾病 胸膜炎、胸膜肿瘤、自发性气胸、肺炎、支气管肺癌等。

（3）纵隔疾病 纵隔炎、纵隔气肿、纵隔肿瘤等。

（4）食管疾病　食管贲门失弛缓症、反流性食管炎、食管下段黏膜撕裂、食管癌等。

3. 膈下脏器疾病　急性胰腺炎、肝炎、肝脓肿、肝癌、急性胆囊炎等。

4. 功能性胸痛　无器质性病变，常见心脏神经症、过度换气综合征等。

【诊断要点】

1. 问诊要点

（1）发病年龄　青壮年胸痛多考虑结核性胸膜炎、自发性气胸、心肌炎、心肌病、风湿性心瓣膜病，40岁以上则须注意心绞痛、心肌梗死和支气管肺癌。

（2）胸痛部位　胸壁疾病所致的胸痛常固定在病变部位，局部多有压痛，若为炎症性病变，局部可有红、肿、热、痛表现；带状疱疹所致胸痛，可见成簇的水疱沿一侧肋间神经分布伴剧痛，且疱疹不超过体表中线；肋软骨炎常在第一、二肋软骨处见单个或多个隆起，局部有压痛，但无明显充血；心绞痛及心肌梗死的疼痛或压榨感等多在胸骨后方和心前区或剑突下，可向左肩和左臂内侧放射，亦可达环指与小指，也可放射于左颈或面颊部，常被误认为牙痛；主动脉夹层引起疼痛多位于胸背部，向下放射至下腹，腰部与两侧腹股沟和下肢；胸膜炎引起的疼痛多在一侧胸部；食管及纵隔病变引起的胸痛多在胸骨后；肝胆疾病及膈下脓肿引起的胸痛多在右下胸，侵犯膈肌中心部时疼痛放射至右肩部；肺尖部肺癌（肺上沟癌、Pancoast癌）引起疼痛多以肩部、腋下为主，向上肢内侧放射。

（3）胸痛性质　带状疱疹呈刀割样或烧灼样剧痛；食管炎多呈烧灼痛；肋间神经痛为阵发性灼痛或刺痛；心绞痛呈压迫性、绞榨样、闷胀感；心肌梗死常为剧痛并有恐惧、濒死感；气胸在发病初期有撕裂样疼痛；胸膜炎常呈隐痛、钝痛和刺痛；主动脉夹层常呈突然发生胸背部撕裂样剧痛或锥痛；肺栓塞亦可突然发生胸部剧痛或绞痛，常伴呼吸困难与发绀。

（4）疼痛持续时间　平滑肌痉挛或血管狭窄缺血所致的疼痛为阵发性；炎症、肿瘤、栓塞或梗死所致疼痛呈持续性；如一瞬间或不超过15秒的胸痛，可能为肌肉骨骼神经性疼痛、食管裂孔疝或是功能性疼痛；心绞痛发作时间短暂（持续1~5分钟），而心肌梗死疼痛持续时间很长（数小时或更长）且不易缓解。

（5）诱发和缓解的因素　心绞痛在活动或精神紧张时诱发，休息后或含服硝酸甘油或硝酸异山梨酯后1~2分钟内缓解；心肌梗死所致疼痛则服上述药物无效；食管疾病多在进食时发作或加剧，服用抗酸剂和促动力药物可减轻或消失；胸膜炎或气胸引起的胸痛可因咳嗽或深呼吸而加剧，屏气时可以减轻；肌肉、骨骼和神经性胸痛往往在触摸或胸部运动时加重；功能性胸痛多与情绪低落有关，运动时可减轻或消失。

（6）患病以来一般情况　精神状态、食欲、体重改变、睡眠及大小便情况。

（7）诊疗经过　使用药物的剂型、剂量、时间及疗效。

（8）相关病史　有无外伤如肋骨骨折，有无气管、支气管、肺、胸膜、食管、纵隔，胃疾病史，有无心血管病史或家族史，有无神经官能症。

（9）伴随症状

1）伴有咳嗽、咳痰和（或）发热：常见于气管、支气管和肺部疾病。

2）伴呼吸困难：见于大叶性肺炎、自发性气胸、渗出性胸膜炎、肺栓塞、急性心肌梗死等。

3）伴咯血：常见于肺栓塞、支气管肺癌、支气管内膜结核等。

4）伴苍白、大汗、血压下降或休克：常见于急性心肌梗死、主动脉夹层、主动脉窦瘤破裂和肺栓塞。

5）伴吞咽困难：常见于反流性食管炎、食管癌等。

2. 体查要点

（1）口唇和颊黏膜发绀：常发生于心肺疾病导致严重缺氧后。

（2）胸式呼吸运动受限：见于胸部外伤、流行性胸痛和胸膜炎。

（3）胸廓胸壁有无异常：气胸和大量胸腔积液者，病侧常饱满；皮肤和皮下组织炎症时，局部有红、肿、热、痛；肋软骨炎和肋骨骨折者，局部压痛明显。

（4）肺脏检查有无异常叩诊音（浊音、实音、鼓音）或异常听诊音（干、湿性啰音，以及胸膜摩擦音、管性呼吸音等）。

（5）心界扩大、心音遥远、心率增快及心包摩擦音等见于急性心包炎。

（6）纵隔有无增宽。

（7）腹部有无压痛、包块、肝脾肿大或腹水等。

3. 实验室检查　血常规检查常能提示感染性疾病，C反应蛋白（CRP）、降钙素原（PCT）对炎症特别是细菌性炎症的诊断有益。检测心酶谱、肌钙蛋白对心肌缺血及心肌梗死诊断可提供依据；凝血七项检查对血栓性疾病如肺栓塞有较大的参考价值。

4. 辅助检查　疑有心绞痛者，应在发作时做心电图，或在缓解后做心电图运动试验，观察有否心肌缺血表现；疑有心肌梗死者，应做冠状动脉造影；疑心脏血管疾病者，应做心脏彩超，观察心腔的大小、心肌壁的厚薄、有无返流及肺动脉压力等；疑肺和胸膜肿瘤者，应做胸部CT检查，观察有无块影及其形态特征；进一步明确肿瘤病理特点，需行经皮肺穿刺活检或胸膜穿刺活检、纤支镜检查等；疑有肺梗死者，应做肺通气和灌注核素扫描及肺动脉造影，以明确有无肺血管栓塞，同时查肢体动静脉血管超声了解有否肢体动静血栓形成；疑有胸腔积或腹部病变者，应做B超；疑有食道病变者，应做X线钡餐透视或纤维胃镜；疑有脊椎或脊神经病变者，应做颈、胸椎X线或CT。

【处理要点】

1.明确病因，针对基础疾病治疗。

2. 剧痛者酌情用镇痛剂，但在疑有危重疾病又未明确前，镇痛剂会掩盖病情，需谨慎使用。

3. 如肋间神经痛或带状疱疹患者可用神经封闭疗法。

4. 疑为致死性胸痛应安全转诊。

三、咳嗽咯痰

咳嗽（cough）是由于延髓咳嗽中枢受刺激引起咽肌、膈肌和其他呼吸肌收缩，表现为深吸气后、声门关闭，继以突然剧烈的呼气，冲出狭窄的声门裂隙产生咳嗽动作并发出声音。咳痰是气管、支气管的分泌物或肺泡内的渗出液等借助咳嗽排出。

咳嗽、咳痰是临床常见症状。咳嗽是一种防御性反射，通过咳嗽可以清除呼吸道分泌物及气道内异物。咳嗽也可引起气道内炎症的扩散，剧烈的咳嗽还可导致呼吸道出血、诱发自发性气胸等。同时，频繁的咳嗽可以影响工作与休息。

【发生机制】

咳嗽是由于耳、鼻、咽、喉、支气管、胸膜等区域受到异常气体、异物、局部炎症、渗出物、分泌物、肿瘤等刺激，产生冲动传入延髓咳嗽中枢，再通过运动神经，即喉下神经、膈神经和脊髓神经，分别引起咽肌、膈肌和其他呼吸肌的收缩。

呼吸道发生炎症时，黏膜充血、水肿、黏液分泌增多、毛细血管壁通透性增加，浆液渗出，此时含红细胞、白细胞、巨噬细胞、纤维蛋白等的渗出物与黏液、吸入的尘埃和某些组织破坏物等混合而形成痰液，随咳嗽动作排出。

【病因】

1. 呼吸道疾病 咽喉炎、喉癌等可引起干咳；各种物理（包括异物）、化学、过敏因素刺激鼻咽部至小支气管呼吸道黏膜时，均可引起咳嗽，其中以喉部杓状间隙和气管分叉部黏膜最敏感；支气管炎、支气管扩张、支气管哮喘、支气管内膜结核等疾病；肺部细菌、真菌、病毒、支原体、寄生虫感染、肺部肿瘤等均可引起咳嗽和（或）咳痰。而呼吸道感染是引起咳嗽、咳痰最常见的原因。

2. 胸膜疾病 如各种原因所致的胸膜炎、胸膜间皮瘤、自发性气胸或胸腔穿刺等。

3. 心血管疾病 二尖瓣狭窄或其他原因所致肺淤血、肺水肿，因肺泡及支气管内有浆液性或血性漏出液，引起咳嗽。右心或体循环静脉栓子脱落造成肺栓塞时也可引起咳嗽。

4. 中枢神经因素 从大脑皮质发出冲动传至延髓咳嗽中枢，人体可随意引起咳嗽反射或抑制咳嗽反射。脑炎、脑膜炎时也可出现咳嗽。

5. 其他因素 上气道咳嗽综合征，由于鼻部疾病引起分泌物倒流至鼻后和咽喉部，甚至反流入声门或气管，导致咳嗽。胃食管反流病，由于反流物的刺激，少数患者以咳嗽和哮喘为首发或主要症状。血管紧张素转化酶抑制剂抑制缓激肽酶，引起前列腺素增加，导致刺激性干咳。

【诊断要点】

1. 问诊要点

（1）发病性别与年龄 婴幼儿呛咳的主要原因是异物吸入，青壮年长期咳嗽常见于肺结核、支气管扩张症，男性40岁以上长期吸烟者则须考虑慢性支气管炎、肺气肿、支气管肺癌，青年女性咳嗽须注意支气管内膜结核和支气管腺癌等。

（2）咳嗽性质

1）干性咳嗽：指咳嗽无痰或痰量甚少，常见于急性咽炎、急性支气管炎初期、胸膜疾病、支气管异物、肺癌等。

2）湿性咳嗽：指带有痰液的咳嗽。①痰液性质：可分为黏液性、浆液性、脓性和血性等。黏液性痰多见于急性支气管炎、支气管哮喘及大叶性肺炎的初期，也可见于慢性支气管炎、肺结核等；浆液性痰见于肺水肿；脓性痰见于化脓性细菌性下呼吸道感染如支气管扩张症、肺脓肿等；血性痰见于肺结核、支气管扩张症、肺癌等。②痰液量：健康人很少有痰，急性呼吸道炎症的痰量较少，痰量多常见于支气管扩张症、肺脓肿和支气管胸膜瘘，且排痰与体位有关，痰量多时静置后可出现分层现象：上层为泡沫，中层为浆液或浆液脓性，下层为坏死物质。恶臭痰提示有厌氧菌感染。③痰液颜色：铁锈色痰为典型肺炎球菌肺炎的特征；黄绿色或翠绿色痰，提示铜绿假单胞菌感染；砖红色胶冻状痰见于克雷白杆菌肺炎；白色黏稠且牵连成丝难以咳出，提示有真菌感染；大量稀薄浆液性痰中含粉皮样物，提示棘球蚴病（包虫病）；粉红色泡沫痰是急性肺水肿的特征；如果日咳数百至上千毫升浆液泡沫痰，还需考虑肺泡癌的可能。

（3）咳嗽程度 单声咳常出现在干性胸膜炎、大叶性肺炎等患者；发作性咳嗽可见于百日咳、支气管内膜结核；嗅到异味时咳嗽加剧多见于支气管哮喘患者；长期咳嗽（3个月以上）常见于慢性支气管炎、支气管扩张症、上气道咳嗽综合征、咳嗽变异性哮喘、肺脓肿、肺结核和胃食管反流病。

（4）咳嗽的音色 ①咳嗽声音嘶哑：多为声带的炎症或肿瘤压迫喉返神经所致。②鸡鸣样咳嗽：表现为连续阵发性剧咳伴有高调吸气回声，多见于百日咳、会厌、喉部疾病或气管受压。③金属音咳嗽：常见于纵隔肿瘤、主动脉瘤或支气管癌直接压迫气管所致的咳嗽。④咳嗽声音低微且无力：见于严重肺气肿、声带麻痹及极度衰弱者。

（5）患病以来一般情况 精神状态、食欲、体重改变、睡眠及大小便情况。

（6）诊疗经过 使用药物的剂型、剂量、时间及疗效。

（7）相关病史 有无慢性支气管炎、肺结核、支气管扩张史，有无结缔组织病、尿毒症和恶性肿瘤的病史，有无过敏性疾病史，有无长期粉尘接触史，从事接触有毒、有害气体的工作，有无吸烟史，是否长期接触油烟，是否初入高原，有否服用血管紧张素转换酶抑制剂，有无应用细胞毒药物或非细胞毒药物化疗，有否胸部接触放射治疗，有否进行过胸穿等。

（8）伴随症状

1）伴发热：常见于急性呼吸道感染、肺结核、胸膜炎等。

2）伴胸痛：常见于肺炎、胸膜炎、支气管肺癌、肺栓塞和自发性气胸等。

3）伴呼吸困难：见于喉头水肿、喉肿瘤、支气管哮喘、慢性阻塞性肺病、重症肺炎、肺结核、大量胸腔积液、气胸、肺淤血、肺水肿及气管或支气管异物。

4）伴咯血：常见于支气管扩张症、肺结核、肺脓肿、支气管肺癌、二尖瓣狭窄、支气管结石、肺含铁血黄素沉着症等。

5）伴大量脓痰：常见于支气管扩张症、肺脓肿、肺囊肿合并感染和支气管胸膜瘘。

2. 体查要点

（1）进行性消瘦营养不良，见于肺结核和肺癌。气急明显者，见于气胸、大量胸腔积液、支气管肺炎、哮喘急性发作和肺水肿等。

（2）口咽部有无红肿，扁桃体有否肿大化脓，鼻咽部及喉有否新生物。

（3）气管位置偏向患侧，常见于纤维空洞型肺结核或肺不张；气管偏向健侧，常见于气胸和大量胸腔积液。

（4）有无上腔静脉综合征常见于支气管肺癌。

（5）有无锁骨上淋巴结肿大肺癌转移。

（6）肺脏检查肺部叩诊音变化有无局部浊音实音鼓音或全部过清音；有无闻及湿啰音或哮鸣音。肺结核、气胸、胸腔积液、肺气肿、肺炎、哮喘、肿瘤等会有上述体征变化。

（7）心脏检查有无心浊音界扩大、奔马律，提示心力衰竭。

（8）腹部检查肝脏是否肿大、肝区叩击痛和肝浊音界上移，应注意膈下脓肿或肝脓肿的存在，脾脏肿大应注意白血病、淋巴瘤或结缔组织病的存在。

（9）伴有杵状指（趾）常见于支气管扩张症、慢性肺脓肿、支气管肺癌和脓胸等。

3. 实验室检查 血常规检查常能提示感染性疾病，C反应蛋白（CRP）、降钙素原（PCT）对炎症特别是细菌性炎症的诊断有助。痰细菌培养或痰找结核杆菌、痰找脱落细胞对明确病因诊断帮助大。

4. 辅助检查 考虑咽喉病变时宜查喉镜；考虑支气管肺疾病时应做胸部X线

摄片或 CT 检查，必要时需行经皮肺穿刺活检或胸膜穿刺活检、纤支镜检查等；疑有肺梗死者，应做肺通气和灌注核素扫描以及肺动脉造影，以明确有无肺血管栓塞，同时查肢体动静脉血管超声了解有否肢体动静血栓形成；疑有胸腔积液或胸膜病变者，应做 B 超检查胸腔积液探查定位，必要时做胸穿取胸腔积液标本检查、胸膜活检或胸腔镜检查。

【处理要点】

1. 强调明确病因的重要性，不能单纯对症处理。忽视病因的检查会延误诊断和治疗。

2. 避免各种刺激物，如吸烟、灰尘、烟熏、空气污染和过敏原。

3. 对各种感染，采用有效的抗生素治疗。

4. 过敏性疾病给予抗组胺药和糖皮质激素等。

5. 对于全身性疾病引起肺部受累者，应针对原发病治疗。

6. 咳嗽有痰者，给予祛痰药，促进分泌物引流。

7. 频繁干咳者，可酌情予镇咳药，如可待因等。

四、咯血

喉及喉以下的呼吸道及肺组织的出血，经口腔咯出称为咯血（hemoptysis）。咯血常见于呼吸系统、循环系统疾病，少数由血液系统等其他疾病导致。

【发生机制】

咯血主要是炎症、肿瘤等致支气管黏膜损伤，引起毛细血管通透性增加，或黏膜下血管破裂出血。在我国，引起咯血的首要原因仍为肺结核。其发生机制为结核病变使毛细血管通透性增高，血液渗出，导致痰中带血或小血块；如病变累及小血管，使管壁破溃，则造成中等量咯血；如空洞壁肺动脉分支扩张形成的小动脉瘤破裂，或继发的结核性支气管扩张形成的动静脉瘘破裂，则造成大量咯血，甚至危及生命。心血管疾病致咯血的发生机制：①肺淤血和毛细血管通透性增加，血液漏出到肺泡，见于急性肺水肿。②肺循环和支气管静脉间的侧支循环血管扩张，支气管内膜下曲张的静脉破裂，见于二尖瓣狭窄。③静脉或右心内血栓脱落，阻塞肺血管使肺泡坏死和出血，见于肺栓塞。④支气管黏膜微血管或肺泡毛细管破裂出血，见于慢性心力衰竭肺淤血。

【病因】

1. 支气管疾病 支气管疾病常见的有支气管扩张症、支气管肺癌和慢性支气管炎等；少见的有支气管结石、支气管腺瘤、支气管黏膜非特异性溃疡、支气管内膜结核等。

2. 肺部疾病 肺部疾病常见的有肺结核、肺炎、肺脓肿等；其次有肺淤血、肺栓塞、肺吸虫病、肺真菌病、肺泡炎、肺含铁血黄素沉着症及肺出血 – 肾炎综合征等。

3. 心血管疾病 心血管疾病较为常见有二尖瓣狭窄，其次为心脏病所致继发性肺动脉高压或原发性肺动脉高压，另有肺栓塞、肺血管炎、肺动静脉瘘、肺毛细血管扩张症、高血压等引发的急性左心衰等。

4. 其他 ①血液病：如白血病、血小板减少性紫癜、血友病、再生障碍性贫血等。②某些急性传染病：如流行性出血热、肺出血型钩端螺旋体病等。③风湿性疾病：如结节性多动脉炎、系统性红斑狼疮、Wegener 肉芽肿、白塞病等。④气管、支气管子宫内膜异位症等均可引起咯血。

【诊断要点】

1. 问诊要点

（1）发病年龄 发病年龄及咯血性状对分析咯血病因有重要意义，如青壮年咯血多考虑肺结核、支气管扩张症等；中年以上间断或持续痰中带血除慢性支气管炎外，还须高度警惕支气管肺癌的可能；中老年有慢性潜在疾病出现咳砖红色胶冻样血痰时，多考虑克雷白杆菌肺炎等。

（2）颜色与性状 暗红色血痰常见于二尖瓣狭窄；大叶性肺炎为铁锈色痰；砖红色胶冻状痰见于克雷白杆菌肺炎；反复脓血痰见于支气管扩张症、肺脓肿；急性肺水肿为粉红色泡沫痰；黏稠暗红色血痰见于肺栓塞。

（3）咯血量 少量咯血为每日咯血量在 100mL 以内，常见于急性支气管炎、肺结核、肺癌等；中等量咯血每日出血量为 100 ~ 500mL，常见于二尖瓣狭窄等；大咯血为每日咯血量超过 500mL，或单次咯血量超过 100mL，常见于支气管扩张症、空洞型肺结核、肺脓肿等，大咯血常可阻塞呼吸道，造成窒息死亡。

（4）患病以来一般情况 精神状态、食欲、体重改变、睡眠及大小便情况。

（5）诊疗经过 使用药物的剂型、剂量、时间及疗效。

（6）既往病史和个人史 须注意既往有无肺疾病史、结核病接触史、吸烟史、职业性粉尘接触史、生食海鲜史，是否到流行病疫区及月经史等。如肺寄生虫病所致咯血、子宫内膜异位症所致咯血均须结合上述病史做出诊断。

（7）伴随症状

1）伴发热：常见于肺结核、肺炎、肺脓肿、流行性出血热、肺出血型钩端螺旋体病、支气管肺癌等。

2）伴胸痛：见于支气管肺癌、大叶性肺炎、肺结核、肺栓塞、急性心肌梗死等。

3）伴脓痰：见于支气管扩张症、肺脓肿、空洞型肺结核继发细菌感染等。

4）伴呼吸困难：见于二尖瓣狭窄、急性左心衰、肺栓塞等。

5）伴皮肤黏膜出血：可见于血液病、风湿病及钩端螺旋体病和流行性出血热等。

6）伴杵状指：见于支气管扩张症、肺脓肿、支气管肺癌、法洛四联症等。

7）伴黄疸：须注意钩端螺旋体病、肺炎球菌肺炎、肺栓塞等。

2. 体查要点

（1）口腔、鼻、咽、齿、龈等部位有无出血迹象　上述部位出血不属咯血

（2）皮肤黏膜有无发绀或出血点　前者见于先天性心脏病，后者见于血小板减少性紫癜、白血病、血友病等。

（3）颈部及其他部位淋巴结肿大　常见于结核或肿瘤转移。

（4）肺部有无啰音、局部啰音见于肺部感染、支扩、肺癌等；满布水泡音见于急性左心衰竭，常有粉红色泡沫痰。

（5）有无心脏病体征　如二尖瓣面容、心律不齐、心脏杂音等。

（6）有无杵状指（趾）　常见于支扩、慢性肺肿脓、肺癌、发绀型先天性心脏病等。

3. 实验室检查　血常规了解感染及失血性贫血情况；进行出凝血功能检查、骨髓细胞学检查确定血液系统疾病等。痰细菌学培养，可协助明确呼吸系统疾病病因。

4. 辅助检查　胸部 X 片、CT、MRI、选择性支气管动脉造影及纤维支气管镜检查，可明确呼吸道病变及出血部位；通过放射核素显像、心脏超声、心电图等确定循环系统病因。

【处理要点】

1. 针对病因进行治疗。

2. 大咯血的紧急处理。

（1）嘱咐患者必须将血痰咳出，避免因恐惧而将血液停留在呼吸道导致窒息；窒息时迅速将患者倒置，拍击背部，放鼻导管或气管插管做负压吸引，清除血块。

（2）输血、补液、补充血容量。

（3）止血：脑垂体后叶素 10U 加入 5% 葡萄液 20mL 中缓慢静脉推注（10 ~ 15 分钟），续之再以 10 ~ 20U 加入 5% 葡萄液 500mL 中，缓慢静脉滴注，但应注意垂体后叶素的不良反应。高血压、冠心病、老人及孕妇等禁用；也可合用其他止血剂，如血凝酶等。必要时可经气管镜止血或支气管动脉介入手术止血。

五、呼吸困难

呼吸困难（dyspnea）是指主观上感觉空气不足、呼吸费力，客观上常伴呼吸频率、节律、深度改变的一组临床症状。呼吸困难严重时可出现鼻翼扇动、端坐

呼吸，甚至发绀。

【发生机制】

1. 动脉血气异常　缺氧，二氧化碳潴留，刺激化学感受器，引起呼吸中枢兴奋，出现呼吸加深加快，常见于心肺疾病。

2. 呼吸阻力异常　气道阻力增加和（或）弹性阻力增加使呼吸做功加大，出现呼吸费力，常见于阻塞性通气功能障碍（如慢性阻塞性肺疾病、支气管哮喘等）和限制性通气功能障碍（如肺间质性疾病、胸膜胸壁疾病等）。

3. 呼吸中枢异常　颅脑疾病引起呼吸中枢功能受损，呼吸中枢兴奋性改变，出现呼吸频率、节律、幅度的改变，如潮式呼吸。

4. 血液成分异常　重度贫血、高铁血红蛋白血症、硫化血红蛋白血症引起缺氧；代谢性酸中毒、脓毒血症刺激呼吸中枢。

5. 精神心理异常　癔症、焦虑症、抑郁症等出现心源性呼吸困难。

有些疾病的呼吸困难，可有几种机制参与，如慢性阻塞性肺疾病既有呼吸阻力异常。

【病因】

1. 呼吸系统疾病

（1）呼吸道阻塞　急性喉炎、气道异物、支气管哮喘、慢性阻塞性肺疾病（COPD）、支气管肺癌等。

（2）肺部疾病　肺炎、肺脓肿、肺结核、肺不张、肺淤血、肺水肿、弥漫性肺间质疾病、肺泡癌等。

（3）胸壁与胸膜疾病　胸廓畸形、胸腔积液、气胸、广泛胸膜粘连、外伤、呼吸肌瘫痪等。

（4）膈运动障碍　膈麻痹、大量腹腔积液、腹腔巨大肿瘤、胃肠胀气。

2. 循环系统疾病　先天性心脏病、心脏瓣膜病、冠状动脉粥样硬化性心脏病、高血压性心脏病、心肌炎、心肌病、心包积液、主动脉夹层、肺栓塞和原发性肺动脉高压等。

3. 中毒　糖尿病酮症酸中毒、药物中毒、有机磷中毒、氰化物中毒、亚硝酸盐中毒和一氧化碳中毒等。

4. 神经精神性疾病　中枢神经系统疾病，如脑出血、脑外伤、脑肿瘤、脑炎、脑膜炎、脑脓肿等；周围神经及肌肉疾病，如脊髓灰质炎、格林－巴利综合征、重症肌无力等；精神疾病，如癔症、焦虑症、抑郁症等。

5. 血液病　重度贫血、高铁血红蛋白血症、硫化血红蛋白血症等。

6. 其他　肝硬化门静脉高压所致的肺内分流（肝肺综合征）；各种原因所致的急性呼吸窘迫综合征（ARDS）。

【诊断要点】

1. 问诊要点

（1）发病情况　突发性常见于气道异物、自发性气胸、急性肺栓塞、心源性哮喘；慢性渐进性可见于慢性阻塞性肺疾病、慢性心衰、慢性肺间质疾病；慢性发作性常见于支气管哮喘、心源性哮喘。

（2）发生原因　有无心、肺、血液或神经系统疾病史，有无药物、毒物摄入史，有无外伤或异物吸入史。

（3）呼吸困难的特征　吸气性呼吸困难见于大气道阻塞，如急性喉炎、气道异物；呼气性呼吸困难见于支气管阻塞，如支气管哮喘、慢性阻塞性肺疾病；混合性呼吸困难见于心脏、肺组织、胸膜病变；劳累性呼吸困难见于心肺功能障碍；夜间阵发性呼吸困难见于左心衰。

（4）伴随症状

1）伴发热：多见于肺炎、肺脓肿、肺结核、胸膜炎、急性心包炎等。

2）伴哮鸣音：多见于支气管哮喘、心源性哮喘等。

3）伴咳嗽、咳痰：见于慢性支气管炎、阻塞性肺气肿继发肺部感染、支气管扩张症、肺脓肿等。粉红色泡沫痰见于急性左心衰竭。

4）伴咯血：见于肺结核、支气管扩张症、肺癌、二尖瓣狭窄等。

5）伴胸痛：见于大叶性肺炎、急性渗出性胸膜炎、肺栓塞、气胸、急性心肌梗死、主动脉夹层、支气管肺癌、外伤等。

6）伴意识障碍：见于颅脑疾病、糖尿病酮症、尿毒症、肺性脑病、急性中毒、重症肺炎等。

2. 体查要点

（1）全身状态　有无发热、消瘦、贫血；有无缺氧和二氧化碳潴留；有无急性面容、二尖瓣面容。端坐呼吸见于心肺功能不全；折身呼吸（bendopnea）见于左心功能不全。休克见于急性心肌梗死、重症肺炎、主动脉夹层、动脉瘤破裂等。

（2）胸部体征　气管有无偏移，有无桶状胸、三凹征、矛盾呼吸。呼吸困难伴"三凹征"提示气道阻塞；浅快呼吸见于肺水肿、肺纤维化、肺实质广泛病变；深大呼吸见于代谢性酸中毒；呼吸频率减慢伴节律不齐见于中枢性呼吸衰竭。注意有无气道梗阻体征、肺气肿体征、肺实变体征、气胸体征、胸腔积液体征、心衰体征、心包积液体征。

3. 实验室检查　血常规检查常能提示感染性疾病，C反应蛋白（CRP）、降钙素原（PCT）对炎症特别是细菌性炎症的诊断有助。肌钙蛋白T（TnT）、肌钙蛋白I（TnI）有助于急性心肌梗死的诊断；D-二聚体有助于肺栓塞症的诊断；BNP（脑钠尿肽）有助于心衰的诊断。血液、痰液标本的病原学检查有助于感染性疾病的病因诊断。胸腔积液需胸穿胸腔积液检查。

4. 辅助检查　胸片有助于发现一些心肺疾病，必要时可进行 CT 检查。肺功能检查有助于评估呼吸功能障碍的程度与类型；血气分析有助于诊断呼吸衰竭；心脏影像学检查有助于诊断心源性呼吸困难及发现病因。怀疑心源性呼吸困难还应进行心电图检查。有指征时可进行支气管纤维镜、肺活检检查。

【处理要点】

1. 突发性呼吸困难　①迅速判别呼吸困难的原因，评估生命征。②如气道梗阻所致，应尽量解除梗阻原因，张力性和交通性气胸应急诊处理。③建立静脉通路，吸氧，安全转诊。

2. 发作性呼吸困难　①鉴别心源性哮喘与支气管哮喘。②坐位吸氧，建立静脉通路。③心源性哮喘可考虑吗啡、呋塞米、硝酸甘油处理。④支气管哮喘可考虑糖皮质激素和 β_2 受体激动剂处理。⑤安全转诊。

3. 针对病因处理　明确病因对因治疗。

4. 针对病理生理处理　保持呼吸道通畅，吸痰，氧疗。

5. 慢性病的管理　如哮喘的管理、COPD 的管理、心衰的管理。

六、心悸

心悸（palpitation）是一种自觉心脏跳动的不适感或心慌感。心悸时常伴心率或心律异常，但有些心律正常者也可出现心悸。

【发生机制】

心悸发生机制尚未完全清楚，一般认为心脏活动过度或失常是心悸发生的基础，常与心率、心律、心肌收缩力、心搏出量改变、患者精神紧张及神经敏感有关。

【病因】

1. 器质性心脏病　高血压性心脏病、先天性心脏病（动脉导管未闭、室间隔缺损等）、瓣膜病（主动脉瓣关闭不全、二尖瓣关闭不全等）、冠心病等引起代偿性心室肥大，心脏收缩力增强，心搏量增加，可引起心悸。器质性心脏病晚期出现心力衰竭，心排血量减少，交感神经兴奋性增加，去甲肾上腺素分泌增多，肾素 – 血管紧张素 – 醛固酮系统被激活，心率增快，或并发各种心律失常，均可引起心悸。

2. 心律失常

（1）心动过速　各种原因引起的窦性心动过速、阵发性室上性或室性心动过速等，均可出现心悸。

（2）心动过缓　高度房室传导阻滞（二度、三度房室传导阻滞）、窦性心动过缓或病态窦房结综合征，由于心率缓慢，舒张期延长，心室充盈度增加，心搏强而有力，可引起心悸，尤其在心率突然变慢时感觉更明显。

（3）心律不齐　过早搏动、心房颤动等，由于心脏跳动不规则或有一段间歇，可使患者感到心悸甚至有停跳的感觉。

3. 其他疾病及药物食物影响　①高热或甲状腺功能亢进症：基础代谢与交感神经兴奋性增高，机体耗氧量增加，导致心率加快，心搏量增加，引起心悸。②贫血：血液携氧量减少，器官及组织缺氧，机体为保证氧的供应，通过加快心率、增加搏出量来代偿，故引起心悸，急性失血性贫血时更为明显。③低血糖症、嗜铬细胞瘤：肾上腺素分泌增多，心率加快，心搏量增加，也可发生心悸。④饮酒，喝浓茶和咖啡，大量吸烟，或应用某些药物如肾上腺素、麻黄碱、氨茶碱、咖啡因、阿托品、甲状腺素片等，可引起心悸，但历时短暂，心悸程度与饮食和药物摄入量及个体敏感性有关。

4. 心脏神经症　心脏本身并无器质性病变，是由自主神经功能紊乱所引起，多见于青年女性。临床表现除心悸外，常有多种神经症状，如叹气样呼吸、心前区或心尖部隐痛、头晕、头痛、失眠等表现。

【诊断要点】

1. 问诊要点

（1）病史　有无器质性心脏病、内分泌疾病、贫血、低血糖症、嗜铬细胞瘤等疾病史。

（2）诱因　有无饮浓、咖啡及烟酒等嗜好，有无精神刺激因素，有无使用肾上腺素、麻黄碱、氨茶碱、咖啡因、阿托品、甲状腺素片等药物。

（3）伴随症状及体征　①伴心前区疼痛：见于冠心病（如心绞痛、心肌梗死）、心肌炎、心包炎，亦可见于心脏神经官能症等。②伴晕厥或抽搐：见于高度房室传导阻滞，心室颤动、阵发性室性心动过速、病态窦房结综合征等。③伴发热：见于急性传染病、风湿热、心肌炎、心包炎、感染性心内膜炎等。④伴面色、唇甲苍白：可见于贫血。⑤伴呼吸困难：见于急性心肌梗死、心包炎、心肌炎、心力衰竭、重度贫血等。⑥伴消瘦、多汗、突眼及甲状腺肿大：见于甲状腺功能亢进症。⑦伴焦虑抑郁及失眠多梦：见于心脏神经官能症、围绝经期综合征等。

2. 检查要点

（1）体格检查　以心脏检查为重点，注意心界是否扩大，心率快慢，心律是否规则，心音强弱，各瓣膜听诊区有无杂音，还应注意体温、脉搏、呼吸、血压、甲状腺有无肿大及血管杂音等。

（2）实验室及其他检查　①血常规、血沉检查，可发现贫血，判定有无活动性炎症等。②怀疑风湿性心肌炎时做抗链球菌溶血素"O"测定。③血清心肌酶、心肌坏死标志物测定有助于心肌炎、心肌病、心肌梗死的诊断。④血清三碘甲状腺原氨酸（T_3）、甲状腺素（T_4）、促甲状腺激素（TSH）测定有助于甲状腺功能亢进症的诊断。⑤心电图检查有助于发现心动过速、心动过缓、过早搏动和心房颤动等心律失常。X线胸片、超声心动图检查等有助于判断心脏形态、大小、收缩和舒张功能、瓣膜状态、血流速度等。普萘洛尔试验有助于 β 受体功能亢进综合征的诊断。

【处理要点】

1. 尽量查明心悸的原因，对因处理。
2. 心律失常所致，主要处理心律失常；心衰所致应纠正心衰。
3. 神经精神因素所致可选用 β 受体阻滞剂、镇静剂、抗焦虑药。

七、水肿

水肿（edema）是指人体组织间隙的组织液增多，液体积聚，其中发生于浆膜腔内称为浆膜腔积液，如胸腔积液、腹腔积液、心包积液。水肿可分为全身性水肿与局部性水肿。

【发生机制】

1. 体内外液体交换平衡失调——水钠潴留 某些疾病使肾小球滤过率下降和（或）肾小管对水、钠重吸收增多，即球-管平衡失调，导致水、钠潴留，产生水肿。

（1）肾小球滤过率下降 ①肾小球滤过面积减少：如各种肾炎。②有效滤过压下降：如充血性心力衰竭、肾病综合征等疾病使全身有效循环血容量减少，从而使肾血流量进一步减少，滤过压下降，引起水、钠潴留。此外尿路梗阻也可致有效滤过压下降。

（2）肾小管重吸收水、钠增多 ①心钠素分泌减少：如充血性心力衰竭、肾病综合征等有效循环血量减少时，有排钠利尿作用的心钠素分泌量减少，近曲小管对钠、水的重吸收作用增加，②肾小球滤过分数增加：充血性心力衰竭、肾病综合征等有效循环血量减少的疾病，因出球小动脉比入球小动脉收缩明显，肾小球滤过率相对增高，导致肾小球滤过分数增加，使近曲小管重吸收钠、水增多。③醛固酮、抗利尿激素增多：全身有效循环血量下降或其他原因导致的肾血流量减少可使醛固酮分泌增加，肝脏功能障碍可使醛固酮灭活减少，以上两者均可使醛固酮增多，血浆渗透压增高，刺激抗利尿激素分泌增加，引起水、钠潴留。

2. 血管内外液体交换平衡失调——组织液增多 当维持血管内外体液平衡的因素发生障碍，出现组织间液生成多于回流，则发生水肿，常见以下原因：①毛细血管内滤过压升高，如右心衰竭。②毛细血管通透性增高，如各种炎症。③血浆胶体渗透压降低，如血清白蛋白减少。④淋巴回流受阻，如丝虫病等。

【病因】

1. 全身性水肿

（1）心源性水肿　常见于右心衰竭、缩窄性心包炎。水肿的特点是下垂性、对称性、凹陷性。首先出现在身体下垂部位，最早出现于踝内侧，经常卧床者腰骶部较明显。水肿的程度可因心力衰竭的程度而有所不同，严重者可出现胸腔积液、腹水、心包积液、颜面水肿等。心源性水肿常伴有右心衰竭的其他表现，如肝肿大、颈静脉怒张、肝-颈静脉回流征阳性等。

（2）肾源性水肿　常见于各种肾炎和肾病综合征。水肿的特点是早期晨起时眼睑及颜面水肿，以后逐渐发展为全身水肿，肾病综合征时常出现中度或重度水肿及胸、腹水，凹陷性明显。肾源性水肿常伴有高血压、蛋白尿、血尿、管型尿等肾功能损害的表现。

（3）肝源性水肿　常见于各种原因引起的肝硬化失代偿期，主要表现为腹水，也可出现踝部水肿，而后逐渐向上蔓延，一般头面部及上肢不发生水肿。肝源性水肿常伴有肝功能减退及门静脉高压等其他表现。

（4）营养不良性水肿　见于慢性消耗性疾病、长期营养物质摄入减少、蛋白质丢失性胃肠病、重度烧伤或冻伤、慢性酒精中毒等，导致低蛋白血症或维生素 B_1 缺乏。其特点是水肿常从足部开始，逐渐蔓延至全身，常伴有消瘦、体重减轻、皮下脂肪减少、组织松弛等表现，组织压降低可加重水肿。当及时补充足量的蛋白质和维生素 B_1 后，水肿迅速缓解。

（5）内分泌源性水肿　常见于甲状腺功能减退症、垂体前叶功能减退症、原发性醛固酮增多症、经前期紧张综合征等。

（6）其他因素水肿　如药物性水肿、妊娠高血压综合征、某些结缔组织病、血清病、间脑综合征、硬皮病等。

2. 局部性水肿

（1）局部组织炎症　多由疖、痈、丹毒、外伤等病变引起，伴有局部潮红、灼热、压痛等症。

（2）局部静脉回流受阻　如血栓性静脉炎、下肢静脉曲张、上腔静脉阻塞综合征等。静脉血栓形成如未能建立有效的侧支循环，则可引起局部淤血、水肿、出血、甚至坏死。

（3）淋巴回流受阻　如丝虫病、淋巴管炎、肿瘤压迫等，因淋巴回流受阻引起该处淋巴系统引流区域的局限性水肿，表现为象皮肿。象皮肿是晚期丝虫病特征性表现之一，患部皮肤粗糙、增厚，并起皱褶，皮下组织也增厚。以下肢最常见，其次为阴囊、阴唇、上肢等。

（4）血管神经性水肿　属变态反应性疾病范畴，患者往往有对某些药物、食物或周围环境等过敏史。水肿特点是发生突然、无痛、硬而有弹性、水肿处皮肤呈苍白色或蜡样光泽、水肿中央部微凹陷，多见于面部、舌、唇等处，声门水肿可危及生命。

【诊断要点】

1. 问诊要点

（1）水肿特点　水肿发生的时间、急缓、开始的部位及发展顺序，水肿为全身性还是局部性，是否对称性，有无胸腔积液、腹水，与体位变化及活动的关系。女性患者还应询问水肿与月经、体位的关系及昼夜的变化等。

（2）既往病史　有无心脏、肝脏、肾脏、内分泌、结缔组织病史，有无过敏史，有无应用肾上腺皮质激素、睾酮、雌激素等药物史。

（3）伴随症状及体征　①伴呼吸困难、发绀，多见于心脏病、上腔静脉阻塞综合征等。②伴蛋白尿、高血压、血尿，常提示肾脏疾病，轻度蛋白尿也可见于心源性水肿。③伴肝脏肿大，可见于肝源性、心源性、营养不良性，同时伴颈静脉怒张者见于心源性水肿。④伴肝掌、蜘蛛痣、脾大、腹壁静脉曲张，见于慢性肝病、肝硬化。⑤伴消瘦、体重减轻，见于营养不良。⑥伴乏力、颜面水肿、眉毛、头发稀疏，舌色淡、肥大、反应迟钝、神志淡漠，见于黏液性水肿。

2. 检查要点

（1）水肿情况　区分水肿是全身性还是局部性、凹陷性还是非凹陷性、对称性还是非对称性、组织软硬度、水肿扩散及分布情况。

（2）体格检查　在全身体格检查的基础上重点检查以下各项：①皮肤：注意皮肤色泽、湿润度及毛发的改变。②心血管系统：注意心脏大小、颈静脉及肝-颈静脉回流情况。③腹部：注意肝脾大小、腹壁静脉、肾区叩击痛等情况。④局部水肿，注意有无红、肿、热、痛等情况。

（3）实验室及其他检查　血常规、尿常规检查，肝、肾功能检查，血浆 B 型利钠肽、N-末端心房利钠肽检测，必要时还应进行内分泌功能及自身抗体检查，可针对性地选择心血管的 X 线检查。疑有心脏、肝脏、肾脏、血管等疾病时，可选择超声波检查。

【处理要点】

1.查找病因，对因治疗；利尿消肿，对症处理。

2.心源性水肿，应该治疗心衰，心衰控制好后，水肿自然消退；肝源性水肿，若为肝硬化导致，则需要抗肝硬化治疗，如护肝、营养支持、治疗腹水等；肾源性水肿原因也较多，主要还是对因治疗，若为肾病，则可用糖皮质激素、免疫抑制剂等治疗，肾病被控制后，水肿自然消退。

3.其余病因所导致的水肿，都遵循治疗原发疾病的基本原则。

第二十三章　消化系统常见症状

扫一扫看课件

一、恶心及呕吐

恶心（nausea）为上腹部不适、紧迫欲呕的感觉，常伴有头晕、皮肤苍白、多汗、心动过缓、血压下降等迷走神经兴奋的症状。呕吐（vomiting）是指胃内容物或部分小肠内容物经食管从口腔排出体外的一种保护性反射动作，但频繁而剧烈的呕吐可引起失水、电解质紊乱、酸碱平衡失调、营养障碍，有时还会引起食管 – 贲门黏膜撕裂。神志不清者，呕吐物易误吸造成吸入性肺炎，甚至窒息而危及生命。

【发生机制】

呕吐由延髓的两个位置相邻而功能不同的中枢控制。一个是呕吐中枢，为神经反射中枢，可引起呕吐动作。它接受内脏、躯体、大脑皮质、前庭器官及化学感受器触发带的传入冲动，产生呕吐反射。另一个为化学感受器触发带，其本身不能产生呕吐反射动作。它接受多种药物、化学物、内生代谢物，如吗啡、洋地黄、雌激素、氮芥、硫酸铜、氮质血症、酮体的刺激，引起兴奋，产生神经冲动，并将冲动传入呕吐中枢，再引起呕吐动作。

【病因】

1. 反射性呕吐

（1）消化系统疾病　是引起反射性呕吐最常见的一类病因。

1）胃肠病变：胃源性呕吐如急性或慢性胃炎、急性食物中毒、消化性溃疡、胃肿瘤、幽门梗阻、非溃疡性消化不良等。胃源性呕吐的特点：常与进食有关，常伴有恶心先兆，吐后感轻松。肠源性呕吐如急性肠炎、急性阑尾炎、肠梗阻等。肠梗阻者常伴有腹痛、肛门停止排便排气。

2）肝、胆、胰与腹膜病变：如急性或慢性肝炎、急性或慢性胆囊炎、胆石症、胆道蛔虫、急性胰腺炎、急性腹膜炎等。它们的共同特点是有恶心先兆，呕吐后不觉轻松。

（2）呼吸系统疾病　百日咳、急性或慢性支气管炎、支气管扩张、肺炎、急性胸膜炎、肺梗死等。

（3）心脏血管疾病　如急性心肌梗死、充血性心力衰竭、急性心包炎、主动脉夹层等。

（4）泌尿生殖系统疾病　如泌尿系统结石、急性肾炎、急性肾盂肾炎、急性盆腔炎、急性输卵管炎等。

（5）其他　如急慢性咽炎、青光眼、屈光不正、急性鼻窦炎、急性中毒、令人嫌恶的景象与气味。

2. 中枢性呕吐

（1）中枢神经系统疾病　①脑血管疾病：如高血压脑病、脑梗死、脑出血、椎基底动脉供血不足等。②感染：如脑炎、脑膜炎、脑脓肿、脑寄生虫等。③各种病因引起的颅内高压。颅内高压呕吐的特点是呈喷射状，常无恶心先兆，吐后不感轻松。常伴剧烈头痛、血压升高、脉搏减慢、视神经乳头水肿。④其他：如偏头痛、颅脑外伤。

（2）全身疾病　①感染。②内分泌与代谢紊乱：如早孕反应、甲状腺危象、Addison病危象、糖尿病酮症酸中毒、尿毒症、水电解质及酸碱平衡紊乱等。③其他：如休克、缺氧、中暑、急性溶血。

（3）药物反应与中毒　药物反应如洋地黄、吗啡、雌激素、雄激素、环磷酰胺。中毒如有机磷农药中毒、毒蕈中毒等。

3. 前庭障碍性呕吐　前庭障碍性呕吐常见于迷路炎、梅尼埃病、晕动病。常伴眩晕、皮肤苍白、血压下降、心动过缓等症状。

4. 神经性呕吐　神经性呕吐常见于胃神经症、癔症等，常伴失眠、焦虑，抑郁、头痛等神经症症状。

【诊断要点】

1. 问诊要点

（1）呕吐与进食的关系　进食后出现的呕吐多见于胃源性呕吐，如餐后骤起而集体发病见于急性食物中毒。胃炎、幽门痉挛、神经症的呕吐也常发生在进食后。幽门梗阻发生的呕吐多在餐后6小时以后。

（2）呕吐发生时间　晨间呕吐发生在育龄女性要考虑早孕反应。尿毒症、慢性乙醇中毒也常出现晨间呕吐。鼻窦炎、慢性咽炎常有晨起恶心与干呕。服药后出现呕吐应考虑药物反应。乘飞机、车、船发生呕吐常提示晕动病。

（3）呕吐特点　有恶心先兆，吸吐后感轻松者多见于胃源性呕吐。喷射状呕吐多见于颅内高压。无恶心、呕吐不费力、全身状态较好者多见于神经性呕吐。

（4）呕吐物性质　呕吐物呈咖啡色，见于上消化道出血。呕吐隔餐或隔日食物，并含腐酵气味，见于幽门梗阻。呕吐物含胆汁者多见于十二指肠乳头以下的十二指肠或空肠梗阻。呕吐物有粪臭者提示低位肠梗阻。呕吐物中有蛔虫者见于胆道蛔虫、肠道蛔虫。

（5）伴随症状　①伴发热见于全身或中枢神经系统感染、急性细菌性食物中毒。②伴剧烈头痛见于颅内高压、偏头痛、青光眼。③伴眩晕及眼球震颤见于前庭器官疾病。④伴腹泻见于急性胃肠炎、急性中毒、霍乱等、⑤伴腹痛见于急性胃肠炎、急性胰腺炎、急性阑尾炎及空肠脏器梗阻等，⑥伴黄疸见于急性肝炎、胆道梗阻、急性溶血。⑦伴贫血、水肿、蛋白尿见于肾功能不全。

2. 体查要点　以腹部为重点，注意有无胃肠蠕动波及胃型与肠型、肝脾肿大、压痛、反跳痛、腹肌紧张、肠鸣音异常、震水音等。神经系统应注意意识状态、瞳孔大小、脑膜刺激征及病理反射等，还应注意有无发热、黄疸、呼出异常气味。有指征时进行五官科检查。

3. 实验室检查　包括呕吐物检验，血、尿、大便常规检查。疑肝脏病变，可做肝功能检查；疑肾衰竭，应做肾功能检查；疑脑膜炎，应做脑脊液检查；疑内分泌代谢疾病、需做血液生化及内分泌功能检查。

4 器械检查　消化道疾病可选择 X 线钡餐、内镜、超声检查。疑颅内占位性病变，可做头颅 CT 检查。疑前庭器官病变，可做前庭功能检查。

【处理要点】

1. 病因治疗　①病因已明确者应积极去除。②治疗原发病，如治疗胃肠道疾病、颅内感染、前庭功能障碍等。③疑有颅内情况，及时请神经内科协助诊治。

2. 一般治疗　①呕吐严重时应禁食，必要时胃肠外营养，待呕吐逐渐好转后可流质或半流质饮食。②补液维持水电解质及酸碱平衡。③针灸治疗，胃肠病引起的呕吐，取足三里、内关、中脘，脑部疾病引起的呕吐，取合谷、少商、足三里。

3. 药物治疗　①抗胆碱能药物：阿托品、普鲁苯辛或莨菪碱等。②抗组织胺类药物：苯海拉明、异丙嗪或赛庚啶等。③吩噻嗪类药物：氯丙嗪、奋乃静等。④多巴胺受体阻滞剂：胃复安、吗丁啉等。⑤高选择性 5-HT 受体拮抗剂：格雷司琼、昂丹司琼等。

4. 预防误吸　防止造成吸入性肺炎，甚至窒息。

二、呕血及黑便

呕血与黑便，是上消化道出血的主要表现，上消化道出血严重时可出现急性周围循环衰竭。

【发生机制与病因】

1. 消化系统疾病

（1）食管疾病　食管静脉曲张破裂、食管炎、食管癌、食管异物、食管贲门黏膜撕裂、食管裂孔疝等。大量呕血常由食管异物戳穿主动脉所致。

（2）胃及十二指肠疾病　最常见的原因是消化性溃疡，非甾体抗炎药、肾上腺皮质激素及应激所致的急性胃黏膜病变。其他病因有胃良性或恶性肿瘤、急性或慢性胃炎、胃黏膜脱垂症、十二指肠炎等。

（3）肝、胆、胰疾病　门静脉高压引起的食管与胃底静脉曲张破裂是消化道大出血的常见病因，多由肝硬化所致。胆道感染、胆石症、胆道肿瘤、胰腺癌、急性重症胰腺炎也可引起上消化道出血，但均少见。

2. 血液系统疾病　凡能引起凝血与止血功能障碍的疾病，都可能引起上消化道出血，如白血病、再生障碍性贫血、血小板减少性紫癜、过敏性紫癜、弥散性血管内凝血（DIC）。

3. 急性传染病　肾综合征出血热、钩端螺旋体病、急性重型肝炎等。

4、其他　尿毒症、肺源性心脏病、呼吸功能衰竭等。

上消化道出血的病因很多，目前发病率排在前四位的疾病依次是消化性溃疡、食管与胃底静脉曲张破裂、急性胃黏膜病变及胃癌。

【诊断要点】

1. 问诊要点

（1）发病年龄　中老年人，慢性上腹痛伴厌食、消瘦、贫血者应警惕胃癌；中青年人，慢性反复发作的上腹痛，具有一定周期性和节律性，多为消化性溃疡。

（2）诱因　如饮食不洁、饮酒、严重创伤及服用某些药物（如肾上腺皮质激素、非甾体抗炎药等）。排出黑便时应注意是否因食用动物血、口服药物（铁剂、铋剂）等所引起。

（3）呕血方式　呕吐物为鲜红、暗红色或混有血凝块，多为食管病变出血或提示出血量大、速度快、胃内停留时间短；呕吐物呈咖啡渣样，呈棕褐色，多为胃内病变或提示出血量小、速度慢、胃内停留时间长；在剧烈呕吐后继而呕血，应注意食管贲门黏膜撕裂。

（4）既往病史　是否有消化道系统疾病、血液系统疾病、急性传染病等病史。

（5）伴随症状　①伴慢性、周期性、节律性上腹痛：见于消化性溃疡。②伴右上腹痛、黄疸、寒战高热者：见于急性梗阻性化脓性胆管炎。③伴蜘蛛痣、肝掌、黄疸、腹壁静脉曲张、腹水、脾肿大：见于肝硬化门静脉高压。④伴皮肤黏膜出血：见于血液病及急性传染病。⑤伴上腹部压痛：见于胃、十二指肠、胰腺等病变；

2.检查要点

（1）排除消化道以外的出血因素　①排除口、鼻、咽喉部出血：注意病史询问和局部检查。②排除来自呼吸道出血。③排除进食引起的黑便，如食用动物血，或服用碳粉、含铁剂或含铋剂的药物等。

（2）出血量的估计　呕血与便血量是评估出血量的重要指标，但由于部分血液可较长时间滞留在胃肠道，故还应结合全身表现评估出血量，尤其注意脉搏、血压、贫血程度等。一般情况下，出血量达 5mL 以上可出现大便隐血试验阳性；达 50mL 以上可出现黑便；胃内蓄积血量 250 ~ 300mL 可出现呕血；一次出血量不超过 400mL，一般无全身症状；出血量达 500 ~ 800mL 可出现急性失血性贫血的症状，如头昏、口渴、乏力、皮肤苍白、心悸、出冷汗；当出血量达 800 ~ 1000mL 以上可出现周围循环衰竭。其中血压和心率是判断大出血的关键指标：如果患者由平卧位改为坐位时出现血压下降（下降幅度大于 15 ~ 20mmHg）、心率加快（上升幅度大于 10 次 / 分），已提示血容量明显不足；如收缩压低于 90mmHg、心率大于 120 次 / 分，伴有面色苍白、四肢湿冷、烦躁不安或神志不清，说明已进入休克状态，属于严重大出血。

3.实验室检查　①隐血试验：呕吐物及大便隐血试验阳性，是诊断消化道出血的重要依据。②血常规：有助于出血量的评估。③肝功能检查：异常有助于肝硬化、门静脉高压的诊断。④止血、凝血功能检查：有助于血液疾病的诊断。

4.辅助检查　①上消化道内镜检查：是目前诊断上消化道出血病因的首选方法，且可用于出血的治疗。②腹部超声、CT 检查：对排除肝、胆、胰的疾病有帮助。③选择性动脉造影：经内镜检查诊断仍不明确时选用。

【处理要点】

1.一般急救措施　患者应卧床休息，保持呼吸道通畅，避免因血液吸入气道引起窒息。必要时吸氧，活动性出血期间禁食。严密监测患者生命体征，如心率、血压、呼吸、尿量及神志变化；观察呕血与黑便情况。

2.扩容和抗休克治疗　建立通畅的静脉补液通道，必要时可给予两条通道，快速及时补充血容量，输入全血、血浆、右旋糖酐、其他血浆代用品及平衡液，以维持重要脏器的有效灌注，改善急性失血性周围循环衰竭。

3. 止血措施

（1）非曲张静脉上消化道大量出血（除食管胃底静脉曲张破裂出血之外的其他病因所致，消化性溃疡最常见）

1）抑制胃酸分泌药：临床常用 H_2 受体拮抗药及质子泵抑制剂，以提高和保持胃内较高的 pH，有利于血小板聚集及血浆凝血功能所有的止血过程。治疗大出血时，一般采用能静脉给药的制剂。

2）内镜直视下止血（适用于有活动性出血或暴露血管的溃疡）：治疗方法包括激光光凝、高频电凝、微波、热探头止血、血管夹钳夹、局部药物喷洒和局部药物注射。常用的药物有 1∶10000 肾上腺素、高渗盐水、无水酒精及硬化剂等。

3）手术治疗：溃疡病出血，当上消化道持续出血超过 48 小时仍不能停止；24 小时内输血 1500mL 仍不能纠正血容量，血压不稳定；保守治疗期间发生再出血者；内镜下发现有动脉活动出血等情况，都应尽早进行外科手术。

4）介入治疗：少数不能进行内镜止血或手术治疗的严重大出血患者，可经选择性肠系膜动脉造影，寻找出血病灶，给予血管栓塞治疗。

（2）食管胃底静脉曲张破裂出血

1）药物止血：血管升压素（常用药物）：0.2U/min 持续静滴，根据治疗反应可逐渐增加至 0.4U/min。由于该药有较多副作用，尤其是引起血压升高、心律失常、心绞痛甚至发生心肌梗死等，故多主张对年龄较大的患者同时使用硝酸甘油治疗。生长抑素：研究证实，生长抑素有直接降低门静脉压力的作用，因此，用于治疗门静脉高压所致的食管静脉曲张破裂出血有较满意的疗效。常用的制剂有两种，即 14 肽的天然生长抑素（施他宁）及 8 肽的生长抑素类似物奥曲肽（善宁）。生长抑素对治疗消化性溃疡、急性胃黏膜病变等疾病所致的出血亦有效。

2）气囊压迫止血：是一种有效的，但仅是暂时控制出血的非手术治疗方法。肝硬化门脉高压所致的食管静脉曲张破裂出血，本法的止血效果虽然较好，但食管及胃气囊压迫后患者常不易耐受，且常有吸入性肺炎、窒息，以及压迫部位糜烂、溃疡或组织坏死等并发症发生，目前已不作为常规治疗手段。

3）内镜直视下止血：是目前治疗本病最重要的手段。当药物治疗后出血已经基本停止者，可在内镜下于曲张静脉内或外行硬化剂注射或行曲张静脉套扎术，或者两种方法同时使用，是较为理想的治疗方法。但少数患者发生穿孔、出血、溃疡形成等并发症。近年来有将组织黏合剂注射入胃底出血的曲张静脉内，认为可起到栓塞作用，但可能有静脉或门静脉发生栓塞等的并发症。

4）手术治疗：食管胃底静脉曲张出血采取非手术治疗如输血、药物止血、三腔客硬化剂及栓塞仍不能控制出血者，应做紧急静脉曲张结扎术。此种方法虽有止血效果，但复发出血率较高，如能同时做脾、肾静脉分流手术，可减少复发率。其他手术如门奇静脉断流术、H 形肠系膜上静脉下腔静脉分流术、脾腔静脉分流术等也在临床抢救应用。择期门腔分流术的介入手术死亡率低，有预防性意义。由严重肝硬化引起者亦可考虑肝移植术。

三、腹痛

腹痛（abdominal pain）按起病缓急，分为急性腹痛与慢性腹痛，其中急性腹痛亦称"急腹症"，多见于外科疾病，也可见于其他科的急症，需紧急处理。腹痛表现多样，病因复杂，有功能性的，有器质性的，甚至是危及生命的。

【发生机制】

1. 内脏性腹痛　空腔脏器炎症、溃疡、痉挛或梗阻；实质脏器肿大或炎症；血管阻塞，组织缺血。这些病变刺激通过交感神经传入脊髓，再上传至大脑产生疼痛。内脏性腹痛的特点：①定位差，一般在腹中线区。②多呈绞痛、钝痛、灼痛。③常伴恶心、呕吐、出汗等自主神经症状。

2. 躯体性腹痛　腹膜壁层及腹壁的各种病变刺激经体神经传至脊神经根，引起相应脊髓节段所支配的皮区疼痛。躯体性腹痛定位准确，程度剧烈且持续，常伴明确的压痛与肌紧张，如急性腹膜炎。

3. 牵涉痛　内脏性疼痛信号传入相应脊髓节段，引起相应脊髓节段所支配的皮区感应性疼痛，如肾与输尿管疾病，疼痛牵涉至腰、腹股沟区；急性阑尾炎引起上腹或脐周痛。

【病因】

1. 急性腹痛

（1）腹腔脏器急性炎症　急性胃炎、急性肠炎、急性出血性坏死性肠炎、急性肠系膜淋巴结炎、急性阑尾炎、急性胰腺炎、急性胆囊炎、急性盆腔炎、急性腹膜炎等。

（2）空腔脏器穿孔　消化性溃疡穿孔、外伤肠穿孔、伤寒肠穿孔、胆囊穿孔等。

（3）空腔脏器痉挛梗阻与脏器扭转　肠痉挛、肠梗阻、肠套叠、肠扭转、胆道蛔虫症、胆道结石、泌尿系结石、肠系膜或大网膜扭转、卵巢囊肿扭转等。

（4）实质脏器破裂　肝破裂、脾破裂、异位妊娠破裂、黄体破裂等。

（5）腹腔血管阻塞与破裂　缺血性肠病、门静脉血栓、腹主动脉夹层、动脉瘤破裂等。

（6）其他　①腹壁疾病：腹壁挫伤、脓肿、带状疱疹等。②胸腔脏器疾病：心绞痛、心肌梗死、肺梗死、肺炎、胸膜炎、食管裂孔疝等。③全身疾病：腹型过敏性紫癜、铅中毒、糖尿病酮症酸中毒、尿毒症等。

2. 慢性腹痛

（1）腹腔脏器慢性炎症　如慢性胃炎、慢性胆囊炎、慢性胰腺炎、慢性肝炎、溃疡性结肠炎、Crohn 病、结核性腹膜炎、慢性盆腔炎等。

（2）消化性溃疡　胃十二指肠溃疡等。

（3）实质脏器肿大牵张包膜　肝炎、肝淤血、脾充血等。

（4）肿瘤压迫与浸润　胃癌、结肠癌、胰腺癌、肝癌、淋巴瘤等。

（5）肠寄生虫病　蛔虫病、钩虫病、绦虫病等。

（6）中毒与代谢障碍　铅中毒、尿毒症等。

（7）胃肠功能紊乱　空腔脏器张力改变、功能性消化不良、肠易激综合征等。

【诊断要点】

1. 问诊要点

（1）发病年龄及性别　幼年患儿应注意先天畸形、肠套叠、蛔虫病等；青壮年则消化性溃疡、急性阑尾炎、急性胰腺炎等多见；中老年人应警惕肿瘤、心血管疾病等；胆囊炎、胆石症在肥胖女性中多见；育龄妇女要考虑卵巢囊肿扭转、异位妊娠破裂、黄体破裂等。

（2）腹痛特点

1）起病急缓：腹腔脏器急性炎症大多非急骤发作，但外科急腹症病情可迅速发展，炎症累及腹膜，可出现明确的压痛、反跳痛及腹肌紧张。空腔脏器穿孔起病突然，迅速产生化学性弥漫性腹膜炎，腹膜刺激征明显；空腔脏器痉挛梗阻与脏器扭转一般发病急骤，呈阵发性绞痛；实质脏器破裂起病急骤，常有外伤或女性停经史。

2）腹痛部位：胃十二指肠、胰腺疾病疼痛多在中上腹部；肝胆疾病疼痛多在右上腹；急性阑尾炎早期疼痛在脐周或上腹部，数小时后转移至右下腹；小肠与肠系膜疾病疼痛多在脐周；结肠疾病疼痛多在下腹或左下腹；膀胱及盆腔炎症、异位妊娠破裂疼痛位于下腹部；肾及输尿管疾病腹痛位于腰腹部。弥漫而明确的腹痛常见于急性弥漫性腹膜炎；弥漫而部位不定的腹痛常见于机械性肠梗阻、铅中毒、腹型过敏性紫癜等。

3）腹痛的性质与程度：消化性溃疡常呈上腹隐痛或灼痛，如突然出现剧烈刀割样持续性疼痛且蔓延至全腹，则可能并发急性穿孔。阵发性绞痛提示空腔脏器梗阻。阵发性剑突下钻顶样疼痛提示胆道蛔虫症。胀痛多为实质脏器肿大。持续性、广泛性剧烈腹痛伴腹肌紧张或板状腹，见于急性弥漫性腹膜炎。

4）腹痛的影响因素：胆囊炎或胆石症常因进食油腻食物诱发；急性胰腺炎常有暴饮暴食或酗酒病史；十二指肠溃疡于饥饿时疼痛，进食或服碱性药物可缓解；肠炎引起的腹痛于排便后减轻；胃黏膜脱垂患者左侧卧位可使疼痛减轻；反流性食管炎患者烧灼痛在躯体前伸时明显，而直立位则减轻；胰体癌患者仰卧位时疼痛明显，而前倾位或俯卧位时减轻。

（3）相关病史：有无不洁饮食史、手术外伤史。既往史应询问消化性溃疡、胆囊炎、胆道及尿路结石、寄生虫病及心血管病史。女性应注意月经史。

（4）伴随症状

1）伴寒战发热：提示炎症，见于急性胆道感染、急性胰腺炎、肝脓肿、急性阑尾炎等。

2）伴黄疸：见于肝炎、肝癌、胆道感染、胆道结石、胰腺炎、胰腺癌、急性溶血等。

3）伴呕吐：见于食管、胃肠道疾病，呕吐、肛门停止排便排气提示肠梗阻。

4）伴反酸和嗳气：见于消化性溃疡、胃炎等。

5）伴腹泻：见于肠道炎症、溃疡、肿瘤。

6）伴血便：鲜血便见于下消化道病变，如痢疾、结肠癌、肠套叠等。柏油样便见于上消化道出血。

7）伴血尿：见于尿路结石、尿路肿瘤等。

2. 体查要点

（1）全身状态　有无发热、黄疸、消瘦、贫血。强迫仰卧位，腹式呼吸消失见于急性腹膜炎；辗转体位见于空腔脏器痉挛梗阻。休克见于腹腔脏器破裂、异位妊娠破裂、胃肠穿孔、绞窄性肠梗阻、急性出血坏死性胰腺炎，也可见于急性心肌梗死、中毒性肺炎、主动脉夹层、动脉瘤破裂等，伴皮肤紫癜要考虑腹型过敏性紫癜。

（2）腹部体征　腹部外形及腹壁有无异常，有无疝。肌紧张伴压痛、反跳痛见于急性腹膜炎。右下腹明确的压痛要考虑急性阑尾炎；胆囊点压痛或墨菲症阳性要考虑急性胆囊炎；上腹部压痛伴腰背部痛要考虑急性胰腺炎；腹膜炎伴肝浊音区消失要考虑急性胃肠穿孔；腹膜炎伴移动性浊音及失血表现要考虑腹腔内出血；肠型肠蠕动波伴肠鸣音亢进要考虑机械性肠梗阻；下腹部的压痛要考虑有无妇产科问题。

（3）心肺和妇科检查　有无异常发现。

3. 实验室检查　根据问诊、体查提示，选择相关检测。血尿粪常规检查常能提示一些疾病的诊断。血淀粉酶、血脂肪酶有助于急性胰腺炎的诊断；肌钙蛋白T（TnT）、肌钙蛋白I（TnI）有助于急性心肌梗死的诊断；D-二聚体有助于肺栓塞症的诊断；血糖检测有助于排除糖尿病急症；血铅检测有助于排除铅中毒；肝肾功能检测有助于排除肝肾疾病引起的腹痛。

4. 辅助检查　诊断性腹腔穿刺应为急腹症的常规检查，对腹腔内脏破裂、急性腹膜炎的诊断有助。胸腹部影像学检查有助于腹痛查因；内镜检查有助于排除消化道疾病；心电图有助于急性冠脉综合征的诊断。

【处理要点】

腹痛病因复杂，涉及内、外、妇、儿多科，有些急腹症如不及时正确地处理常危及患者生命。处理上应注意以下要点：

1.辨别腹痛类型 ①区分急性腹痛与慢性腹痛：急腹症需及时正确地诊断与处理。②区分功能性腹痛与器质性腹痛：如腹痛无定处，性质模糊，程度温和，压痛点不固定，无反跳痛及腹肌紧张，无包块，肠鸣音无明显异常，无发热、贫血、白细胞计数增加，生命体征稳定，全身情况好，多为功能性腹痛，腹痛本身多无临床意义。③区分外科急腹症与内科急腹症：一般腹痛部位与性质明确，程度剧烈，压痛固定、明确或压痛性包块，先腹痛后发热，甚至伴反跳痛、腹肌紧张及移动性浊音、肝浊音消失、肠鸣音改变，多为外科（包括妇产科）急腹症，必须紧急处理。

2.急腹症 首先应注意生命征，建立静脉通路。禁食、禁饮、禁灌肠，慎用止痛药。密切观察病情，尤其是中毒、休克、腹膜炎、穿孔、肠梗阻、内出血、心血管急症等征象，做好转诊及术前准备。

3.慢性腹痛 诊断不明确，出现报警症状，如消瘦、黄疸、贫血、便血、腹块等，应转诊上级医院。

四、腹泻

腹泻是指排便次数增多，粪质稀薄或带黏液、脓血及未消化食物。通常每日排便 3 次以上或粪便总量超过 200g，其中含水量超过 80%，即可称为腹泻。临床上分急性腹泻和慢性腹泻两大类。急性腹泻病程少于 2 周，起病急骤，每天排便达 10 次以上，粪便量多而稀薄，排便时常伴腹鸣、肠绞痛或里急后重；慢性腹泻是指病程在 2 个月以上的腹泻或间歇期在 2 ~ 4 周内的复发性腹泻。

【发生机制】

腹泻的发生与肠蠕动过快、胃肠黏液分泌过多、肠黏膜炎性渗出及吸收不良有关，从病理生理角度归纳为以下几个方面。

1.分泌性腹泻 胃肠道分泌大量黏液，超过肠黏膜吸收能力而致的腹泻。如霍乱弧菌肠毒素引起的大量水样腹泻，因霍乱弧菌肠毒素激活肠黏膜细胞内的腺苷酸环化酶，促使环磷酸腺苷（cAMP）含量增加，使分泌到肠腔的水、电解质增多，从而导致腹泻。某些胃肠道内分泌性肿瘤，如胃泌素瘤、血管活性肠肽瘤所致的腹泻也属于分泌性腹泻。

2.渗透性腹泻 由肠内容物渗透压增高，影响肠腔内水与电解质的吸收所致。如口服盐类泻药或甘露醇引起的腹泻。乳糖酶缺乏症，因乳糖不能水解而形成肠内高渗引起的腹泻也属此类。

3.渗出性腹泻 渗出性腹泻是指肠道感染性或非感染性炎症引起的血浆、黏液、脓血等炎性渗出物增多而致的腹泻，如细菌性痢疾、溃疡性结肠炎、Crohn病、肠结核、放射性肠炎及结肠癌溃烂等。

4. 动力性腹泻 因肠蠕动亢进引起肠内食糜在肠道中停留的时间过短，未被充分吸收所致，如急性肠炎、甲状腺功能亢进症、糖尿病、类癌综合征、肠易激综合征等。

5. 吸收不良性腹泻 因肠黏膜吸收面积减少或吸收障碍所致，如小肠大部分切除术后所致短肠综合征、吸收不良综合征、小儿乳糜尿、热带口炎性腹泻、成人乳糜泻及胃、肝、胆、胰腺疾病引起的消化功能障碍导致的腹泻等。

【病因】

1. 急性腹泻

（1）急性肠道疾病 ①各种病原体如病毒、细菌、真菌、寄生虫等引起的急性肠道炎症：如病毒性肠炎、细菌性痢疾、急性阿米巴痢疾、空肠弯曲菌肠炎、侵袭性大肠杆菌肠炎、假膜性肠炎、白色念珠菌肠炎、霍乱、急性血吸虫病等。②细菌性食物中毒：如沙门菌属性、金黄色葡萄球菌性、变形杆菌性及嗜盐菌性食物中毒、肉毒中毒等。③其他：Crohn病、溃疡性结肠炎急性发作、急性缺血性肠病、放射性肠炎及抗生素使用而引起的相关性小肠、结肠炎等。

（2）急性中毒 ①植物性中毒：如食用毒蕈、桐油、发芽马铃薯等。②动物性中毒：如食用河豚、鱼胆等。③化学性中毒：如有机磷杀虫剂、砷、铅、汞等。

（3）全身性疾病 ①急性感染：如败血症、急性病毒性肝炎、钩端螺旋体病、伤寒或副伤寒等。②变态反应性疾病：如变态反应性肠病、过敏性紫癜等。③内分泌性疾病：如甲状腺危象、肾上腺皮质功能减退危象等。④药物副作用：如利舍平、5-氟尿嘧啶、新斯的明等。⑤其他：如尿毒症、移植物抗宿主病等。

2. 慢性腹泻

（1）胃部疾病 如慢性萎缩性胃炎、胃大部切除术后导致的胃酸缺乏等。

（2）慢性肠道感染 如肠结核、慢性细菌性痢疾、慢性阿米巴痢疾、慢性血吸虫病、肠鞭毛原虫病、钩虫病、绦虫病等。

（3）肠道非感染性病变 如溃疡性结肠炎、放射性肠炎、Crohn病、缺血性肠炎、结肠多发性息肉、肠易激综合征、尿毒症性肠炎等。

（4）胃肠道肿瘤 如胃泌素瘤、结肠癌、直肠癌、小肠淋巴瘤、类癌综合征等。

（5）消化和吸收障碍 肝、胆、胰腺疾病，如肝硬化、胆汁淤积性黄疸、慢性胆囊炎、胆石症、慢性胰腺炎、胰腺癌、胰腺切除术后；吸收不良性腹泻，如吸收不良综合征、短肠综合征等。

（6）其他　如甲状腺功能亢进症、肾上腺皮质功能减退症、糖尿病性肠炎、结肠冗长，血管活性肠肽（VP）瘤、类癌综合征、肠易激综合征、系统性红斑狼疮、尿毒症、艾滋病、硬皮病等；药物性影响，如抗生素及抗肿瘤药物、利舍平、甲状腺素、洋地黄类、考来烯胺等。

腹泻病因复杂多样，急性腹泻常见的病因是急性肠道感染和细菌性食物中毒；慢性腹泻常见的病因是肠道非感染性疾病和肠道肿瘤。

【诊断要点】

1.问诊要点

（1）起病情况　确定是急性腹泻还是慢性腹泻，两者病因不尽相同。急性腹泻起病急骤病程短，腹泻次数明显增多，如伴发热，多见于急性肠道感染及细菌性食物中毒；慢性腹泻起病缓慢，病程长，多见于慢性感染、非特异性炎症、吸收不良、消化功能障碍、肠道肿瘤或神经功能紊乱。不同的季节，腹泻又有不同的原因，急性腹泻发生于夏季与秋季时多见于急性肠道感染及细菌性食物中毒。

（2）诱因　通常进食生冷、不洁饮食可引起急性胃肠炎；进食虾、蟹、菠萝可引起过敏性胃肠炎；长期服用广谱抗生素，可导致真菌性肠炎及假膜性肠炎；聚餐后集体爆发腹泻要考虑食物中毒。此外，高脂肪饮食、紧张、焦虑等均可引起腹泻。

（3）大便情况　急性感染性腹泻每日排便可达10次以上，多呈糊状或水样便，少数为脓血便；慢性腹泻每日排便次数增多，可为稀便，也可带有黏液和脓血。临床上水样便常见于急性胃肠炎；米泔水样便见于霍乱；黏液脓血便见于细菌性痢疾、结肠癌、直肠癌；果酱样便伴血腥臭味见于阿米巴痢疾；粪便恶臭并呈紫红色血便见于急性出血性坏死性肠炎；大便带黏液且不含病理成分见于肠易激综合征。

（4）既往史　注意有无慢性肝炎、肝硬化、慢性胆囊炎、慢性胰腺炎、慢性肾病、内分泌疾病及腹部手术史。

（5）伴随症状及体征

1）伴发热：常于急性肠道感染、细菌性食物中毒、全身性感染性疾病及溃疡性结肠炎急性发作期等。

2）伴腹痛：常见于感染引起的腹泻。小肠疾病引起的腹痛位于脐周围；结肠疾病的腹痛则多在下腹部。

3）伴里急后重：提示病变多在直肠、乙状结肠，常见于细菌性痢疾、直肠癌、结肠癌等。

4）伴明显消瘦：见于胃肠道恶性肿瘤、肠结核、吸收不良综合征等。

5）伴皮疹或皮下出血：见于伤寒、副伤寒、过敏性紫癜等。

6）腹泻与便秘交替：见于结肠癌、结肠过敏、肠结核等。

7）伴腹部包块：见于胃肠道肿瘤、增殖型肠结核、血吸虫性肉芽肿、Crohn 病。

8）伴关节疼痛或肿胀：见于溃疡性结肠炎、肠结核、结缔组织疾病、惠普尔（Whipple）病（即肠源性脂肪代谢障碍）等。

2. 查体要点

（1）全身状态 包括生命体征、有无脱水、营养状态、贫血情况，以及皮肤有无黄染、潮红、出血，淋巴结有无肿大等。

（2）腹部体征 注意腹部外形、腹部包块、压痛、肠鸣音改变等情况。

（3）直肠指检 尤其是慢性腹泻伴粪便带血者。

（4）其他检查 注意有无突眼、虹膜炎及关节红肿等。

3. 实验室检查 ①粪便检查：包括外观、显微镜检查、原虫、隐血试验、粪便细菌学检查、粪便脂肪检查。②小肠吸收功能试验：疑有小肠吸收不良性腹泻者，应选择此项试验。③血液检查：包括血常规检查、电解质与酸碱度测定、肝功能及肾功能检查。④血浆激素及介质检测：如甲状腺激素、前列腺素、5- 羟色胺等。

4. 器械检查 ①腹部超声波检查：对腹腔实质性脏器病变的诊断有辅助作用。②X 线钡餐、钡灌肠、肠镜及组织活检检查：对慢性腹泻患者尤为重要。

【处理要点】

腹泻病因复杂，要尽量明确病因，对因治疗。

1. 急性腹泻

（1）对因治疗 急性腹泻大多由感染及食物中毒所致。细菌及寄生虫感染可选用相应的抗生素及抗寄生药治疗；病毒性腹泻多为自限性疾病，主要是对症处理。

（2）对症处理 ①补液：口服补液盐，严重者应静脉补液；②止痛：腹泻明显可使用解痉药止痛。

2. 慢性腹泻

（1）对因治疗 慢性腹泻多为非感染性疾病，治疗上尽量明确病因，对因处理。

（2）支持对症 ①适当使用止泻药；②支持营养；③使用肠道菌群调节剂；④中医治疗。

3. 疑难重症腹泻

（1）急性腹泻伴高热、中毒症状明显、脱水循环衰竭者应安全转诊处理。

（2）慢性腹泻久治不愈、诊断不清者；慢性腹泻伴便血者均应转上级医院处理。

五、黄疸

黄疸是高胆红素血症的表现，即血清总胆红素（total bilirubin，TB）浓度升高致皮肤、黏膜、巩膜及其他组织和体液发生黄染的现象。血清总胆红素浓度正常范围为 5 ～ 17μmol/L，以非结合胆红素（unconjugated bilirubin，UCB）为主。总胆红素浓度在 17.1 ～ 34.2μmol/L 之间时，无肉眼黄疸，称为隐性黄疸或亚临床黄疸；浓度超过 34.2μmol/L，可出现皮肤、黏膜、巩膜等黄染，称为显性黄疸。临床上黄疸一般分为溶血性、肝细胞性、胆汁淤积性三种类型。

（一）胆红素的正常代谢

生成胆红素的原料主要是血红蛋白的血红素。代谢过程包括非结合胆红素的来源与形成、运输，肝细胞对非结合胆红素的摄取、结合及排泄，胆红素的肠肝循环及排泄。

1. 胆红素的来源与形成　正常人每日生成胆红素 250 ～ 360mg，其中 80% ～ 85% 来源于循环血液中衰老的红细胞。血液中约 1% 衰老的红细胞被单核 – 吞噬细胞系统吞噬、破坏，释放出来的血红蛋白在组织蛋白酶作用下分解成珠蛋白和血红素。血红素经微粒体在血红素加氧酶作用下转变为胆绿素，胆绿素再由胆绿素还原酶催化生成胆红素。另外 15% ～ 20% 的胆红素来源于其他途径，如骨髓幼稚红细胞的血红蛋白及肝脏中含有血红素的蛋白质，称为旁路性胆红素。

2. 胆红素的运输　上述形成的胆红素为游离胆红素，因未经肝细胞摄取，未与葡萄糖醛酸结合，称为非结合胆红素。非结合胆红素为脂溶性，能透过细胞膜，对组织细胞特别是脑细胞有毒性作用，但不溶于水，不能从肾小球滤出，故不出现于尿中。非结合胆红素与血浆白蛋白结合，经血液循环到达肝脏。

3. 肝脏对胆红素的摄取、结合及排泄　随血液循环到达肝脏的非结合胆红素可被肝细胞摄取，进入肝细胞后，由胞浆载体蛋白 Y 和 Z 携带，并被运送到光面内质网的微粒体内。非结合胆红素在微粒体内经葡萄糖醛酸转移酶的作用，与葡萄糖醛酸结合，形成结合胆红素（conjugated bilirubin CB），结合胆红素从肝细胞的毛细胆管排出，随胆汁进入胆道，最后排入肠道。结合胆红素为水溶性，可通过肾小球，增多时可从肾小球滤过，从尿中排出。

4. 胆红素的肠肝循环及排泄　结合胆红素进入肠道后，由肠道细菌脱氢还原为尿胆原。大部分尿胆原从粪便排出，称为粪胆原。在肠道下段，无色的粪胆原氧化为黄褐色的粪胆素，而成为粪便的主要颜色。小部分（10% ～ 20%）尿胆原经回肠下段或结肠重吸收，通过门静脉回到肝脏，其中大部分再转变为结合胆红素，又随胆汁经胆道排入肠内，这一过程称为胆红素的"肠肝循环"。从肠道重吸收的小部分尿胆原进入体循环，经肾脏排出体外。尿胆原被空气氧化后生成尿胆素，成为尿液主要色素。

【病因、发病机制和临床表现】

1. 溶血性黄疸

（1）病因

1）先天性溶血性贫血：如遗传性球形红细胞增多症、珠蛋白生成障碍性贫血、蚕豆病等。

2）后天获得性溶血性贫血：①自身免疫性溶血性贫血。②同种免疫性溶血性贫血，如误输异型血、新生儿溶血。③非免疫性溶血性贫血，如败血症、疟疾、毒蛇咬伤、毒蕈中毒、阵发性睡眠性血红蛋白尿等。

（2）发生机制　红细胞破坏增多，非结合胆红素形成增多，如果超出了肝细胞的摄取、结合与排泄能力，最终会出现血中非结合胆红素潴留，超出正常水平。此时血清结合胆红素也可能有轻度增加，但其百分比与正常血清结果相似。总胆红素的浓度通常低于 85.5μmol/L。非结合胆红素增多，结合胆红素的形成会代偿性增多，排泄到肠道的结合胆红素也相应增多，从而尿胆原的形成增多。

（3）临床表现　一般黄疸较轻，呈浅柠檬色。急性溶血时，起病急骤，出现寒战、高热、头痛、腰背酸痛、呕吐，并有不同程度的贫血及血红蛋白尿，尿呈酱油色或茶色，严重者出现周围循环衰竭及急性肾衰竭。慢性溶血主要表现为有家族史，反复发作，贫血、黄疸、脾肿大区三大特征。长期溶血，可并发胆管结石及肝功能损害。

（4）实验室检查　①血清总胆红素增多，以非结合胆红素为主，结合胆红素基本正常或轻度增高，尿胆原增多，尿胆红素阴性，大便颜色变深。②具有溶血性贫血的改变，如贫血、网织红细胞增多、血红蛋白尿、尿隐血试验阳性、骨髓红细胞系列增生旺盛等。

2. 肝细胞性黄疸

（1）病因　如病毒性肝炎、中毒性肝炎、肝硬化、肝癌、钩端螺旋体病、败血症、伤寒等。

（2）发生机制　肝脏具有很强的代偿能力，轻度损害时可不出现黄疸，当肝细胞广泛损害时，则可发生黄疸。受损肝细胞对胆红素的摄取、结合及排泄能力下降，血中非结合胆红素潴留，超过正常水平。未受损的肝细胞仍能将非结合胆红素转变为结合胆红素，结合胆红素部分可从损伤的肝细胞反流入血中，部分由于肝内小胆管阻塞而反流入血中，故血中结合胆红素也增多，剩下的部分仍经胆道排入肠道。从肠道重吸收的尿胆原因为肝脏损害而被转变为结合胆红素的部分减少，大部分经损伤的肝脏进入体循环并从尿中排出，故尿中尿胆原常增多；但肝内胆汁淤积较明显时，进入肠道的胆红素少，形成的尿胆原少，尿中尿胆原也可不增多，甚至减少。

（3）临床表现　黄疸呈浅黄至深黄，甚至橙黄色，患者有乏力、食欲下降、恶心呕吐、甚至出血等肝功能受损的症状及肝脾肿大等体征。

（4）实验室检查　血清结合及非结合胆红素均增多。尿中尿胆原通常增多，尿胆红素阳性。大便颜色通常改变不明显。有转氨酶升高等肝功能受损的表现。

3. 胆汁淤积性黄疸

（1）病因

1）肝外梗阻：常见于外科疾病，如胆管结石、胆管癌、胰头癌、胆管炎症水肿、胆道蛔虫、胆管狭窄等引起的梗阻。

2）肝内梗阻：如肝内胆管泥沙样结石、华支睾吸虫病、原发性硬化性胆管炎。

3）肝内胆汁淤积：由胆汁排泄障碍所致，而无机械性梗阻，常见于内科疾病，如毛细胆管型病毒性肝炎、药物性胆汁淤积、原发性胆汁性肝硬化、妊娠期特发性黄疸等。

（2）发生机制　肝内外梗阻造成梗阻以上的胆管压力增高，胆管扩张，最终肝内小胆管及毛细胆管破裂，胆红素随胆汁流入血液，故血中结合胆红素增多，而非结合胆红素一般不升高。除此之外，肝内胆汁淤积是由于胆汁排泄障碍，毛细胆管的通透性增加，胆汁浓缩而流量减少，导致胆管内胆盐沉淀与胆栓形成。血中结合胆红素增多，故尿胆红素阳性。由于胆红素肠肝循环部分或完全被阻断，故尿胆原减少，甚至消失。

（3）临床表现　黄疸深而色泽暗，甚至呈黄绿色或褐绿色。胆酸盐反流入血，刺激皮肤可引起瘙痒、刺激迷走神经可引起心动过缓。胆石症、胆管炎等引起的肝外梗阻者，常有发热腹痛、呕吐等症状，黄疸来去迅速。胰头癌及壶腹周围癌，常缺乏特征性临床表现，但可有乏力、纳差、消瘦等，黄疸常进行性加重。

（4）实验室检查　血清结合胆红素明显增多。尿胆原减少或消失，尿胆红素阳性。大便颜色变浅或呈白陶土色。反映胆道梗阻的指标改变，如血清碱性磷酸酶、γ-谷氨酰转移酶及总胆固醇等增高。

【诊断要点】

1. 问诊要点

（1）年龄与性别　新生儿黄疸常见于生理性黄疸、新生儿溶血性黄疸、新生儿败血症及先天性胆道闭锁等。儿童与青少年时期出现的黄疸要考虑先天性与遗传性疾病。病毒性肝炎也多见于儿童及青年人。中年以后胆管结石、肝硬化、原发性肝癌常见。老年人应多考虑肿瘤、胆结石。原发性胆汁性肝硬化、胆道系统疾病多见于女性，而原发性肝癌、胰腺癌多见于男性。

（2）病因与诱因　输血后早期出现黄疸见于误输异型血，晚期出现的黄疸则见于输血引起的病毒性肝炎。还应注意有无食鲜蚕豆及毒蕈史，有无服氯丙嗪、甲基睾酮等药物及接触锑剂、氟烷等毒物。

（3）既往史　有无溶血家族史、病毒性肝炎及肝硬化病史，有无胆道结石史、酗酒史、血吸虫病史等。

（4）病程　黄疸急起者常见于急性病毒性肝炎、急性中毒性肝炎、胆石症、急性溶血。黄疸病程长者见于慢性溶血、肝硬化、肿瘤等。黄疸进行性加深者，见于胰头癌、胆管癌、肝癌。黄疸波动较大者常见于总胆管结石等。

（5）伴随症状及体征　①伴寒战、高热：多见于急性胆道梗阻、急性胆道感染、急性溶血、败血症、钩端螺旋体病等。②伴腹痛：右上腹阵发性绞痛，多见于胆管结石及胆道蛔虫病；右上腹持续性疼痛，多见于急性肝炎、肝脓肿、肝癌等。③伴腰痛、血红蛋白尿：见于急性溶血。④伴乏力、恶心呕吐、食欲下降：多见于肝细胞性黄疸。⑤伴皮肤瘙痒、心动过缓：多见于胆汁淤积性黄疸。⑥伴肝肿大：常见于病毒性肝炎、中毒性肝炎、原发性或继发性肝癌、肝硬化。⑦伴胆囊肿大：提示胆总管梗阻，常见于胰头癌、胆总管癌、胆总管结石。⑧伴贫血貌、脾肿大：常见于慢性溶血性贫血。⑨伴腹水：常见于重型肝炎、肝硬化失代偿、肝癌等。

2. 查体要点

（1）排除食物或药物所致的黄染　过多食用胡萝卜、南瓜、橘子等食物，或服米帕林、呋喃类等药物，可引起皮肤黄染。食物所致的黄染，多在手掌、足底皮肤，一般不发生于巩膜和口腔黏膜；药物所致的黄染虽可有巩膜黄染，但以角膜缘周围最明显，离角膜缘越远黄染越浅。

（2）全身状态　注意巩膜、黏膜和皮肤黄疸的严重程度及分布，以及贫血面容等贫血的体征。

（3）腹部检查　注意肝脏、脾脏质地，有无肿大、压痛、结节，胆囊有无肿大、压痛，墨菲征是否阳性，注意有无蜘蛛痣、腹壁静脉曲张、移动性浊音。

3. 实验室检查　对确诊黄疸，确定黄疸的类型、病因及病变部位具有重要意义。胆红素增高可确诊黄疸。溶血性黄疸应进行相应的溶血性贫血的实验室检查；肝细胞性黄疸应重点注意检查肝功能、肝炎病毒、甲胎蛋白等；胆汁淤积性黄疸应进一步检查血清碱性磷酸酶、γ-谷氨酰转移酶有无升高。

4. 器械检查　确定梗阻部位及可能的原因需选择腹部肝、胆、胰脾的超声波、X线、经十二指肠镜逆行胰胆管造影（ERCP）、经皮肝穿刺胆管造影、CT等检查。

【处理要点】

1. 辨别黄疸类型　①真假黄疸的确立：需确定是真性黄疸还是与服药及食物水果引起的皮肤黄染相鉴别。②区分急性黄疸与慢性黄疸。③区分先天性黄疸与后天获得性黄疸：如黄疸家族史、持久或反复黄疸发作、贫血、脾肿大等为先天性黄疸,否则多为后天获得性黄疸。④根据病史、症状、体征,再结合胆红素代谢的实验室检查结果来判断和鉴别溶血性、肝细胞性与胆汁淤积性黄疸。⑤根据实验室及器械检查确定病因及病变部位和性质。

2. 急性黄疸 首先应注意观察生命征,建立静脉通路。慎用对肝肾有损害的药物。密切观察病情变化,尤其是高热、头痛、腹痛、呕吐、出血、血红蛋白尿、中毒、贫血、周围循环衰竭、急性肾衰竭等征象,做好转诊准备。

3. 慢性黄疸 诊断不明确,出现报警症状,如乏力、纳差、恶心、呕吐、消瘦、腹块、脾肿大、腹水等,应转诊上级医院。

第二十四章 泌尿与生殖系统常见症状

扫一扫看课件

一、血尿

血尿包括镜下血尿和肉眼血尿。镜下血尿指尿色正常，显微镜检查离心尿沉渣每高倍镜视野有 3 个以上红细胞。肉眼血尿指尿色呈洗肉水样、酱油色、红色或含有血凝块。

【发生机制】

根据尿中红细胞的来源，分为：①肾实质性血尿：血尿来自肾实质组织。②非肾实质性血尿：血尿来自尿路系统，包括肾盂、输尿管、膀胱及尿道。血尿的发生机制如下：

1. 免疫异常 在致病因素作用下机体产生自身免疫反应，形成免疫复合物沉积在肾小球基底膜，有些自身抗体以肾小球基底膜为靶抗原直接发生免疫反应，导致肾小球基底膜损伤，使红细胞进入尿液形成血尿，如肾小球肾炎、结缔组织病的肾损害。免疫反应使肾小血管发生炎性反应而坏死、扩张、狭窄、闭塞，可造成血尿，如结节性多动脉炎、显微镜下多血管炎和韦格纳肉芽肿等。

2. 感染引起的炎性反应 泌尿系统感染，主要是尿道感染，使尿路的黏膜出现炎性反应，如水肿、淤血、小血管破坏。

3. 泌尿系统组织破坏 泌尿系统的肿瘤、结石和外伤使泌尿系统组织受到破坏侵蚀，造成出血而形成血尿。

4. 运动损伤 运动使肾脏过度移动、挤压、缺血、血管牵拉或扭曲等。

5. 其他 中毒、过敏和肾血管畸形等均可使肾实质缺血、坏死出现血尿。

【病因】

大多数血尿由泌尿系统疾病引起，少数由全身或泌尿系统邻近器官疾病引起。

1. 泌尿系统疾病　如肾小球肾炎、IgA 肾病、泌尿系统感染、结石、结核、肿瘤、多囊肾、外伤、肾下垂、肾梗死、肾血管异常与畸形等。

2. 全身性疾病　包括：①血液病：如血小板减少性紫癜、再生障碍性贫血、白血病、血友病、阵发性睡眠性血红蛋白尿等。②感染性疾病：如流行性出血热、钩端螺旋体病、感染性心内膜炎、猩红热、败血症、流行性脑脊髓膜炎等。③自身免疫性疾病：如系统性红斑狼疮、结节性多动脉炎等。④心血管疾病：如急进性高血压病、充血性心力衰竭等。

3. 尿路邻近器官疾病　如前列腺炎、前列腺肿瘤、急性盆腔及附件炎、急性阑尾炎、直肠癌、结肠癌等刺激或侵犯到膀胱、输尿管时。

4. 理化与药物的肾毒作用　放射性肾炎和膀胱炎；汞、砷、铅和镉等重金属；动植物毒素中毒；如非甾体消炎药、磺胺类药、甘露醇等过量对肾脏的损伤；环磷酰胺引起的出血性膀胱炎；抗凝药肝素、华法林等使用过量。

5. 功能性血尿　少数健康人大运动量后可出现运动性血尿。

【诊断要点】

1. 问诊要点

（1）确定是否为血尿　询问女性是否月经期；有无服用引起尿红色改变的药物（利福平、酚磺肽、大黄等）、食物（如辣椒、甜菜、人工色素等），如进食这些药物或果蔬，可排红色尿，但镜检无红细胞；有无阴道或直肠出血污染；是否为卟啉代谢障碍或损伤引起的肌红蛋白尿等。

（2）血尿性状　尿液鲜红或暗红，有无血块。鲜红提示下尿路出血，尿中有血块多见于非肾小球性血尿。

（3）血尿与排尿的关系　血尿发生于起始、中间还是结束时。血尿时有无排尿疼痛，有排尿疼痛多为膀胱及尿道病变。

（4）血尿与年龄、性别关系　儿童血尿以肾小球肾炎、肾母细胞瘤多见；生育期妇女血尿多见于泌尿系统感染；青年男性血尿多见于 IgA 肾病、尿路结石、前列腺炎等；40 岁以上发生无症状性血尿应除外泌尿系统恶性肿瘤。

（5）既往病史　有无肾炎、尿路结石、肾结核、前列腺病、血液病、心血管疾病（高血压等）、自身免疫性病史。近期是否曾有剧烈运动、腹部或腰部外伤或泌尿道器械检查史。

（6）服药史　有无服用非甾体消炎药、磺胺药、抗生素（如氨基糖苷类药物）、解热镇痛药、抗肿瘤药和抗凝药等。

（7）家族史　有无耳聋、肾炎及多囊肾家族史。

（8）伴随症状　①伴肾绞痛：常见于泌尿系统结石。②伴尿路刺激征：常见于急性膀胱，也见于肾盂肾炎、膀胱结核、肿瘤等。③伴水肿、高血压：多见于肾小球肾炎。④伴腹部肿块：见于肾肿瘤、多囊肾、肾积水、肾脓肿、肾下垂等。⑤伴皮肤黏膜出血：常见于血液系统疾病及感染性疾病。⑥伴发热：见于急性肾盂肾炎、肾结核及全身感染性疾病。⑦伴其他部位的出血：如合并咯血、消化道出血、皮肤黏膜出血和月经过多等，常提示有原发或继发的凝血功能障碍。⑧伴乳糜尿：见于慢性肾盂肾炎、丝虫病等。

2. 体检要点

（1）全身状态　有无发热、贫血、皮疹、皮下出血、水肿；有无高血压、慢性肾病面容；有无外伤；有无消瘦。

（2）腹部体征　有无腹部包块；有无腹部压痛；有无肾及输尿管压痛点、麦氏点的压痛；有无肾区叩击痛；有无肠鸣音亢进。

3. 实验室检查　血常规、尿常规、尿蛋白定量检测，肝肾功能、凝血酶系列检测，血清免疫球蛋白、补体检测，细胞免疫及自身抗体检测，肿瘤相关抗原及标志物检测；怀疑尿路感染行尿液细菌学检查；尿液细胞学检查（尿红细胞形态及管型等）；怀疑肾结核做结核菌素试验；怀疑血液系统疾病还需做骨髓细胞学检查等。

4. 器械检查　腹部 B 超、CT、MRI 检查及泌尿系统造影，膀胱镜检查及肾活检。

【处理要点】

血尿病因复杂，涉及内、外、妇、儿多科，有些血尿如不及时正确地处理可危及患者生命，处理上应注意以下要点。

1. 辨别血尿原因　①首先要分清是真性血尿还是假性血尿，急性血尿需及时正确诊断和处理，尿液常规检查有助于明确血尿。②血尿最常见于泌尿系统疾病，根据是否伴有其他症状分析血尿的原因：无症状的血尿应首先考虑泌尿系肿瘤的可能性；血尿伴有疼痛，尤其是伴有绞痛应考虑尿路结石；如伴有尿痛及尿流中断，应考虑膀胱结石；如伴有明显膀胱刺激症状，则以尿路感染、泌尿系结核以及膀胱肿瘤等多见。③根据"尿三杯"检查初步判定病变部位。

2. 急性处理　首先应注意出血量、生命体征，禁用抗凝、抗血小板聚集药和导致血尿的药物，嘱患者须卧床休息，尽量减少剧烈的活动。大量饮水加快药物和结石排泄，肾炎已发生水肿者应少饮水。应用止血药物，还可合用维生素 C。如考虑血尿由泌尿系感染引起，可口服和注射抗生素。病情严重者，密切观察病情变化，应尽早做好转诊进一步行肾功能检查、泌尿系统影像学检查、膀胱镜检查及肾活检等及术前准备。

3. 积极治疗泌尿系统的炎症、结石及肿瘤等疾病　在平时生活中，不要经常使膀胱高度充盈。感觉到尿意，即排尿，以减少尿液在膀胱存留时间过长。注意劳逸结合，避免剧烈运动。病情变化或诊断不明确，出现报警症状，如水肿、血压升高加重、消瘦、血尿或贫血加重、腹部包块等，应转诊上级医院。

二、尿频、尿急及尿痛

正常成人白天排尿 4～6 次，夜间 0～2 次。如单位时间内排尿次数增多为尿频。患者一有尿意即迫不及待需要排尿，难以控制为尿急。患者排尿时感觉尿道内疼痛或烧灼感，甚至耻骨上区及会阴部疼痛为尿痛。尿频、尿急和尿痛称为膀胱刺激征。

【发生机制】

1. 尿量增多 尿量增多引起多尿，排尿次数增多，如糖尿病、尿崩症等。

2. 下尿路刺激 如炎症、异物、结石、肿瘤等。

3. 膀胱容量减少 如膀胱结核引起膀胱纤维性缩窄、膀胱占位性病变等。

4. 神经精神因素 如精神紧张、习惯性尿频、神经源性膀胱。

【病因】

1. 尿频

（1）生理性尿频 生理性尿频见于饮水过多，精神紧张或气候寒冷及习惯性尿频，特点是每次尿量无减少，也不伴尿频、尿急等其他症状。

（2）病理性尿频

1）尿频伴尿量增多：由于肾脏排尿量增多，尿频而无尿急和尿痛，常见于糖尿病、尿崩症、精神性多饮。

2）尿频而无尿量增多：①炎症性尿频：每次尿量少，常伴尿急和尿痛。常见于膀胱炎、尿道炎、前列腺炎等。②膀胱容量减少性尿频：持续性尿频，药物治疗难以缓解，常见于膀胱结核引起膀胱纤维性缩窄、膀胱占位性病变等。③下尿路梗阻：常伴排尿困难。见于尿道口息肉、前列腺增生等。④神经性尿频：尿量少，不伴尿急、尿痛，常见于癔症、神经源性膀胱等。

2. 尿急、尿痛

（1）感染性

1）下尿路感染：如急性膀胱炎、尿道炎、膀胱结核，尿急症状特别明显。

2）上尿路感染：如肾盂肾炎、肾结核等。

3）邻近器官感染：急性前列腺炎常有尿急，慢性前列腺炎常因伴腺体增生肥大而有排尿困难、尿线细和尿流中断。

（2）非感染性 膀胱和尿道结石或异物刺激黏膜产生尿急，如膀胱及尿道结石、肿瘤和异物。

尿道炎多在排尿开始时出现疼痛；膀胱炎和前列腺炎常出现终末性尿痛。

【诊断要点】

1. 问诊要点

（1）排尿情况　了解尿频程度、每日尿量，如每小时或每天排尿次数、每次排尿间隔时间及每次排尿量。

（2）尿痛的部位和时间　排尿时耻骨上区痛多为膀胱炎；排尿毕时尿道内或尿道口痛多为尿道炎。

（3）既往史　有无结核病、糖尿病、尿路感染、尿路结石、盆腔炎等病史。

2. 伴随症状

（1）伴发热　见于肾盂肾炎、肾结核、急性盆腔炎、阑尾炎。

（2）伴血尿　见于急性膀胱炎、膀胱肿瘤、泌尿系统结石、结核等，无痛性血尿多见于膀胱癌。

（3）伴脓尿　见于泌尿道感染及结核。

（4）尿频伴口渴、多饮及多尿　见于糖尿病、尿崩症、精神性多尿等。

（5）伴尿线细、排尿困难　见于前列腺增生症。

（6）伴尿失禁　见于神经源性膀胱。

（7）伴有血尿、午后低热、乏力及盗汗　见于肾结核、膀胱结核。

（8）伴尿频、尿急、尿痛及尿流突然中断　见于膀胱结石堵住出口或后尿道结石嵌顿。

【处理要点】

1. 一般治疗　
急性期注意休息，多饮水，勤排尿，反复发作者积极寻找病因，去除诱发因素。

2. 抗感染治疗

（1）用药原则　①根据尿路感染的位置，是否存在复杂尿感的因素，选择抗生素的种类、剂量及疗程。②选用致病菌敏感的抗生素。无病原学结果前，一般首选对革兰阴性杆菌有效的抗生素，尤其是首发尿路感染。治疗三天症状无改善，应按药敏结果调整用药。③选择在尿和肾内浓度高的抗生素。④选用肾毒性小，副作用少的抗生素。⑤单一药物治疗失败、严重感染、混合感染、耐药菌株出现时应联合用药。

（2）急性膀胱炎　对女性非复杂性膀胱炎，SMZ–TMP（800mg/160mg，每日2次，疗程3天，呋喃妥因（50mg，每8小时1次，疗程5～7天），磷霉素（3g单剂）被推荐为一线药物。这些药物效果较好，对正常菌群的影响相对小。由于细菌耐药的情况不断出现，且各地区可能有差别，应根据当地细菌的耐药情况选择药物。其他药物，如阿莫西林、头孢菌素类、喹诺酮类也可以选用，疗程一般3～7天。不推荐喹诺酮类中的莫西沙星，因为该药不能在尿中达到有效浓度。停服抗生素7天后，需进行尿细菌定量培养。如结果阴性表示急性细菌性膀胱炎已治愈；如仍有真性细菌尿，要继续给予 2 周抗生素治疗。

（3）肾盂肾炎

1）首次发生的急性肾盂肾炎致病菌 80% 为大肠埃希菌，在留取尿菌检查标本后应立即开始治疗，首先对革兰阴性杆菌有效的药物。72 小时显效者无须换药，否则应按药敏结果更改抗生素。病情较轻者：可以门诊口服药物治疗，疗程 10 ~ 14 天。常用药物有喹诺酮类（如氧氟沙星，0.2g，2 次 / 日；环丙沙星 0.25g，2 次 / 日或左氧氟沙星），半合成青霉素类（如阿莫西林 0.5g，3 次 / 日）、头孢菌素类（如头孢呋辛 0.25g，2 次 / 日）等。治疗 14 天后，通常 90% 可治愈。如尿菌仍阳性，应参考药敏试验，选用有效抗生素继续治疗 4 ~ 6 周。严重感染全身中毒症状明显者：需住院治疗，应静脉给药。常用药物，如氨苄西林、头孢噻呋钠、头孢曲松钠、左氧氟沙星。必要时联合给药。

2）慢性肾盂肾炎：治疗的关键是积极寻找并去除易感因素，急性发作时治疗同急性肾盂肾炎。

（4）复发作尿路感染、复杂性尿路感染等：应积极寻找诱因，有效控制基础疾病，静脉使用广谱抗生素。

（5）妊娠期尿路感染：宜选用毒性小的抗菌药，如阿莫西林、呋喃妥因或头孢菌素类等。

三、白带异常及阴道流血

（一）白带异常

白带（leucorrhea）是由阴道黏膜渗出液、宫颈管及子宫内膜腺体分泌液等混合而成，其形成与雌激素作用有关。正常白带呈白色稀糊状或蛋清样，黏稠、量少、无腥臭味，称为生理性白带。生殖道炎症如阴道炎、急性子宫颈炎、子宫炎或发生癌变时，白带量显著增多且有性状改变，称为病理性白带。

【发生机制】

1. 生殖器官的炎症、肿瘤　各种病原体如阴道毛滴虫、假丝酵母菌、淋球菌、衣原体、人型支原体等引起的生殖器官炎症，阴道恶性肿瘤、宫颈癌、子宫内膜癌、子宫黏膜下肌瘤、输卵管癌等生殖器官肿瘤均可导致白带异常。

2. 雌激素异常　雌激素水平降低，阴道壁萎缩，黏膜变薄，上皮细胞内糖原减少，局部抵抗力降低，以需氧菌为主的其他致病菌过度繁殖，从而引起炎症，导致白带异常。

3. 全身性疾病　糖尿病、长期应用广谱抗生素、大剂量应用免疫抑制剂、妊娠及接受大剂量雌激素治疗的患者可导致白带异常。

【病因】

1.生殖道炎症：外阴炎、前庭大腺炎、各种阴道炎、急性子宫颈炎、子宫内膜炎等。

2.生殖道肿瘤：宫颈癌、子宫内膜癌、输卵管癌、子宫黏膜下肌瘤等。

3.异物及阴道内残留积脓。

4.激素类药物应用。

【诊断要点】

1.发病因素　外阴阴道假丝酵母菌病常见于有糖尿病、长期使用广谱抗生素、大量应用免疫抑制剂史及妊娠女性。滴虫性阴道炎、淋病奈瑟氏菌阴道炎、急性宫颈炎往往有不洁性生活史及性生活不卫生。萎缩性阴道炎常见于自然绝经或人工绝经后的女性患者。

2.临床表现及辅助检查

（1）白带性状　灰黄色或黄白色泡沫稀薄白带多见于滴虫性阴道炎。凝乳块或豆渣样白带见于外阴阴道假丝酵母菌病。白色匀质白带，伴鱼腥味常见于细菌性阴道病。脓性白带，色黄或黄绿，多有臭味见于急性宫颈炎。米泔水样白带见于输卵管癌。白带中带血时可见于宫颈癌、子宫内膜癌等。

（2）妇科检查

1）外阴充血水肿见于急性外阴炎。

2）前庭大腺红肿触痛发热，形成脓肿有波动感。

3）阴道黏膜散在出血点，甚至宫颈有出血斑点形成"草莓样宫颈"要考虑滴虫性阴道炎。

4）老年性阴道炎：阴道皱襞消失，萎缩、菲薄，有散在点状出血斑，有时可见浅表溃疡。

5）宫颈口处肿物粉红色，表面光滑，宫颈外口边缘清楚，见于子宫黏膜下肌瘤。宫颈接触性性出血可见于急性宫颈炎、宫颈癌早期。外生型子宫颈癌，宫颈口可见息肉状、菜花状、赘生物常伴感染，质脆易出血，内生型表现为子宫颈肥大，质硬。子宫颈管膨大，晚期癌组织坏死脱落，形成溃疡空洞，伴恶臭。向下侵犯阴道，可见赘生物生长或阴道壁变硬，宫旁组织受累，双合诊、三合诊检查可扪及子宫颈旁组织增厚、结节状、质硬或形成冰冻骨盆状。

6）子宫内膜癌晚期可有子宫增大，合并积脓可有明显压痛。癌灶浸润周围组织时，子宫固定或在宫旁扪及不规则结节状物。

（3）辅助检查

1）分泌物病原学检查：阴道分泌物中检到阴道毛滴虫提示滴虫性阴道炎。检到假丝酵母菌的芽生孢子或假菌丝提示外阴阴道假丝酵母菌病。阴道分泌物PH＞4.5、检到线索细胞、胺试验阳性见于细菌性阴道病。宫颈分泌物检到淋球菌、衣原体、人型支原体介于急性宫颈炎、女性盆腔炎性疾病。

2）盆腹腔影像学检查：B 超提示宫颈、宫腔异常回声，考虑宫颈、宫腔占位性病变，如宫颈癌、黏膜下子宫肌瘤、子宫内膜息肉、子宫内膜恶性肿瘤等。磁共振、CT 等有助于疾病临床分期。

3）病理学检查：是宫颈恶性肿瘤、子宫黏膜下肌瘤、子宫内膜恶性肿瘤等的确诊依据。

【处理要点】

1. 滴虫性阴道炎　治疗都采用口服抗滴虫药物，性伴侣须同时治疗，初次治疗可选择甲硝唑片，2g 单次口服，或甲硝唑片400mg，每日 2 次，连服 7 日。

2. 外阴阴道假丝酵母菌病（VVC）　消除诱因，根据患者情况选择局部或全身抗真菌药物。以局部用药为主。

（1）局部用药，可选用克霉唑制剂、咪康唑制剂、制霉菌素制剂。

1）克霉唑制剂，1 粒（500mg），单次用药；或每晚 1 粒（150mg），连用 7 日。

2）咪康唑制剂，每晚 1 粒（200mg），连用 7 日；或每晚 1 粒（400mg），连用 3 日；或 1 粒（1200mg），单次用药。

3）制霉菌素制剂，每晚 1 粒（10 万 U），连用 10 ~ 14 日。

（2）全身用药，常用药物，氟康唑胶囊 150 毫克顿服。

复杂性患者治疗重点去除病因并预防复发，适当延长治疗疗程。

3. 细菌性阴道病　首选甲硝唑，400mg 口服，每日 2 次，共 7 日。

4. 萎缩性阴道炎　治疗原则，以补充雌激素、增强阴道抵抗力、抑制细菌生长为主。

5. 急性子宫颈炎　急性子宫颈炎主要选择抗生素治疗，包括经验性和针对病原体的抗生素治疗。

6. 子宫黏膜下肌瘤　手术治疗。

7. 生殖道恶性肿瘤　早期以手术治疗为主，晚期以综合治疗为主。

（二）阴道流血

阴道流血为妇产科最常见的主诉之一。女性生殖道任何部位的病变，包括阴道、宫颈、宫体及输卵管均可发生阴道流血，虽然绝大多数出血来自宫体，但不论其源自何处，除正常月经外，均称阴道流血。

【发生机制与病因】

1. 与妊娠有关的子宫出血　与妊娠有关的子宫出血包括流产、异位妊娠、葡萄胎、产后胎盘部分残留和子宫复旧不全等。

2. 生殖器炎症　生殖器炎症包括阴道炎、急性子宫颈炎、宫颈息肉和子宫内膜炎等。

3. 生殖器良性病变 生殖器良性病变包括子宫内膜息肉、子宫腺肌病、子宫内膜异位症等。

4. 生殖器肿瘤 子宫肌瘤是引起阴道流血的常见良性肿瘤。其他几乎均为恶性肿瘤，包括阴道癌、子宫颈癌、子宫内膜癌、子宫肉瘤、妊娠滋养细胞肿瘤、输卵管癌等。

5. 损伤、异物和外源性性激素 生殖道创伤如阴道骑跨伤、性交所致处女膜或阴道损伤。放置宫内节育器，幼女阴道内放入异物等均可引起出血。雌激素或孕激素使用不当也可引起"突破性出血"或"撤退性出血"。

6. 卵巢内分泌功能失调 在排除妊娠及所有器质性疾病后，主要包括无排卵性和排卵性异常子宫出血两类。另外，子宫内膜局部异常、月经间期卵泡破裂造成的雌激素水平短暂下降也可致子宫出血。

7. 与全身疾病有关的阴道流血 与全身疾病有关的阴道流血如血小板减少性紫癜、再生障碍性贫血、肝功能损害等，均可导致子宫出血。

【诊断要点】

1. 年龄 新生女婴出生后数日有少量阴道流血，系因离开母体后，雌激素水平骤然下降，子宫内膜脱落所致。幼女出现阴道流血，应考虑有性早熟或生殖道恶性肿瘤的可能。青春期少女出现阴道流血，都为无排卵性异常子宫出血。生育期妇女出现阴道流血，应考虑与妊娠相关的疾病。围绝经期妇女出现阴道流血，以无排卵性异常子宫出血最多见，但应首先排除生殖道恶性肿瘤。绝经后女性首先考虑恶性肿瘤。

2. 阴道流血的形式

（1）经量增多 经量增多（＞80mL）或经期延长，月经周期基本正常，为子宫肌瘤的典型症状，其他如子宫腺肌病，排卵性异常子宫出血，放入宫内节育器，均可有经量增多。

（2）周期不规则的阴道流血 多为无排卵异常子宫出血，但围绝经期妇女应注意排除早期子宫内膜癌。性激素和避孕药物引起的"突破性出血"，也表现为不规则阴道流血。

（3）无任何周期可辨的长期持续阴道流血 多为生殖道恶性肿瘤所致，首先应考虑子宫颈癌或子宫内膜癌的可能。

（4）停经后阴道流血 发生于生育期妇女，应首先考虑与妊娠有关的疾病，如流产、异位妊娠、葡萄胎等；发生于围绝经期妇女，多为无排卵性子宫出血，但应首先排除生殖道恶性肿瘤。

（5）阴道流血伴白带增多 一般应考虑晚期子宫颈癌、子宫内膜癌或黏膜下肌瘤伴感染。

（6）接触性出血　在性交后或阴道检查后，立即有鲜血出现，应考虑急性子宫颈炎、宫颈癌、宫颈息肉或子宫黏膜下肌瘤的可能。

（7）经间期出血　若发生在下次月经来潮前 14 ~ 15 天，历时 3 ~ 4 天，且血量少，偶可伴有下腹疼痛和不适，多为排卵期出血。

（8）经前或经后点滴出血　月经来潮前数日或来潮后数日，持续极少量阴道褐色分泌物，可见于排卵性异常子宫出血或为放置宫内节育器的副作用。此外，子宫内膜异位症亦可能出现类似情况。

（9）绝经多年后阴道流血　若流血量极少，历时 2 ~ 3 天即净，多为子宫内膜脱落引起的出血或萎缩性阴道炎；若流血量较多、流血持续不净或反复阴道流血，应考虑子宫内膜癌可能。

（10）间歇性阴道排出血性液体　应警惕有输卵管癌的可能。

（11）外伤或阴道流血　常见于骑跨伤后，流血量可多可少。

【处理要点】

1. 与妊娠有关的出血处理要点

（1）自然流产

1）先兆流产：适当休息，禁性生活。黄体功能不全者给予孕酮片口服，或黄体酮针肌注；甲状腺功能减退者可口服小剂量甲状腺素片。定期复查超声。

2）难免流产：一旦确诊，应尽早使胚胎及胎盘组织完全排出，同时使用抗生素预防感染。

3）不全流产：一经确诊，应尽快行刮宫术或钳刮术，清除宫腔内残留组织，阴道大量流血伴休克者应同时输血输液，并给予抗生素预防感染。

（2）异位妊娠　应根据患者的生命体征、腹腔内出血征象、胚胎活性、患者意愿等决定是否行手术治疗、药物治疗和期待治疗。

（3）葡萄胎　诊断一经成立应及时清宫，组织物送病理检查。术后定期复查血 β–HCG，必要时二次清宫。

2. 产后出血的处理要点。

（1）少量或中等量阴道流血，应给予广谱抗生素、子宫收缩剂及支持疗法。

（2）怀疑胎盘、胎膜、蜕膜残留者，在静脉输液、备血及准备手术的条件下行清宫术。刮出物应送病理检查，以明确诊断，术后继续给予抗生素及子宫收缩剂。

（3）怀疑有剖宫产子宫切口裂开者，少量阴道流血应住院，给予广谱抗生素及支持疗法，密切观察病情变化；如阴道出流量多，可行剖腹探查或腹腔镜检查进行止血。

（4）肿瘤引起的阴道流血，按肿瘤性质、部位做相应处理。

3. 排卵异常子宫出血的处理要点

（1）无排卵性异常子宫出血　治疗原则是出血期止血并纠正贫血，血止后调整周期，预防子宫内膜增生和异常子宫出血的复发，有生育要求者促排卵治疗。青春期少女以止血、调整周期为主；生育期妇女以止血、调整月经周期和促排卵为主；绝经过渡期妇女则以止血、调整月经周期减少经量、防止子宫内膜癌变为主。常用性激素药物止血和调整月经周期。出血期可辅以促进凝血和抗纤溶药物，促进止血，必要时手术治疗。

（2）排卵性异常子宫出血　黄体功能不足者给予促进卵泡发育、促进月经中期 LH 锋形成、黄体功能刺激疗法、黄体功能补充疗法、口服避孕药。子宫内膜不规则脱落者可与孕激素、绒毛膜促性腺激素、复方口服避孕药治疗。子宫内膜局部异常者建议先行药物治疗，推荐治疗顺序为：左炔诺孕酮宫内缓释系统（LNG–IUS），氨甲环酸抗纤溶治疗或非甾体类抗炎药，短效口服避孕药、孕激素子宫内膜萎缩治疗。药物治疗无效，无生育要求者可行手术治疗。

4. 生殖道恶性肿瘤引起的阴道流血处理要点

（1）子宫黏膜下肌瘤和子宫内膜息肉　宫腔镜下子宫黏膜下肌瘤、子宫内膜息肉电切割术。

（2）子宫颈恶性肿瘤　根据临床分期、患者年龄、生育要求、全身情况、医疗技术水平及设备条件等综合考虑，制定适当的个体化治疗方案，采用手术和放疗为主、化疗为辅的综合治疗。

（3）子宫内膜癌　首选手术治疗。晚期或手术治疗后有复发高危因素的可以放疗联合手术。化疗适用于晚期或复发性子宫内膜癌，也可用于术后有复发高危因素患者的治疗，常用药物有顺铂、多柔比星、紫杉醇等。孕激素治疗主要用于保留生育功能的早期子宫内膜癌患者，也可作为晚期或复发子宫内膜癌患者的综合治疗方法之一。

第二十五章　运动系统常见症状

扫一扫看课件

一、颈肩痛

颈肩痛是指颈部、肩部疾病引起的头痛、颈痛、肩痛、上背部痛、上肢放射性痛及脊髓受压后产生的四肢症状。

【发生机制】

1. 颈椎活动度大，活动频率高，易引起急、慢性损伤、退行性变，因而导致颈肩及上肢的症状。炎症、结核或梅毒感染可致椎体及附件破坏，脓液或坏死组织对神经造成压迫，造成神经损伤的表现。脊髓或神经根本身的疾病则造成传导功能障碍。

2. 当胸廓出口由于颈肋或斜角肌紧张、变形时，对臂丛神经下干造成刺激或压迫，引起下臂丛损伤的表现。当肩袖急性损伤或慢性劳损时，位于肩袖中央的冈肌腱容易出现炎症和退行性变，甚至钙化，从而加重冈上肌键与肩峰的摩擦，引发肩部疼痛。

3. 颈肩部远处的疾病可导致颈肩部的牵涉性疼痛。

【病因】

1. 颈部疾病　颈椎的炎症、结核、肿瘤、骨质增生、软组织损伤，颈椎间盘突出，颈椎先天性畸形，颈椎半脱位；颈髓或神经根病，包括肿瘤、脊髓空洞症、臂丛神经炎、脊髓梅毒。

2. 肩部疾病　胸廓出口综合征、肩部的神经卡压、肩袖损伤、冈上肌腱钙化、冈上肌腱炎、肱二头肌长头腱炎、急性滑囊炎、肩周炎等。

3. 远处疾病　心肌梗死、胸膜炎、膈疝等，由于牵涉痛可出现颈肩、肩胛间、胸背部疼痛。

【诊断要点】

1. 问诊要点

（1）有外伤史者需详细了解受伤的全过程，包括外力的方向、力度、受伤后的情况，伤后的治疗经过等。

（2）单纯颈肩痛多因局部肌纤维组织炎、颈椎结核、肿瘤等引起。

（3）伴随症状

1）颈肩痛伴发热：无外伤者颈肩痛伴发热是炎症性疾病的表现，应注意咽部感染而诱发的寰椎脱位。

2）颈肩痛伴头痛或呼吸肌麻痹：多见于上颈段病变。

3）颈肩疼痛伴上肢的放射性痛、麻木，甚至肌肉萎缩：多见于下颈段病变压迫、刺激臂丛神经根所致的颈痛。

4）后枕痛伴有猝倒、偏头痛、耳鸣或心血管系统症状：多见于椎动脉受压痉挛缺血。

5）颈肩疼痛伴四肢麻木，走路不稳、呈蹒跚步态，胸腹部有束带感：常见于颈髓受压或缺血。

2. 体查要点

（1）椎间孔挤压试验　嘱患者向患侧倾斜头部，检查者双手置头顶逐渐加压或拳头轻叩检查者手背，使椎间孔压缩变小，使已受压的神经根受到进一步压迫而产生肢体放射性痛、麻木者为阳性。

（2）颈后伸试验　颈由中立位后伸并在头部加压，出现肢体放射性疼痛、麻木者为阳性，该试验也称 Jackson 试验。

（3）臂丛神经牵拉试验　患者头稍低并转向健侧，检查者一手抵于患者头部，另一手握住患者手腕向相反方向牵拉，出现上肢放射性疼痛、麻木者为阳性。此试验在神经根型颈椎病、臂丛损伤、前斜角肌综合征患者中均可呈阳性结果。

（4）前斜角肌加压试验　检查者用拇指在锁骨上窝内侧相当于前斜角肌处加压，上肢疼痛、麻木者为阳性，见于神经根型颈椎病和前斜角肌综合征患者。

（5）旋颈试验　本试验检查椎动脉功能状态，患者颈略后伸并向左右旋转，引起头晕、头痛、耳鸣、视物不清、呕吐或猝倒者为阳性。检查时应谨慎小心，以防发生意外。

（6）Hoffmann 征　检查者用左手握住被检查者腕部，右手食指和中指夹持其中指，并向上提拉，使腕部处于轻度过伸位，再用拇指的指甲急速弹刮被检查者中指的指甲，如有拇指屈曲内收，其余四指轻微掌曲反应，为阳性。

3. 辅助检查

（1）X 线平片及动态侧位片　可以了解颈椎的形态、有无病变、骨折及移位等情况；颈椎的生理曲度情况；椎前阴影宽度；骨关节畸形；椎间隙改变；骨赘；椎管大小等。

（2）颈椎斜位片　可用于了解椎间孔大小，形态等。

（3）颈椎的断层摄影　包括 X 线断层和 CT 扫描。

（4）颈椎的磁共振检查　利用组织中质子密度和自旋状态成像，较 CT 更先进，图像更清晰，甚至被誉为活的解剖图谱；对软组织疾病特别敏感。

（5）其他检查　脊髓造影、血管造影、肌电图检查等。

【处理要点】

1.多数颈肩痛可采取非手术疗法即可减轻或缓解症状。①家庭（自我）疗法：改善与调整睡眠状态，包括枕头的质地、高低、形状，床铺的选择，睡眠的体位等。纠正工作中不良体位，包括定期改变头颈部体位，定期远视，调整桌面高度与倾斜度之间活动等。自控牵引疗法包括牵引带牵引、徒手牵引、颈围的使用和体育疗法。②颈部的固定与制动：可使颈部安静，维持正常体位，避免加重颈部外伤，恢复颈椎的内外平衡，术前准备，警示及提示作用。常用方法包括牵引疗法、颈部支架、保健颈围及颈部石膏等。③手法：理疗及封闭疗法，包括：按摩疗法（对非脊髓型颈椎病所致的慢性颈肩痛均不采用此方法）、推拿疗法、推搬疗法。④封闭疗法：包括痛点封闭和硬膜外封闭两种。

2.对颈肩痛反复发作、病情较重、非手术疗法不能使症状减轻者，需做转诊并做好术前准备。

二、腰腿痛

腰腿痛是以腰部和腿部疼痛为主的一组症候群，多由外伤、肌肉劳损、退行性病变等引起。体力劳动者较多见。病因复杂，脊柱、脊神经、脊椎旁软组织和内脏疾病都可能引起腰腿痛。

【发生机制】

1.脊柱源性疼痛　脊柱源性疼痛为脊柱和脊柱相关结构异常而引起的疼痛，临床上最常见，多由软组织（椎间盘、韧带和肌肉）的改变引起。一般在活动时疼痛加剧，休息时缓解。

（1）退行性变　腰部长时间承受负荷，使椎间盘、腰椎椎体、韧带等发生退行性变。椎间关节与椎间盘的退变导致骨质增生、腰椎变形、椎间盘突出、椎管狭窄等，其周围软组织（韧带和肌肉）亦发生相应的病理改变，可引起不同程度的腰腿痛。

（2）慢性劳损　长时间固定体位、搬抬重物用力不当、劳动强度过大或运动过量等，导致腰部肌肉、筋膜、韧带损伤。这些急、慢性损伤，使肌肉纤维痉挛、变性，韧带的撕裂和瘀血的机化粘连，如腰肌劳损等可引起腰腿痛。

（3）先天发育异常　先天性结构异常而引起腰腿痛。

（4）外伤或手术后遗症　腰部严重外伤或腰部手术后，局部结构的损伤，影响脊柱内稳定，引起腰腿痛。

（5）其他原因　结核、肿瘤、风湿、类风湿、代谢性骨病等病变，因骨质破坏、炎症及钙丢失等引起腰腿痛。

2. 神经源性疼痛　最常见的原因是腰椎神经根张力、刺激或受压导致单侧或双侧下肢疼痛，其他原因有丘脑肿瘤导致下肢的烧灼痛，蛛网膜刺激及硬膜肿瘤导致的背痛等。神经纤维瘤、神经瘤、室管膜瘤，以及可累及神经根的囊肿和肿瘤，常发生在上腰椎，在常规 CT 扫描或 MRI 阅片时易疏漏。

3. 血管源性疼痛　腹主动脉瘤或周围血管疾病（PVD）可引起腰背痛或类似坐骨神经痛的症状。腹主动脉瘤可表现为与活动无关的深在腰痛。臀上动脉供血不足引起臀部疼痛伴有跛行，行走时会加重，静止站立后减轻。疼痛可沿坐骨神经支配的区域向下肢放射。疼痛不因脊柱负荷增加的一些活动（如弯腰、俯身、上举等）而出现或加重。周围血管疾病的症状与椎管狭窄相似，通常有疼痛和下肢无力，短距离行走后可诱发或加重。而椎管狭窄的显著特征是疼痛不因站立静止而缓解。

4. 内脏源性疼痛　可由肾或骨盆内脏的疾病引起，如较大的囊肿、腹膜后肿，妇科疾病（如痛经、卵巢病变、子宫脱垂、宫颈癌等）、泌尿道病变（如肾盂肾炎、尿路结石等，后位阑尾炎、前列腺炎症），均能牵涉下腰背痛、骶尾痛或会阴部及大腿痛。本类疼痛与脊柱源性腰背痛不同的是疼痛不因活动而加重，也不因休息而减轻，却通过辗转翻身可减轻。

【病因】

1. 腰部本身疾病。

（1）损伤性　脊椎骨折与脱位、韧带劳损、肌肉劳损、黄韧带增厚、后关节突紊乱综合征、腰椎间盘突出症、腰椎管狭窄症、脊柱滑脱症。

（2）退行性及萎缩性骨关节痛　椎体外缘及关节突关节边缘骨唇形成，腰椎间盘变性及骨质疏松等。

（3）先天性畸形　如隐性脊椎裂，第 5 腰椎骶化、骶椎腰化，钩状棘突及半椎体等。

（4）姿势性　脊柱侧凸畸形，腰前凸增加，驼背等。

（5）炎症、结核、风湿及类风湿性病变　脊柱化脓性骨髓炎、脊柱结核、风湿性关节炎、强直性脊柱炎等。

（6）肿瘤　转移癌较多见，如乳腺癌和前列腺癌转移等，原发于脊柱的肿瘤有血管瘤，骨巨细胞瘤和脊索瘤等。

（7）代谢性骨病　甲状旁腺功能亢进、骨质疏松。

2. 神经系统疾病　腰椎神经根病变或受压、丘脑肿瘤、神经瘤、神经纤维瘤、室管膜瘤等。

3. 血管病变　常见于腹主动脉瘤、臀上动脉供血不足等。

4. 内脏疾病　如下所示。

（1）消化系统疾病　消化性溃疡、胰腺癌、直肠癌、阑尾炎等。

（2）泌尿生殖系统疾病　肾盂肾炎、肾周围脓肿、尿路结石、肾囊肿、前列腺炎等。

（3）妇科疾病　子宫体炎、附件炎、子宫后倾、盆腔肿瘤、子宫脱垂等。

【诊断要点】

1. 问诊要点

（1）病史　详细地询问，包括患者的年龄、性别、职业、外伤和手术史、强直性脊柱炎家族史、发病诱因和起病情况、疼痛的性质和部位、病程的长短、以往的身体情况等。

（2）临床表现与分类　①根据起病急缓大致可分为急性腰腿痛（疼痛突然发生，多较剧烈）和慢性腰腿痛（疼痛持续发生，多是程度较轻或时重时轻）。②根据疼痛的性质分为钝痛、酸痛、胀痛、麻痛、放射痛、牵涉痛、持续性痛、间歇性痛、阵发性痛等。③有无夜间疼痛明显，晨起时脊椎部位僵硬，活动后稍缓解等。

（3）并发症　如患者开始时仅是腰腿痛，逐渐出现一侧下肢无力，跛行，继而发生截瘫；若为转移癌所致，预后差，可能导致更多的并发症发生。

2. 体检要点

（1）脊柱检查　脊柱视、触、叩诊，及脊柱活动度检查。神经系统检查包括直腿抬高及加强试验等。做检查时，应尽可能减少移动患者或使之变换体位。

（2）相应的关节及内脏器官检查（如心血管检查、腹部检查等），以排除其他疾病。

3. 实验室检查

（1）血液一般检测　血常规。

（2）其他血液检测　血沉、C反应蛋白、凝血酶系列、类风湿因子、抗链球菌溶血素O、自身抗体、组织相溶性抗原（HLA–B27）（对强直性脊柱炎有特异性诊断意义）、肿瘤标志物及相关抗原、甲状旁腺激素、血钙等检测。

（3）尿液分析　泌尿系结石疼痛发作期，尿液镜检红细胞呈阳性。

4. 器械检查

（1）平片检查　脊柱各段的摄片一般包括前后位和侧位，可根据需要拍左、右斜位片。疑有骨性病变如骨折、结核、肿瘤、椎弓峡部不连与脊柱滑脱等，应进行平片检查。平片不能诊断腰部软组织损伤和腰椎间盘突出症，故此类患者不需常规拍摄 X 线片。

（2）CT 检查　CT 能显示脊柱的横断面，故可发现结核、肿瘤的早期病灶，有助于腰椎管狭窄症（诊断此病优于其他检查）和腰椎间盘突出症的诊断。

（3）MRI 检查　诊断腰椎间盘突出症优于 CT 检查。

（4）脊髓造影　明确脊髓病变情况。

（5）考虑泌尿系结石者需做的检查　尿液分析、泌尿系超声检查、腹部平片、静脉肾盂造影。

（6）考虑急性动脉栓塞者须做详细检查　一般检查（血脂测定、心电图、心功能以及眼底检查等）、多普勒血流超声检查、动脉造影、磁共振血管造影（MRA）和数字减影血管造影（DA）等。

【处理要点】

1. 常见急性腰腿痛的处理要点

（1）应给予制动平卧、止痛对症处理，并考虑以下问题后做出初步判断：是否躯体的功能障碍？临床诊断是否有误？如是否腹主动脉瘤破裂引起？是否机械性疼痛？病史和体格检查是否可以提示定位线索？根据影像学资料是否存在结构性病变，并能解释相应的临床症状？

（2）考虑椎管内急性进行性压迫性疾病，如出血、外伤骨折压迫等，应转诊并做好术前准备。

（3）考虑腰椎间盘突出症可采用：硬板床平卧；腰围支持带；给予止痛药物，或者给予甘露醇和小剂量糖皮质激素地塞米松静脉滴注。转诊：封闭疗法、管注射疗法、骶椎管液体疗等。

（4）考虑结石嵌顿于肾盂输尿管交界处或输尿管各段，造成急性肾绞痛，或感染性疾病引起的疼痛，应予对症处理，采用解痉止痛药缓解疼痛，如阿托品 0.5mg 皮下注射或山莨菪碱（654-2）10mg 肌内注射，或哌替啶 50mg ~ 100mg 肌内注射可以缓解疼痛。针对感染，静脉给予抗生素如喹诺酮类药物等治疗，并立即转诊。

（5）如下肢出现疼痛、苍白、厥冷、麻木、运动障碍和动脉搏动减弱和消失，考虑急性动脉栓塞，常见于风湿性心病、心房颤动和心肌梗死等。应给予绝对卧床，取头高脚低位，使下肢低于心脏平面，同时观察患侧肢体皮肤颜色、皮肤温度、脉搏的变化情况及生命体征，并立即转诊，以便根据情况采取：①非手术治疗：降低血脂和血压，解除血液高凝状态，促使侧支循环形成，常用药物有阿司匹林、双嘧达莫、烟酸肌醇、前列腺素和妥拉唑林等；溶栓治疗。②手术治疗：给予手术取栓治疗。

2. 常见慢性腰腿痛的处理要点

（1）椎间盘突出症、椎管狭窄症、腰椎滑移症、软组织损害等常见疾病，如保守治疗无效，或椎管内慢性压迫性疾病，如各种良恶性肿瘤等，应转诊并做好术前准备。

（2）嘱患者采用正确的姿势，使用硬板软垫床，防止风寒、潮湿的侵袭，控制饮食，减轻体重。

（3）保守治疗：药物治疗、卧床休息、物理治疗（电疗、磁疗、光疗、热疗等）、按摩、牵引、针灸、熏蒸、局部封闭等，可以缓解症状。

（4）针刀闭合性手术：对骨质增生、退行性变、腰肌劳损、腰椎间盘突出症、腰椎管狭窄症及绝大部分损伤性腰腿痛及内科疾病引起的腰腿痛，疗效较好。

3. 内脏疾病引起腰腿痛的治疗　需积极治疗原发病。

第二十六章　神经系统常见症状

扫一扫看课件

一、头痛

头痛（headache）是指额、顶、颞及枕部的疼痛。根据发病的缓急可分为急性头痛（病程在 2 周内）、亚急性头痛（病程在 3 个月内）和慢性头痛（病程大于 3 个月）。

【发病机制】

头痛的发生主要由于头部疼痛敏感组织及神经纤维的过度放电。颅内痛觉敏感仅限于部分血管及脑膜，而颅外各层组织及毗邻组织对痛觉均敏感。痛觉神经包括三叉神经、面神经、舌咽神经、迷走神经、第 1 ~ 3 颈神经。头痛发生的主要机制有：①各种原因引起的颅内外血管的收缩、扩张以及血管受牵引或伸展。②脑膜受刺激或牵拉。③具有痛觉的脑神经被刺激、挤压或牵拉。④头、颈部肌肉的收缩、颈椎病变、颈神经被刺激、挤压或牵拉。⑤五官病变。⑥生化因素及内分泌紊乱。⑦神经功能紊乱。有少部分的头痛患者虽无痛敏组织及神经纤维的异常放电，但存在心理反应异常。

【病因】

1. 颅内病变　颅内病变包括：①感染：如脑膜炎、脑膜脑炎、脑炎、脑脓肿等。②血管病变：如脑出血、脑血栓形成、脑栓塞、蛛网膜下腔出血、高血压脑病、脑供血不足、脑血管畸形等。③占位性病变：如脑肿瘤、颅内转移癌、白血病时颅内浸润、脑囊虫病、脑血吸虫病、脑包虫病等。④颅脑外伤：如脑震荡、脑挫伤、硬膜下血肿、颅内血肿、脑外伤后遗症等。⑤其他：如偏头痛、丛集性头痛（组织胺性头痛）、腰椎穿刺后头痛等。

2.颅外病变　颅外病变包括：①颈椎病及其他颈部疾病等。②神经痛：如三叉神经痛等。③眼、耳、鼻及牙齿疾病所致的头痛：眼源性头痛如屈光不正、青光眼等；耳源性头痛如中耳炎、乳突炎等；鼻源性头痛如鼻炎或鼻窦炎症、肿瘤等；牙源性头痛如龋齿、牙周炎等。

3.全身性疾病　全身性疾病包括：①急性与慢性感染：如流感、伤寒、钩端螺旋体病、慢性肝炎、肺炎等发热性疾病。②心血管疾病：如高血压病、慢性心功能不全等。③中毒：外源性中毒如铅、酒精、一氧化碳、有机磷农药、药物（如颠茄、水杨酸类）等中毒；内源性中毒如尿毒症等。④其他：中暑、低血糖、贫血、肺性脑病、系统性红斑狼疮、月经期及绝经期头痛等。

4.神经症　如神经衰弱及癔症性头痛等。

【诊断要点】

1.问诊要点

（1）病程及起病情况

1）急性头痛：急性起病的头痛，常提示颅内血管性疾病（如蛛网膜下腔出血、颅内动脉瘤或脑血管畸形出血）；若伴有发热者常见于感染性疾病（如脑膜炎）；急剧的头痛集中于一侧并伴一只眼睛疼痛提示急性青光眼。

2）亚急性头痛：也可能是严重疾病的表现，特别是当头痛进行性加重时，必须询问近期有无颅脑外伤（如硬膜外血肿）；有无发热或颈项强直（如亚急性脑膜炎）；有无精神症状、呕吐、缓脉等（如原发或转移脑瘤）；有无动脉硬化等病史。

3）慢性头痛：临床上大多数慢性头痛为良性的。青壮年长期的反复发作性头痛或搏动性头痛，多为血管性头痛（如偏头痛）或神经症。慢性肌收缩性头痛多为紧张性头痛。

（2）头痛的特点

1）头痛的部位：明确头痛部位是单侧、双侧、前额或枕部，局部或弥散，颅内或颅外，对病因的诊断有重要价值。颅内或全身急性感染性疾病所致头痛，多为全头痛，呈弥散性，较少放射。蛛网膜下腔出血头痛常牵涉至颈部。反复发作的一侧眶后或额颞部搏动性头痛见于偏头痛、丛集性头痛。紧张性头痛位于双侧颈部或全头部。三叉神经痛的部位与其分支分布的范围有关。颅内疾病如脑炎、脑膜炎、脑肿瘤等引起的头痛常较弥散与深在，其部位不一定与病变部位相符合，但疼痛多向病灶同侧放射。颅外病变（眼、鼻、牙源性）多为浅表性头痛，位于刺激点或受累神经分布的区域内。高血压病引起的头痛多在额部或整个头部。神经性头痛部位不定，常呈弥漫性全头痛。

2）头痛的性质：高血压性及血管性头痛多为胀痛、搏动性痛。蛛网膜下腔出血多表现为在剧烈活动中或活动后出现爆裂样局限性或全头部剧痛。颅脑损伤导致的头痛多为钝痛。紧张性头痛多为重压感、紧箍感。偏头痛多为一侧搏动性头痛或钻痛。丛集性头痛、三叉神经痛多呈电击样痛或刺痛。

3）头痛的程度：头痛的程度一般分轻、中、重，但与病情的轻重并无平行关系且与患者对痛觉的敏感性有关。一般以三叉神经痛、偏头痛、脑膜刺激征所致的头痛最为剧烈。高血压性头痛在血压极度升高时可发生严重头痛，常是高血压脑病或高血压性脑出血的先兆。鼻源性、牙源性的头痛多为中度。脑肿瘤疼痛在一个较长时间内多为轻度或中度。

4）头痛发生的时间与规律：某些头痛可发生在特定时间，如颅内占位性病变往往清晨加剧，是睡眠后颅内压相对增高所致。高血压性头痛也常于晨间加剧，以后逐渐减轻。鼻窦炎可出现有规律的清晨头痛，与睡眠中鼻窦内脓液积蓄有关。丛集性头痛常在夜间发生。眼源性头痛在长时间阅读后发生。女性偏头痛常在月经期发作频繁。脑肿瘤所致头痛通常为慢性进行性，可有长短不等的缓解期。脑外伤性头痛有明确的病史。神经性头痛病程较长，有明显的波动性与易变性的特点。

5）头痛加重或缓解的因素：如摇头、咳嗽、打喷嚏、用力排便等可使颅内压增高的动作，常使脑膜炎、脑肿瘤与血管性的头痛加剧。神经性头痛因精神紧张、焦虑、失眠等诱发或加重。丛集性头痛在直立位时可缓解。腰椎穿刺后的头痛则因直立位而加重。颈肌急性炎症时的头痛可因颈部运动而加剧。慢性或职业性颈肌痉挛所致头痛，可因活动或按摩颈肌而逐渐缓解。组织胺试验可诱发丛集性头痛；而麦角胺可使偏头痛缓解。

（3）头痛的伴随症状

1）伴发热：体温升高与头痛同时出现者，常为急性感染、中暑等；急性头痛后出现体温升高，可见于脑出血、某些急性中毒、颅脑外伤等。

2）伴剧烈呕吐：提示颅内压增高，如脑膜炎、脑炎、脑肿瘤等；头痛在呕吐后减轻者可见于偏头痛。

3）伴剧烈眩晕：见于小脑肿瘤、椎基底动脉供血不足、基底型偏头痛等。

4）伴脑膜刺激征：见于脑膜炎、蛛网膜下腔出血。

5）伴意识障碍：急性头痛伴意识障碍可见于颅内急性感染、蛛网膜下腔出血、一氧化碳中毒等；慢性头痛出现神志逐渐模糊，提示有发生脑疝的危险。

6）伴癫痫发作：可见于脑血管畸形、脑寄生虫病或脑肿瘤等。

7）伴视力障碍　多见于眼源性（如青光眼）和某些脑肿瘤；短暂的视力减退可见于椎－基底动脉供血不足发作。

8）伴畏光、畏声等症状：偏头痛发作时可伴有畏光、畏声等症状。

2. 体查要点

（1）测体温、呼吸、脉搏、血压及观察面容　发热见于急性感染、中暑、某些急性中毒、脑出血后等；体温过低见于垂体前叶功能减退症、急性乙醇中毒等。呼吸急促常见于心功能不全或急性高热。血压升高见于高血压病。急性面容见于脑出血、中暑、急性乙醇中毒、急性颠茄类中毒等。急性一氧化碳中毒者口唇呈樱红色。

（2）神经系统检查　注意有无偏瘫、脑膜刺激征等。伴偏瘫者为一侧性脑血管病；伴脑膜刺激征当考虑脑膜炎、脑膜脑炎与蛛网膜下腔出血。眼球活动障碍见于动眼神经麻痹和展神经麻痹，需排查脑肿瘤；一侧眶上孔、上颌孔或颏孔处压痛见于三叉神经痛。

（3）头颈部检查　头颅（颅骨内陷、头皮血肿及局部压痛、头颅活动受限）、眼（球结膜充血或水肿、瞳孔缩小或大小不等、眼球运动障碍、近视或屈光不正、视盘水肿、眼压增高、视野缺失）、鼻（蛙状鼻、鼻旁窦压痛、鼻黏膜肿胀和分泌物增多）、口腔（口唇樱桃红色、口唇发绀、口唇疱疹、齿龈铅线、龋齿、牙龈肿胀）、颈部（活动受限、颈项强直、颈椎压痛等）。

3. 实验室检查要点　周围血象检查可提示有无化脓性炎症；尿毒症时血中肌酐、尿素氮明显增高。脑脊液（CSF）检查是诊断中枢感染、蛛网膜下腔出血的重要诊断依据。血气分析：肺性脑病、一氧化碳中毒时有明显的改变。脑寄生虫病时可作抗原皮内试验。

4. 器械检查　器械检查包括 X 线摄片、CT、放射性核素脑扫描、数字减影血管造影（DSA）、MRI 等，对颅内占位性或血管性疾病、颅骨骨折、颅骨疾病、颈椎病、鼻窦炎等可提供有价值的诊断依据。

【处理要点】

1. 区分特发性头痛与继发性头痛

（1）特发性头痛　无明确病因及神经系统阳性体征者，称为特发性头痛，如血管性头痛、紧张性头痛、丛集性头痛等。血管性头痛可使用麦角胺咖啡因；神经症所致头痛可使用 5- 羟色胺再摄取抑制剂；紧张性头痛可使用针灸理疗。临床上大部分慢性头痛属特发性头痛，继发性头痛虽然比例很少，但从疾病的严重后果考虑不容忽视。

（2）继发性头痛　有明确病因，且往往伴有神经系统定位体征的头痛，主要包括颅内占位性病变、脑血管病、颅内感染性头痛；此外，还有颅脑外伤及眼、耳鼻科疾病所致的头痛。继发性头痛大多需要转诊上级医院。

2. 注意头痛的报警症状　高颅压性头痛多为深在性钝痛，间有胀痛。呈弥漫性，晨起头痛较剧伴有恶心呕吐，咳嗽、打喷嚏、摇头、俯首及弯身可加剧和诱发头痛，静脉滴注高渗溶液可缓解。慢性颅内压增高的患者，头痛逐渐加剧或骤然加剧时，应注意脑疝的发生。高血压动脉硬化的患者，骤然发生剧烈头痛，预示可能发生脑出血或蛛网膜下腔出血。慢性中耳炎、乳突炎患者，逐渐发生头痛并进行性加重，如伴有神经系统局灶体征，应警惕脑脓肿的存在。急性颅脑外伤患者，头痛逐渐增剧并出现意识障碍，应考虑有颅内血肿或硬膜下血肿。

二、眩晕

眩晕（dizziness，vertigo）是患者感到自身或周围环境物体旋转或摇动的一种运动幻觉，常伴有客观的平衡障碍，一般无意识障碍。

【发生机制】

人体的空间位像觉依靠平衡三联（前庭系统、视觉、深感觉）的功能正常而实现，此三者中任一环节的功能异常，都会引起人体对空间位像觉的判断错误，产生眩晕的感觉。眩晕的实质是一种运动幻觉。

1. 系统性眩晕（真性眩晕） 前庭系统（迷路、前庭神经、脑干及小脑）功能障碍引起的系统性眩晕是最常见、最典型的眩晕。如果病变在内耳前庭至前庭神经颅外段之间，称为前庭周围性眩晕（耳性眩晕），如梅尼埃病可能是由于内耳的淋巴代谢失调、淋巴分泌过多或吸收障碍，引起内耳膜迷路积水所致。迷路炎常由于中耳病变（胆脂瘤、炎症性肉芽组织等）直接破坏迷路的骨壁引起，少数是炎症经血行或淋巴扩散所致。药物中毒由于药物导致内耳前庭或耳蜗受损产生眩晕。前庭中枢性眩晕（脑性眩晕）是指前庭神经颅内段、前庭神经核及其纤维联系、小脑、大脑等的病变所引起的眩晕，常由颅内血管性疾病、占位性病变、颅内感染性病变、各种累及脑干与小脑的颅内脱髓鞘疾病及变性疾病、癫痫等造成。

2. 非系统性眩晕（假性眩晕） 非系统性眩晕（假性眩晕）是指由前庭系统以外的全身疾病或局部病变引起的眩晕。

（1）眼病变 如眼外肌麻痹、屈光不正、配镜不当等造成双眼在视网膜上成像不等，可造成眼性眩晕。

（2）脊髓病变 脊髓空洞症、梅毒患者、头部或颈椎损伤后，因深感觉传入障碍而造成本体觉判断错误，引起姿势感觉性眩晕。

（3）其他 眩晕亦可由其他系统或全身性疾病而引起。有时健康人在某些情况下亦可发生眩晕。

【病因】

1. 系统性眩晕 前庭周围性眩晕（耳性眩晕），可见于梅尼埃病、迷路炎、内耳药物中毒、前庭神经元炎、良性发作性位置性眩晕等。前庭中枢性眩晕（脑性眩晕）可见于：①颅内血管性疾病：椎基底动脉供血不足、锁骨下动脉偷漏综合征、延髓外侧综合征、脑动脉粥样硬化、高血压脑病和小脑出血等。②颅内占位性病变：听神经瘤、小脑肿瘤、第四脑室肿瘤和其他部位肿瘤等。③颅内感染性疾病：颅后凹蛛网膜炎、小脑脓肿。④颅内脱髓鞘疾病及变性疾病累及脑干与小脑：多发性硬化、延髓空洞症。⑤癫痫。

2. 非系统性眩晕

（1）眼源性　眼肌麻痹、屈光不正。

（2）本体感觉性　脊髓空洞症、梅毒、头部或颈椎损伤后。

（3）其他全身疾病　低血压、高血压、严重心律失常等心血管疾病；各种原因所致贫血、出血等；急性发热性疾病、尿毒症、严重肝病、低血糖等中毒性、内分泌性眩晕；神经症。

3. 生理性眩晕　晕动病、航天病、高处眩晕等。

【诊断要点】

1. 问诊要点

（1）发作病程、频率及发作持续时间　良性位置性眩晕常呈反复发作，每次发作极短（数秒或数十秒），持续数周至数月。梅尼埃病常反复发作，每次发作短暂（20分～数小时），持续2周左右。急性发作眩晕，持续1天或1天以上见于前庭神经元炎、脑干或小脑卒中或脱髓鞘；持续数分钟或数小时可见于椎基底动脉系统TIA。眩晕呈慢性进展性者见于颅内占位性病变。持续性头晕见于双侧前庭功能低下和精神疾病。

（2）诱发因素及相关病史　眩晕因头位变化而诱发者见于良性发作性位置性眩晕（BPPV）、后颅窝肿瘤和偏头痛性眩晕等；眩晕同月经相关或因睡眠剥夺者见于偏头痛性眩晕等；因乏氏动作诱发可见于前半规管裂综合征和外淋巴瘘；站立位时发生者需考虑直立性低血压等；眼源性眩晕在注视外物时加重，闭眼或闭一眼后症状消失；晕动病在乘舟车时发生。前庭神经元炎在眩晕发生前1～2周有上呼吸道感染史，春季与初夏多发，偶成流行性发病，可见同一家庭数名成员发病。全身性疾病引起的眩晕一般都有其原发疾病的病史及表现。病史采集时需询问有无中耳炎、颅脑疾病及外伤、心血管疾病、严重肝肾疾病、糖尿病等病史，有无使用内耳损伤的药物病史。

（3）伴随症状　伴耳鸣、听力下降可见于前庭器官疾病、第八脑神经病及肿瘤；伴恶心、呕吐可见于梅尼埃病、晕动病；伴共济失调可见于小脑、颅后凹或脑干病变；伴眼球震颤可见于脑干病变、梅尼埃病。

2. 体查要点

（1）眼震检查　如前所述，眼震检查是鉴别系统性眩晕和非系统性眩晕的要点之一，亦在中枢性眩晕与周围性眩晕的鉴别诊断中有重要意义。

（2）神经系统检查　检查时注意寻找有无脑神经损害的体征依据，包括眼外肌麻痹、面舌瘫、延髓性麻痹、肢体瘫痪等，用于鉴别中枢性眩晕与周围性眩晕。其中，本体感觉性眩晕可伴有肢体深感觉减退，感觉性共济失调和肌张力减退等表现。

（3）眼、耳检查　注意外耳道检查、鼓膜是否有穿孔，并进行视力和眼底检查。

（4）全身体格检查　应尽可能做全面体检，观察是否有其他系统原发病的体征，尤其注意心血管系统及血液系统并注意颈部检查。

【处理要点】

1. 区分系统性眩晕与非系统性眩晕　鉴别系统性眩晕和非系统性眩晕的要点在于：①是否有自身或外物的旋转感。②是否伴有眼震。③是否伴有平衡失调（指物偏斜、站立不稳或倾倒）和自主神经症状（面色苍白、恶心、出汗、血压脉搏改变等）。系统性眩晕有明显的外物或自身旋转感，平衡失调明显，眩晕呈阵发性发作，有明显的眼震，自主神经症状明显。而非系统性眩晕常较持续，但也可为阵发性，外物纷杂时症状加重，无明确转动感，表现为自身或外物的晃动不稳感，描述为"昏晕""飘飘荡荡"，平衡失调较轻或不显，无眼震，自主神经症状不明显。非系统性眩晕由全身性疾病或其他系统引起，积极处理原发病可以有效地改善眩晕，眼病变引起的眼性眩晕患者、脊髓病变引起姿势感觉性眩晕的患者可转诊至相关科室进一步诊治。

2. 区分前庭周围性眩晕及前庭中枢性眩晕　在确定系统性眩晕后，当进一步鉴别周围性眩晕与中枢性眩晕。脑功能损害的神经定位体征、前庭功能试验及头颅影像学检查是两者的鉴别要点。前庭周围性眩晕（耳性眩晕）患者可分诊至五官科进一步治疗，而前庭中枢性眩晕（脑性眩晕）患者常提示病变累及脑干与小脑，属于较严重的疾病，应及时转诊至上级医院治疗。

三、晕厥

晕厥（syncope）是由于一过性全脑低灌注引起的短暂意识丧失，以发作快、一过性、自限性、并能够完全恢复为特征。发作时患者因肌张力消失不能保持正常姿势而倒地。

【发病机制】

体循环血压下降伴全脑血流量减少是各种原因引起晕厥的共同的病理生理基础。脑血流中断 6～8 秒就足以引起意识丧失。体循环血压由心输出量和全身外周血管阻力所决定的，两者中任一因素的降低或同时降低会导致晕厥。

1. 外周血管阻力减低　正常生理状态下，心血管反射对循环系统起调节作用，某些诱因下反射调节异常可导致反射性晕厥，表现为血管抑制（表现为直立位时血管收缩反应降低导致低血压发生）、心脏抑制（表现为心动过缓或心脏收缩能力减弱）或两者兼而有之。另外，自主神经系统结构或功能受损也可引起外周血管阻力减低，导致直立性低血压，常见于原发或继发性自主神经功能衰竭或药物影响（α受体阻滞剂、血管活性药物、利尿剂等）。此时，交感神经血管舒缩反射不能在起立时增加外周血管阻力，重力的作用加上血管舒缩功能障碍导致膈以下静脉血液淤滞，引起静脉回流减少，最终导致心输出量减低。临床上，直立引起的直立性低血压和久立引起的反射性晕厥往往具有相类似的临床症状，常难以鉴别。但从病理生理学观点看，两者发病机制不同，前者和自主神经功能衰竭有关，而后者主要由不恰当的神经反射引起。在许多具有心血管或神经系统疾病的老年人，两者常重叠发病。直立不耐受综合征指在直立体位下循环系统功能异常引起的一系列症状和体征。其发生机制包括直立性低血压及直立为主要诱发因素的反射性晕厥，或者两者发病机制的共同作用。

2. 一过性心输出量降低　一过性心输出量降低常见原因有：①心律失常和器质性心血管疾病。②伴见于外周血管阻力的情况：心脏抑制型反射性晕厥造成的反射性心动过缓及心脏收缩力减弱（如前所述）、血容量减少或静脉淤积导致的静脉回流减少。

【病因】

1. 神经介导的反射性晕厥

（1）血管迷走性晕厥　常由情绪（恐惧、疼痛、操作、恐血症等）引起，或因久立引起。

（2）情境性晕厥　晕厥发生于特定触发因素之后，如咳嗽、打喷嚏、胃肠道刺激（吞咽、排便、腹痛）、排尿、运动后、餐后、其他（如大笑、操作、举重）。

（3）颈动脉窦性晕厥　如用手压迫颈动脉窦，或突然转头、衣领过紧等使颈动脉窦受压，或由于颈动脉窦附近病变，如局部动脉硬化、动脉炎、颈动脉窦周围淋巴结炎颈动脉窦受刺激，或淋巴结肿大、肿瘤及瘢痕压迫，致迷走神经兴奋、心率减慢、心输出量减少、血压下降而致脑供血不足。

（4）不典型晕厥　没有明显诱发因素和／或表现不典型。

2. 直立性低血压性晕厥

（1）原发性自主神经功能衰竭　单纯自主神经功能衰竭、多系统萎缩、帕金森病、路易体痴呆。

（2）继发性自主神经功能衰竭　糖尿病、淀粉样变性、尿毒症、脊髓损伤。

（3）药物引起的直立性低血压　酒精、血管扩张剂、利尿剂、吩噻嗪类、抗抑郁药。

（4）血容量不足　出血、腹泻、呕吐等。

3. 心源性晕厥

（1）心律失常性晕厥　①心动过缓、窦房结功能异常（包括快-慢综合征）、房室交界区功能异常、植入设备功能障碍。②心动过速：室上性（包括心房颤动伴预激综合征）、室性（特发性、继发于器质性心脏病）。③药物引起的心动过缓和心动过速。④遗传性心律失常综合征。心律失常是心源性晕厥最常见原因。

（2）器质性心血管疾病性晕厥 ①心脏：心脏瓣膜病、急性心肌梗死/缺血、梗阻型心肌病、心脏肿物（心房黏液瘤、肿瘤等）、心包疾病/心脏压塞、先天性冠状动脉异常、人工瓣膜异常。②其他：肺栓塞、急性主动脉夹层、肺动脉高压、发绀性先心病等。

血管迷走神经性晕厥是晕厥的最常见原因（直立倾斜试验有助其诊断），其次为心源性晕厥。

【诊断要点】

1. 问诊要点

（1）晕厥的发作特点

1）年龄与性别：反射性晕厥是年轻人群中最为常见的导致短暂意识丧失的原因，且常反复发作；住院的老年患者中心源性晕厥发病率较高。直立性低血压所致的晕厥多见于老年人，<40岁的患者少见。

2）晕厥发作的诱因：血管迷走性晕厥多由情绪（紧张、恐惧、疼痛）介导，或长久站立诱发。在天气闷热、空气污浊、疲劳、空腹、失眠及妊娠等情况下更易发生。情境性晕厥有特定触发因素如排尿、排便、咳嗽等，或特殊场合。颈动脉窦过敏综合征常因转头动作时颈动脉受压（局部肿瘤、剃须、衣领过紧）引起。

3）发作前有无先兆症状：血管迷走性晕厥发作前常有自主神经兴奋的前驱症状，如：头晕、眩晕、恶心、上腹不适、面色苍白、肢体发软、坐立不安和焦虑等。直立性低血压可有头晕、疲劳、虚弱、心慌、视力或听力异常等表现。

4）晕厥发生速度、发作持续时间：典型直立性低血压晕厥多发生于体位改变后30秒至3分钟；早期直立性低血压多发生于体位改变后0～30秒；而延迟（进行性）直立性低血压多发生于体位改变后3～30分钟。直立引起的反射性晕厥的发生时间通常在直立后3～45分钟。典型反射性晕厥的完全意识丧失过程最多不会超过20秒。但极少数情况下晕厥可能持续数分钟。

（2）既往史 既往有无心、脑血管病史，有无家族史。

（3）伴随症状 晕厥时伴有明显的自主神经功能障碍（如面色苍白、出冷汗、恶心、乏力等）者，多见于血管抑制性晕厥，伴有胸痛、呼吸困难等原发性心脏病表现者见于心源性晕厥。

2. 体查要点 体格检查应包括卧位、坐位、站立位、直立3分钟后血压和心率的变化，以及杂音、奔马律、摩擦音等提示结构性心脏病的体征，还应进行基本的神经系统检查。

3. 器械检查 心电图与动态心电图检查可发现缓慢性和快速性心律失常、预激综合征、长 QT 综合征等。必要时可进行电生理检查及直立倾斜试验（head-up tilt table test）。心脏超声可发现心脏的结构和功能异常。可疑冠心病者可选择冠状动脉 CTA 或冠脉造影检查。

【处理要点】

1.晕厥症状的确认　接诊可疑晕厥的患者首先需确认其是否属于真正的意识丧失，并且意识丧失是否完全，以避免与摔倒或其他类型的意识改变混淆。典型的晕厥呈完全意识丧失，表现为无保护性质的跌倒。其次需判断患者的意识丧失是否符合一过性、发作快、历时短、自行恢复这四个特征，这是区分短暂性意识丧失（T-LOC）与其他情况（如昏迷等）的主要依据。然后，当判断短暂性意识丧失是否由全脑低灌注引起。晕厥特指由于全脑低灌注引起的短暂性意识丧失。椎动脉系统引起 TIA、癫痫、某些代谢性疾病（包括低氧症和低血糖），中毒等均非全脑低灌注引起，故不属于晕厥范畴。但是对于上述各种原因引起的意识丧失患者，均需做好首诊负责制，进行合理分诊。

2.筛选心源性晕厥　器质性心脏病和原发性电通道疾病是患者心脏猝死和全因死亡的主要风险因素。因此，在晕厥的诊断中，当先检出此类患者。筛检要点：①器质性心脏病或心律失常病史。②晕厥/猝死家族史。③心悸、胸闷、胸痛等心血管系统症状。④心脏检查的阳性体征。⑤心电学检查、超声心动图及其他影像学检查结果。如确诊或高度可疑则应迅速转诊至上级医院。

四、抽搐及惊厥

抽搐是指全身或局部成群骨骼肌不自主的发作性的抽动或强烈收缩，常引起关节运动或强直。当肌群收缩表现为强直性或阵挛性时，称为惊厥。抽搐和惊厥都属于不随意运动，一般为全身性、对称性，伴有或不伴有意识障碍。

【发生机制】

1.运动神经元的异常放电　大脑功能障碍引起异常放电，这种异常放电主要是由神经元膜电位的不稳定性引起。

2.其他　如低钙血症引起的抽搐是由于低血钙导致神经－肌肉兴奋性增高所致；破伤风是由于破伤风杆菌痉挛毒素所致。

【病因】

1.颅脑疾病

（1）感染性　各种脑炎、脑膜炎、脑脓肿、脑结核瘤、脑寄生虫病、脊髓灰质炎等。

（2）非感染性

1）脑血管疾病：脑出血、蛛网膜下腔出血、脑栓塞、脑血栓形成、高血压脑病、脑缺氧等。

2）肿瘤：原发性肿瘤（脑膜瘤、神经胶质瘤等）、脑转移瘤。

3）外伤：产伤、脑挫伤、脑血肿等。

4）其他：先天性脑发育障碍、原因未明的大脑变性（结节性硬化、多发性硬化）、核黄疸、癫痫大发作等。

2. 全身性疾病

（1）感染性　中毒型菌痢、败血症、狂犬病、破伤风等。

（2）非感染性

1）中毒：内源性中毒（尿毒症、肝性脑病等）和外源性中毒（药物，如氯喹、阿托品、氨茶碱；化学物质，如苯、铅、砷、汞、乙醇、有机磷等）。

2）心血管疾病：阿－斯综合征、高血压脑病。

3）代谢障碍性疾病：低血糖、低血钙、低血镁、急性间歇性血卟啉病、子痫等。

4）物理性疾病：触电、高温中暑、窒息、溺水等。

5）神经症：癔症。

6）其他：休克、肺源性心脏病、系统性红斑狼疮、妊娠高血压病、突然撤停安眠药或抗癫痫药等。

【诊断要点】

1. 问诊要点

（1）起病情况　发病的年龄、有无反复发作史、有无明显诱因；有无先兆、持续的时间、有无意识障碍及大小便失禁；是全身性的还是局部性，是持续性的还是间歇性的。

（2）既往史　有无颅脑疾病、有无心肺疾病、有无内分泌疾病、有无毒物接触史、酗酒史、长期服药史、癔症等。

（3）儿童患病应询问出生分娩史、生长发育史等。

（4）伴随症状

1）伴发热：见于颅内感染和全身性感染性疾病。

2）伴高血压：见于高血压脑病、妊娠高血压病、高血压合并脑出血、肾炎等。

3）伴脑膜刺激征：见于各种脑膜炎、蛛网膜下腔出血等。

4）伴瞳孔扩大、意识丧失及大小便失禁：可见于癫痫大发作。

5）伴肢体偏瘫：见于脑血管疾病、颅内占位性病变等。

2. 体查要点　除必须检查体温、脉搏、呼吸、血压等生命体征外，应重点检查神经系统与心脏血管系统。神经系统应注意意识状态、瞳孔情况、眼底改变，有无神经系统定位体征、脑膜刺激征及病理反射。心脏血管检查应注意有无严重的心律失常及心肌功能受损等。

3. 实验室检查 血、尿、大便常规检查，脑脊液检查，肝、肾功能检查，血生化及内分泌功能检查。

4. 辅助检查 心电图、超声心动图、脑电图等检查，对鉴别诊断癫痫性或非癫痫性抽搐有重要的辅助诊断价值。头颅的 X 线平片、CT 或 MRI 等检查，对脑部疾病引起的抽搐有定位与定性的诊断意义。单光子发射断层成像（SPECT）、正电子发射断层显像（PET）不但对有明显脑部结构损害的抽搐有定位定性诊断作用，而且对仅有功能损伤的脑部病变也有定位定性诊断作用。

【处理要点】

1. 抽搐救治 ①帮助患者躺下，解开尤其是颈部过紧的衣扣、项链，摘下眼镜，将患者翻转至侧卧位，这样口中分泌物就可以顺着口角流出来，可避免误吸入气管；这种体位还能防止舌头向后坠、堵住呼吸道。②建立静脉通道。③给予必要的急救药物，常用药物主要包括地西泮、葡萄糖酸钙等。④根据抽搐持续时间及血压情况酌情使用甘露醇静脉滴注，对抽搐的时间、强度进行密切观察，防止出现再次抽搐现象。

2. 惊厥处理原则 ①迅速控制惊厥发作。②及时诊断处理导致惊厥的原发病。③脑损伤的保护及对症治疗。

3. 抗惊厥治疗 如果缺氧和各种代谢紊乱性疾病等已经纠正，但惊厥未止，应给予抗惊厥治疗。

（1）地西泮治疗。

（2）地西泮偶尔会抑制呼吸，需停止注射，必要时加用呼吸兴奋剂。

（3）苯巴比妥可以限制惊厥电位的扩散及提高皮质运动区刺激电位的阈值。

（4）苯妥英钠可以提高皮质运动区对电或化学刺激的惊厥阈值。

五、意识障碍

意识是中枢神经系统对体内、外刺激的应答能力，是指人对自身状态及周围环境的知觉状态。意识清醒表现为觉醒状态正常，意识内容正常（定向力、认知、记忆、思维、推理、情感等）。当颅脑及全身的严重疾病损伤了大脑皮质及上行网状激活系统，出现觉醒状态和意识内容异常，称为意识障碍。

【发生机制】

意识内容与大脑功能活动有关，觉醒状态取决于"开关"系统，包括经典的感觉传导路径和脑干网状结构。意识的开关系统可激活大脑皮质并使其维持一定的兴奋性，使机体处于觉醒状态，在此基础上产生意识内容。当意识的开关系统及大脑皮质受到不同程度的损害时，则表现为不同的意识障碍。

【病因】

1. 颅脑疾病

（1）感染性　病毒性脑炎、流行性脑脊髓膜炎、流行性乙型脑炎、脑脓肿等。

（2）非感染性

1）脑血管疾病：脑出血、蛛网膜下腔出血、脑梗死、高血压脑病、脑缺血等。

2）占位性病变：脑肿瘤、脑囊肿、颅内血肿等。

3）外伤：脑震荡、脑挫裂伤等。

4）癫痫。

2. 全身性疾病

（1）感染性　见于全身各种严重感染性疾病。

（2）非感染性

1）中毒：有机磷、安眠药、乙醇、一氧化碳、吗啡等。

2）心血管疾病：阿–斯综合征、休克。

3）内分泌与代谢障碍性疾病：甲状腺危象、甲状腺功能减退、糖尿病性昏迷、尿毒症、肝性脑病、低血糖、妊娠中毒症及严重的水、电解质、酸碱平衡失调等。

4）物理性损伤：触电、中暑、溺水、冻伤等。

【诊断要点】

1. 问诊要点

（1）起病情况　突然出现的意识障碍多为急性中毒、脑血管疾病、颅脑外伤等；缓慢发生的多为肺性脑病、肝性脑病、尿毒症等。

（2）诱因　有无服毒及毒物接触史、外伤、传染病接触史。

（3）既往史　有无高血压、肺心病、肝硬化、慢性肾病、糖尿病等病史。

（4）伴随症状

1）伴发热：先发热后出现意识障碍，见于感染性疾病；而先出现意识障碍后出现发热，见于脑出血、蛛网膜下腔出血、巴比妥类药物中毒等体温调节中枢功能紊乱性疾病。

2）伴呼吸缓慢：见于呼吸中枢抑制，如吗啡、巴比妥、有机磷等中毒。

3）伴呼吸深大：见于糖尿病酮症酸中毒、尿毒症等。

4）伴心率减慢：见于颅内高压症、房室传导阻滞、吗啡、毒蕈等中毒。

5）伴高血压：见于尿毒症、高血压脑病、脑出血等。

6）伴瞳孔散大：见于颠茄类、酒精、氰化物中毒，低血糖昏迷以及癫痫等。

7）伴瞳孔缩小：见于吗啡、有机磷、巴比妥类等中毒。

8）伴脑膜刺激征：见于蛛网膜下腔出血、各种脑膜炎等。

2. 体查要点

（1）注意检查血压、脉搏、呼吸、体温等生命体征　脉率与呼吸减慢见于吗啡类药物中毒；体温过高多见于各种颅内外感染、脑出血、蛛网膜下腔出血；体温过低则应注意休克、低血糖、甲状腺功能减退症、肾上腺皮质功能减退症等；呼吸深大者考虑代谢性酸中毒，呼吸急促者多见于急性感染性疾病，潮式呼吸多见于双侧大脑半球疾病或间脑病变，不规则的呼吸节律则多为脑桥下部延髓上部病变。

（2）注意皮肤黏膜的变化　尿毒症性昏迷者，皮肤较苍白。肝性脑病患者，皮肤多伴黄疸。一氧化碳中毒口唇常呈樱桃红色。唇指发绀多见于心肺功能不全。此外，还应注意皮肤外伤或皮下注射（如麻醉品、胰岛素）的证据，以及皮疹等。

（3）注意检查瞳孔变化　双侧瞳孔散大，可见于颠茄类、氰化物、肉毒杆菌等药物或食物中毒；双侧瞳孔缩小，见于吗啡类药物、有机磷杀虫药、毒蕈、氯丙嗪等中毒及原发性桥脑出血；两侧瞳孔大小不等或忽大忽小者，常提示脑疝早期等。

（4）呼气味　呼气带有氨味者，提示尿毒症性昏迷；呼气有"肝臭"者，提示为肝性脑病；呼出气体带烂苹果味者，提示糖尿病酮症酸中毒；呼出气体带苦杏仁味者，提示苦香仁、木薯、氰化物等含氢氰酸物中毒。

（5）其他　重点检查神经系统，尤其是发现神经系统局灶体征、脑膜刺激征等，有助于意识障碍的病因诊断。

3. 实验室检查　对于原因不明的意识障碍，实验室检查有一定的诊断价值。如进行血液常规（包括血细胞比容、白细胞计数等）检查，血糖、血酮体、血乳酸、血尿素氮、肌酐、血氨测定，血气分析及其他血生化检查，将有助于感染及代谢紊乱所致意识障碍的诊断。对于怀疑中毒的患者应进行洗胃取样，样品进行毒物检查。如怀疑颅内感染者，除非有占位性病变引起的颅压增高禁忌证，应尽可能及早进行腰椎穿刺做脑脊液检查。

4. 辅助检查　对诊断不明的病例应做急诊 CT 或 MRI 检查，了解颅内弥漫性或局灶性病变情况。脑电图检查是对大脑皮层的一项功能性检查，对癫痫、颅内占位性病变、颅内炎症等有一定的辅助诊断价值。

【处理要点】

1. 首要原则　首先保证患者的体温、血压、心率、呼吸等生命体征的稳定，否则任何治疗都没有意义。对意识障碍患者进行严密监护，在生命体征不平稳时，及时进行处理，同时保证必要的营养支持，监测水、电解质、酸碱平衡。

2. 对因治疗　每类疾病均有相应的诊疗常规，结合患者各个系统器官的功能状态，采取个体化治疗。例如，缺血性脑血管病所致的意识障碍，在梗死面积较大时，应激性溃疡、消化道出血发生率也会增加，临床上是否对患者应用抗栓治疗，需要进行综合分析。

3. 专科治疗 如果患者病情稳定，可转入专科病房继续接受治疗。还应当对患者及家属进行健康宣教，例如，许多低血糖昏迷的患者是因不合理应用降糖药、饮食不规律所致，这些都需要有计划地对其进行宣教。

六、抑郁及焦虑

抑郁是由各种原因引起的以情绪低落、兴趣丧失为主要症状的一组心境障碍或情感障碍，可从轻度的心情烦闷、郁郁寡欢、状态不佳、心烦意乱、苦恼消沉到悲观、绝望。焦虑是在面对一些即将来临或可能发生的灾祸或重大生活事件时，机体适应环境变化而产生的一种复合情绪反应。很多躯体疾病可引起抑郁与焦虑。临床上抑郁和焦虑常同时存在，并相互影响。

【发生机制】

抑郁、焦虑症状与 5- 羟色胺、去甲肾上腺素、多巴胺和 γ- 氨基丁酸等神经递质有关，其中 5- 羟色胺与焦虑的关系最为密切。

【病因】

1. 遗传因素

2. 生物化学因素

（1）神经递质代谢异常　　主要是单胺类神经递质和氨基酸类神经递质减少。

（2）受体功能改变　　主要有 5- 羟色胺受体、促肾上腺素皮质激素释放激素受体、肾上腺素受体、糖皮质激素受体等。

（3）神经内分泌紊乱　　神经系统和内分泌系统相互独立又密切相关，具有神经 - 体液调节的功能异常与发病有关。

3. 社会文化及心理因素

【诊断要点】

1. 问诊要点

（1）诱因及有关病史　　注意询问抑郁与焦虑发生的诱因，是否有原发疾病；询问有无社会、心理和生物因素影响；询问是否服用相关药物等将有助于抑郁与焦虑的病因诊断。

（2）多个系统躯体化症状　　注意询问有无头晕、头痛，是否情绪低落、担忧焦虑、睡眠障碍、紧张等。

2. 体查要点　　可出现自主神经功能紊乱，表现为心悸、胸闷、气短、皮肤潮红或苍白、口干便秘或腹泻出汗、尿意频繁等。有的患者出现阳痿早泄或月经紊乱等。惊恐发作时还可表现呼吸困难或窒息感、堵塞感、濒死感等。

3. 实验室检查 心肌酶、药物代谢检测、凝血功能、抗"O"、抗核抗体、动态心电图、血尿儿茶酚胺浓度及儿茶酚胺代谢产物以及其他有助于诊断和鉴别诊断的实验室检查。

4. 辅助检查 头颅CT、胸部CT、头颅MRI、动态心电图、心脏螺旋CT、肾上腺CT。汉密尔顿焦虑量表、汉密尔顿抑郁量表、自杀风险因素评估量表等有助于鉴别诊断和综合干预方案制定的临床心理评估。

【处理要点】

1. 药物治疗

（1）抗焦虑剂 最常用是苯二氮卓类，常用氯硝西泮或阿普唑仑，肌注或口服，因该类药物具有成瘾性，应在医生指导下进行服药。

（2）三环类抗抑郁剂 氯米帕明、丙米嗪对广泛性焦虑和惊恐发作均有效，有睡眠障碍的可改用阿米替林。

（3）5-羟色胺再摄取抑制剂 帕罗西汀、氟西汀、舍曲林、氟伏沙明等均可选用。

2. 心理治疗 可以选用放松治疗、催眠疗法、认知疗法、解释性心理治疗及行为治疗。

附录 临床心电图常用表

附表 1 自 R–R 计算心率及 Q–T 正常最高限度表

R–R 秒	心率 次/分	Q–T 最高值		R–R 秒	心率 次/分	Q–T 最高值		R–R 秒	心率 次/分	Q–T 最高值		R–R 秒	心率 次/分	Q–T 最高值	
		男	女			男	女			男	女			男	女
0.30	200	0.24	0.25	0.72	83	0.37	0.39	1.14	53	0.46	0.49	1.56	38	0.54	0.57
0.32	187	0.25	0.26	0.74	81	0.37	0.39	1.16	52	0.47	0.49	1.58	38	0.54	0.57
0.34	176	0.26	0.27	0.76	79	0.38	0.40	1.18	51	0.47	0.50	1.60	37	0.55	0.58
0.36	167	0.26	0.27	0.78	77	0.38	0.40	1.20	51	0.48	0.50	1.62	37	0.55	0.58
0.38	158	0.27	0.28	0.80	75	0.39	0.41	1.22	49	0.48	0.51	1.64	37	0.55	0.58
0.40	150	0.27	0.29	0.83	73	0.39	0.41	1.24	48	0.48	0.51	1.66	36	0.56	0.59
0.42	143	0.28	0.30	0.84	71	0.40	0.42	1.26	48	0.49	0.51	1.68	36	0.56	0.59
0.44	136	0.29	0.30	0.86	70	0.40	0.42	1.28	47	0.49	0.51	1.70	35	0.56	0.59
0.46	130	0.29	0.31	0.88	68	0.41	0.43	1.30	46	0.49	0.52	1.72	34	0.57	0.60
0.48	125	0.30	0.32	0.90	67	0.41	0.43	1.32	45	0.50	0.52	1.74	34	0.57	0.60
0.50	120	0.31	0.32	0.92	65	0.42	0.44	1.34	45	0.50	0.53	1.76	34	0.58	0.61
0.52	115	0.31	0.33	0.94	64	0.42	0.44	1.36	44	0.51	0.53	1.78	34	0.58	0.61
0.54	111	0.32	0.34	0.96	63	0.43	0.45	1.38	43	0.51	0.54	1.80	33	0.58	0.62
0.56	107	0.32	0.34	0.98	61	0.43	0.45	1.40	43	0.51	0.54	1.82	33	0.58	0.62
0.58	103	0.33	0.36	1.00	60	0.43	0.46	1.42	42	0.52	0.54	1.84	33	0.58	0.62
0.60	100	0.34	0.36	1.02	59	0.44	0.46	1.44	41	0.52	0.55	1.86	32	0.59	0.62
0.62	97	0.34	0.36	1.04	58	0.44	0.46	1.46	41	0.52	0.55	1.88	32	0.59	0.63
0.64	94	0.35	0.36	1.06	57	0.45	0.47	1.48	40	0.53	0.56	1.90	32	0.60	0.63
0.66	91	0.35	0.37	1.08	56	0.45	0.47	1.50	40	0.53	0.56				
0.68	88	0.36	0.38	1.10	55	0.45	0.48	1.52	39	0.53	0.57				
0.70	86	0.36	0.38	1.12	54	0.46	0.48	1.54	39	0.54					

附表 2 自 I、Ⅱ导联 QRS 测定心电轴表

III＼I	+10	+9	+8	+7	+6	+5	+4	+3	+2	+1	0	-1	-2	-3	-4	-5	-6	-7	-8	-9	-10
-10	-30	-35	-41	-47	-53	-60	-66	-72	-78	-84	-90	+265	+261	+257	+254	+251	+248	+246	+244	+242	+240
-9	-25	-30	-36	-42	-49	-56	-63	-70	-77	-83	-90	+264	+260	+256	+252	+249	+247	+244	+242	+240	+238
-8	-19	-24	-30	-37	-43	-51	-59	-68	-75	-82	-90	+263	+259	+255	+251	+247	+245	+242	+240	+238	+236
-7	-13	-17	-23	-30	-37	-45	-55	-64	-73	-81	-90	+262	+257	+253	+249	+245	+243	+240	+238	+236	+234
-6	-7	-11	-16	-22	-30	-39	-49	-60	-70	-80	-90	+261	+256	+251	+246	+243	+240	+237	+235	+234	+232
-5	0	-4	-9	-14	-19	-30	-41	-53	-65	-77	-90	+260	+254	+248	+244	+240	+237	+235	+233	+231	+229
-4	+6	+3	-1	-5	-11	-19	-30	-43	-58	-74	-90	+258	+251	+244	+240	+236	+234	+231	+230	+228	+226
-3	+13	+11	+8	+4	-1	-7	-15	-30	-50	-68	-90	+255	+246	+240	+235	+232	+230	+228	+226	+225	+223
-2	+19	+18	+16	+13	+11	+6	-1	-10	-30	-54	-90	+250	+240	+234	+230	+227	+224	+223	+222	+221	+220
-1	+24	+23	+22	+21	+20	+18	+14	+8	-2	-30	-90	+240	+230	+225	+222	+220	+219	+218	+217	+216	+215
0	+30	+30	+30	+30	+30	+30	+30	+30	+30	+30		+210	+210	+210	+210	+210	+210	+210	+210	+210	+210
+1	+35	+36	+37	+38	+39	+40	+42	+44	+50	+60	+90	+150	+178	+187	+194	+198	+200	+202	+203	+204	+206
+2	+40	+41	+42	+43	+45	+47	+50	+52	+60	+70	+90	+124	+150	+168	+179	+185	+190	+193	+195	+197	+199
+3	+43	+44	+46	+48	+50	+52	+56	+60	+66	+75	+90	+112	+132	+150	+163	+173	+180	+184	+188	+190	+192
+4	+47	+48	+50	+52	+54	+56	+60	+65	+70	+78	+90	+106	+120	+137	+150	+161	+169	+175	+179	+184	+186
+5	+49	+51	+53	+55	+57	+60	+64	+68	+74	+80	+90	+103	+114	+127	+139	+153	+159	+166	+172	+176	+180
+6	+52	+54	+56	+58	+60	+63	+67	+71	+76	+82	+90	+100	+110	+120	+130	+141	+150	+158	+164	+169	+173
+7	+54	+56	+58	+60	+63	+66	+69	+73	+77	+83	+90	+99	+107	+116	+125	+134	+143	+150	+157	+162	+167
+8	+56	+58	+60	+62	+65	+68	+71	+75	+79	+83	+90	+98	+105	+112	+120	+129	+136	+144	+150	+156	+161
+9	+58	+60	+62	+64	+67	+70	+73	+76	+80	+84	+90	+97	+103	+110	+116	+125	+131	+138	+145	+150	+155
+10	+60	+62	+64	+66	+68	+71	+74	+77	+81	+85	+90	+96	+101	+108	+114	+120	+127	+135	+140	+145	+150

主要参考书目

1. 成战鹰，王肖龙.诊断学基础［M］.北京：人民卫生出版社，2016.

2. 万学红，卢雪峰.诊断学［M］.北京：人民卫生出版社，2018.

3. 杨巧菊.护理学基础［M］.北京：中国中医药出版社，2016.

4. 陈红风.中医外科学［M］.北京：中国中医药出版社，2016.

5. 王芳军.影像学［M］.北京：人民卫生出版社，2016.

6. 徐克，龚启勇，韩萍.医学影像学［M］.北京：人民卫生出版社，2018.

7. 韩萍，于春水.医学影像诊断学［M］.北京：人民卫生出版社，2017.

8. 郭启勇.介入放射学［M］.北京：人民卫生出版社，2017.